誤嚥性肺炎

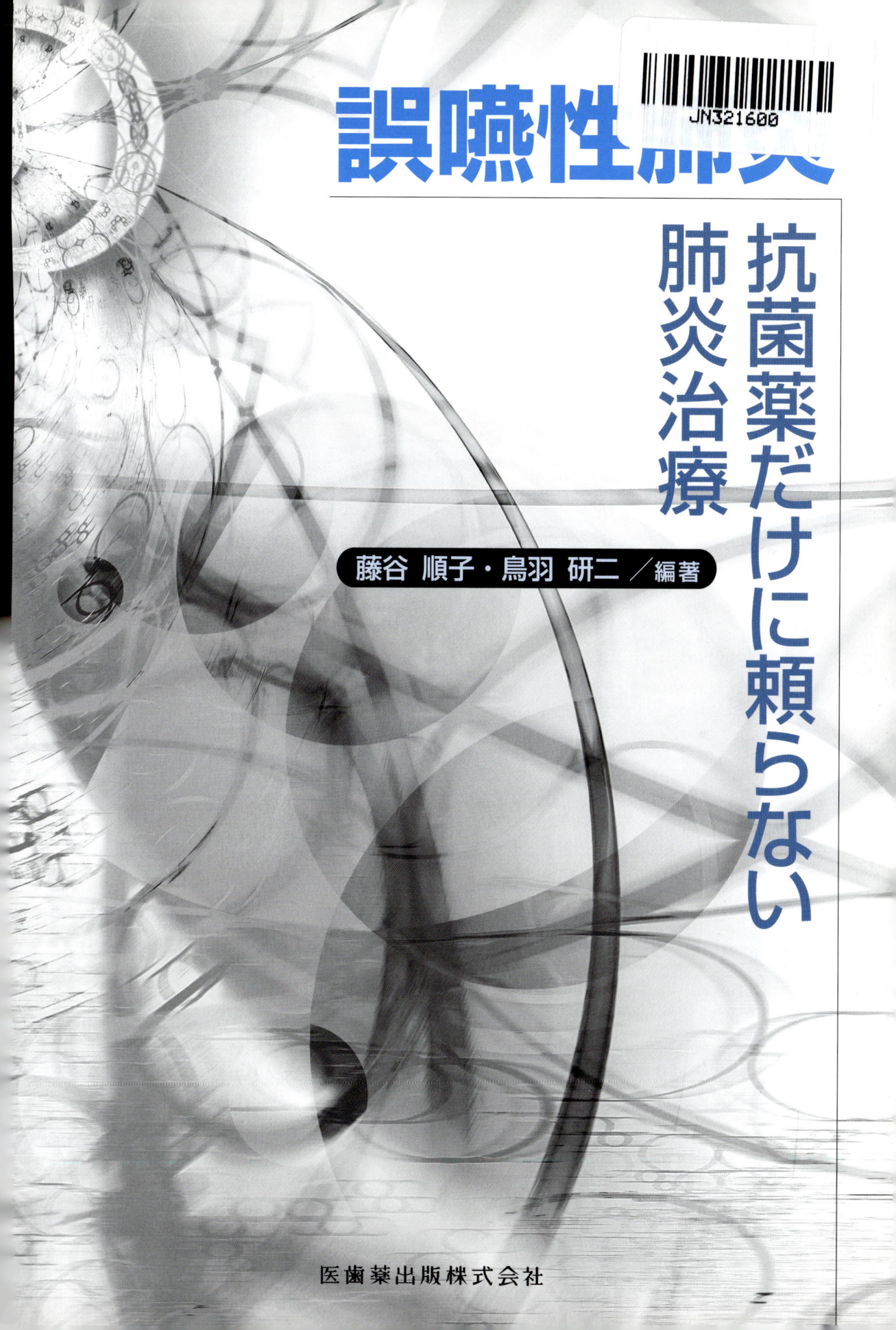

抗菌薬だけに頼らない肺炎治療

藤谷 順子・鳥羽 研二／編著

医歯薬出版株式会社

■編　集

藤谷　順子：国立国際医療研究センター病院リハビリテーション科医長
鳥羽　研二：国立長寿医療研究センター理事長・総長

■執筆者（五十音順）

泉谷　聡子：聖路加国際病院リハビリテーション科
井上慎一郎：杏林大学医学部高齢医学
大熊　るり：調布東山病院リハビリテーション科リハビリテーション室長
小口　和代：刈谷豊田総合病院リハビリテーション科部長
榊原　浩子：元国立がん研究センター中央病院骨軟部腫瘍科・リハビリテーション科
佐々木英忠：仙台富沢病院病院長
清水　昌彦：ふれあい診療所
杉山　陽一：小金井リハビリテーション病院
須藤　紀子：杏林大学医学部高齢医学
竹下　実希：杏林大学医学部高齢医学
舘村　　卓：（一社）TOUCH　代表理事
田山　二朗：国立国際医療研究センター病院耳鼻咽喉科・頭頸部外科科長
塚原　大輔：杏林大学医学部高齢医学，登別厚生年金病院
寺本　信嗣：和光駅前クリニック
鳥羽　研二：国立長寿医療研究センター理事長・総長
二階堂和子：医療法人社団曙光会コンフォガーデンクリニック
長谷川　浩：杏林大学医学部高齢医学准教授
平本　　淳：東京慈恵会医科大学附属第三病院総合診療部診療部長
藤井　昌彦：仙台富沢病院
藤谷　順子：国立国際医療研究センター病院リハビリテーション科医長
藤本　雅史：国立国際医療研究センター病院リハビリテーション科

This book was originally published in Japanese
under the title of :

GOENSEI HAIEN
KOKINYAKUDAKE-NI TAYORANAI HAIENCHIRYO

(Aspiration Pneumonia—all of treatments and therapies)

Editors :
FUJITANI, Junko
　Director, Department of Rehabilitation,
　National Center for Grobal Health and Medicine
TOBA, Kenji
　President, National Center Geriatric and Gerontology

©2011
ISHIYAKU PUBLISHERS, INC.
　7-10, Honkomagome 1 chome, Bunkyo-ku,
　Tokyo 113-8612, Japan

序文

嚥下障害と誤嚥性肺炎，近そうで遠い関係を紐解く

　近年，高齢者肺炎における誤嚥の重要性が国内外で認知されてきた．杏林大学医学部附属病院高齢医学科の年間 400 例の入院患者で肺炎は約 17％ にみられ，さらにそのうち誤嚥が原因となっているものが約 42％ であった．誤嚥性肺炎は，症状が非定型的で，発熱，気道症状がないことがある一方，予後が不良である．したがって，誤嚥性肺炎を生じやすい嚥下障害を早期に検出し，摂食・嚥下リハビリテーションや誤嚥対策を行うことが，高齢者肺炎の予防・治療の点から重要と考えられる．誤嚥の正確な評価については，嚥下造影が現状のゴールデンスタンダードであり，その後の治療方針の決定のために有用である．しかし，高齢者では，多数例が誤嚥リスクを有すると考えられ，これら全員に嚥下造影を行うことは，時間，労働力，医療費の諸点で無駄が大きい．現段階で，多数例の高齢者に実施可能な有用な嚥下スクリーニング方法は確立されていない．

　リハビリテーションの立場から重視されるベッドサイドでの嚥下，声の観察評価は，嚥下造影で検出できる異常を見逃す確率が高いことが知られ，また，評価する検査技師の能力によって異常の評価が異なる点も問題となる．オキシメータによる嚥下障害の評価は，SaO_2 の低下という客観的指標を用いるが，これ自体は嚥下障害そのものを反映するわけではなく，誤嚥や息止め，呼吸器疾患，心不全などの要素によって影響を受けるため，嚥下障害の評価法としては，極めて間接的である．咽頭反射は最も簡便な評価法であるが，嚥下機能を直接反映するわけではないため，誤嚥評価には適さないことが報告されている．これらの方法に比べ，近年提唱された反復唾液嚥下検査（RSST），水飲みテスト（WST），改訂水飲みテスト（MWST），嚥下誘発検査（SSPT），などの方法は，新たな嚥下機能障害評価法として注目されている．平成 18 年の介護保険の改正に伴う特定高齢者の嚥下栄養機能低下のスクリーニングとして RSST が導入された．本検査は誤嚥性肺炎を見いだす感度は極めて高いが，疑陽性もまた高い．また，認知機能や口腔乾燥によって不可能な場合がある．水飲み試験は感

度がやや落ちる．これらを補う嚥下誘発テストは，0.4mLと2mLの水を小児用チューブで，咽頭に注入して嚥下反射を観察する方法で，2段階で行えば感度特異度とも高いが，集団に対して健診で行えない弱点がある．現実的にはRSSTでスクリーニングを行い，陽性例にSSPTを行うことが妥当であろう．

　嚥下障害の頻度は誤嚥性肺炎の数倍以上あり，誤嚥がすべて肺炎につながるわけではない．夜間の不顕性誤嚥が最も診断しにくい肺炎の原因で，口腔清拭，食後のベッド挙上が，胃食道逆流現象の予防，雑菌の減少による肺炎の30～50％の減少が知られている．不顕性誤嚥に対する防御機構には，ドーパミン，サブスタンスPを介した咳反射があり，これらを賦活する，ACE阻害剤，アマンタジンに誤嚥性肺炎減少効果がある．気道異物に対してはそのほか気道線毛の働きも重要で，脱水にならないよう水分補給を図る必要がある．

　嚥下障害の原因は主として中枢神経にあり，なかでも大脳基底核の虚血病変は頻度が高い．この虚血病変は嚥下障害だけでなく，つまずき，頻尿，物忘れ，意欲の低下が起きやすいこともわかってきた．これらの症状がある場合に積極的に脳MRI検査をうけるとともに，嚥下障害のスクリーニング検査を行って，誤嚥性肺炎の早期発見予防につなげることが望まれる．

　本書が，嚥下障害のチーム医療には熱心だが，一旦肺炎を起こすと内科，呼吸器科，老年科などに任せきりにしている嚥下訓練関係者や，嚥下障害は医師の関わることではないと誤解している多くの臓器別医師への啓蒙の一書になれば幸いである．

　平成23年9月

編者　識

contents

I編　急性期の対応

1. 誤嚥性肺炎とは　　　　　　　　　　　　　　　　　　　　　　　（寺本信嗣）2
　① 誤嚥性肺炎とは誤嚥によって起こる肺炎である …………………………2
　② 誤嚥性肺炎はどうして起こるのか？ ………………………………………2
　③ どうして誤嚥性肺炎の予防と治療が大切なのか？ ………………………3

2. 誤嚥性肺炎の診断基準とは　　　　　　　　　　　　　　　　　　（寺本信嗣）4
　① 誤嚥性肺炎の定義と分類 ……………………………………………………4
　② 誤嚥性肺炎はどうしたら診断できるか？ …………………………………4
　③ 誤嚥性肺炎の診断に必要な検査はあるか？ ………………………………4

3. 誤嚥性肺炎のリスク因子　　　　　　　　　　　　　　（藤井昌彦，佐々木英忠）6
　① はじめに ………………………………………………………………………6
　② 嚥下と咳反射の低下 …………………………………………………………6
　③ 脳血管障害 ……………………………………………………………………6
　④ 経管栄養と誤嚥 ………………………………………………………………7
　⑤ 塩と脳梗塞 ……………………………………………………………………8
　⑥ 向精神薬と肺炎 ………………………………………………………………9
　⑦ 誤嚥性肺炎の一元病因説 ……………………………………………………9

4. 抗菌薬の選択　　　　　　　　　　　　　　　　　　　　　　　　（寺本信嗣）12
　① 誤嚥性肺炎の治療に抗菌薬は必要か？ ……………………………………12
　② 誤嚥性肺炎の急性期には，どんな抗菌薬を選ぶべきか？ ………………12
　③ 誤嚥性肺炎の治療にクリンダマイシンは必須か？ ………………………12
　④ 誤嚥性肺炎の予防にワクチンを接種する意義はあるか？ ………………14

5. 誤嚥性肺炎の急性期治療　重症肺炎，呼吸不全，心不全の場合　（長谷川　浩）15
　① 誤嚥性肺炎の重症度分類 ……………………………………………………15
　② 治　療 …………………………………………………………………………16

6. 誤嚥性肺炎の急性期治療　効果的な排痰のために　　　　　　　（藤本雅史）20
　① はじめに ………………………………………………………………………20
　② 一般事項 ………………………………………………………………………20
　③ 排痰法 …………………………………………………………………………21

7. 誤嚥性肺炎の急性期治療　安静度と廃用予防　　　　　　　　　（藤谷順子）26
　① 安静（不動）の悪影響は大きい—1週間で15％最大筋力は低下する …………26
　②「安静」の必要性と害 …………………………………………………………26
　③「ベッド上座位」よりは「車椅子」指示を …………………………………26
　④「車椅子座位可」では廃用予防はできない …………………………………27
　⑤ 酸素やモニタを減らす前に安静度アップを ………………………………28
　⑥ 自宅でのADL・移動能力を知っておいてその水準をめざすゴールにする ……28

8. 誤嚥性肺炎の急性期治療　「輸液」　　　　　　　　　　　　　　（鳥羽研二）29
　① はじめに ………………………………………………………………………29
　② 急性期輸液管理の原則 ………………………………………………………29

9. リハビリテーション依頼のポイント　　　　　　　　　　　　（藤谷順子）32
　①嚥下だけでなく，「呼吸・排痰」リハビリテーション，「全身体力・ADL」
　　リハビリテーションも処方する……………………………………………………32
　②理学療法士に呼吸リハビリテーションを依頼する場合の
　　リスクの記載必要事項 …………………………………………………………………32
　③リハビリテーションを依頼する場合には，安静度を見直す ………………32
　④摂食・嚥下リハビリテーションを依頼する場合，
　　経口摂取の判断は誰がするか？………………………………………………………33
　⑤言語聴覚士がいないと摂食・嚥下リハビリテーションができない？……33
　⑥リハビリテーションを処方したあとのフォローアップ ……………………34
　⑦リハビリテーションスタッフとのコミュニケーションはこまめに …………34
　⑧本人・家族とも定期的な面接をする ………………………………………………34

10. 急性期（ベッド上臥位で）の呼吸リハビリテーション　　　（藤本雅史）35
　①急性期（ベッド上臥位で）の呼吸リハビリテーションの考え方 …………35
　②急性期（ベッド上臥位で）の呼吸リハビリテーションの方法 …………36

11. 急性期の口腔ケア　　　　　　　　　　　　　　　　　　　（舘村　卓）39
　①はじめに …………………………………………………………………………………39
　②誤嚥性肺炎が生じる医学的介入やケア ………………………………………39
　③誤嚥性肺炎急性期での標準的な口腔ケアの要件 ……………………………42
　④誤嚥性肺炎に至る背景分類による対応 ………………………………………44

12. 嚥下機能の改善に向けた急性期における医師の指示　　　（藤谷順子）48
　①口腔ケアの指示と確認 ………………………………………………………………48
　②口腔内乾燥予防の指示と確認 ……………………………………………………48
　③歯科治療・義歯の確認と調整 ……………………………………………………48
　④動く方向への指示を明確に出す …………………………………………………48
　⑤栄養を十分に投与する ………………………………………………………………49
　⑥咽頭・喉頭感覚の改善のためにできること …………………………………49
　⑦耳鼻咽喉科との連携をはかる ……………………………………………………50
　⑧歯科との連携をはかる ………………………………………………………………50

II編　慢性期前後以降の対応

13. 嚥下機能の評価（ベッドサイド）　　　　　　　　　　　　（泉谷聡子）52
　①外観からの評価　全体像の把握 …………………………………………………52
　②問診と食事場面の観察 ………………………………………………………………54
　③臨床的な嚥下機能評価　スクリーニング ……………………………………54
　④ベッドサイド評価のまとめ ………………………………………………………59

14. 嚥下造影と嚥下内視鏡検査　嚥下は外からみえない．検査をもっと活用しよう
　　　　　　　　　　　　　　　　　　　　　　　　　　　　（小口和代）61
　①嚥下機能を「目でみる」方法とは ………………………………………………61
　②VFとVEの違いは何か ……………………………………………………………62

③検査はどちらを選択するか ……………………………………………64
　　④検査のタイミングはいつがよいのか ……………………………………65
　　⑤検査の結果をどう生かすのか ……………………………………………66
　　⑥VEによる目標設定の具体例 ……………………………………………66

15. 嚥下反射・咳反射改善のために　　　　　　（藤井昌彦，佐々木英忠）69
　　①はじめに ……………………………………………………………………69
　　②サブスタンスPの改善 ……………………………………………………69
　　③ドーパミンの改善 …………………………………………………………71
　　④大脳機能と誤嚥性肺炎 ……………………………………………………71
　　⑤胃液の誤嚥改善 ……………………………………………………………73
　　⑥細胞性免疫 …………………………………………………………………73

16. 摂食・嚥下リハビリテーション　　　　　　　　　　（藤谷順子）77
　　①摂食・嚥下リハビリテーションの
　　　ファーストステップは医師が口腔を診ることである ………………77
　　②経口摂取の前に，リスク管理をしっかりしておく ……………………77
　　③経口摂取可能かどうかの判断は，嚥下機能とリスクの比較から ……77
　　④嚥下評価のピットフォール ………………………………………………78
　　⑤嚥下時に安全なものは，とろみ水またはゼリーであり，ただの水
　　　（サラサラの液体）は誤嚥しやすい ………………………………………78
　　⑥嚥下訓練は誰に頼むか ……………………………………………………78
　　⑦理学療法士への処方を ……………………………………………………79
　　⑧施設に段階的な嚥下調整食があるか確認する …………………………79
　　⑨摂食・嚥下リハビリ処方後のフォローアップ …………………………79

17. 亜急性期の呼吸リハ（座位）　　　　　　　　　　　（藤本雅史）80
　　①はじめに ……………………………………………………………………80
　　②一般事項 ……………………………………………………………………80
　　③亜急性期の呼吸リハ（座位） ………………………………………………80

18. 認知症進行予防　　　　　　　　　　　　　　　　　（鳥羽研二）83
　　①はじめに ……………………………………………………………………83
　　②認知症の進行予防の戦略 …………………………………………………83
　　③おわりに ……………………………………………………………………85

19. 安全な経鼻経管栄養の方法　　　　　　　　　　　　（大熊るり）86
　　①はじめに ……………………………………………………………………86
　　②経鼻経管栄養のメリット・デメリット …………………………………86
　　③チューブの選択 ……………………………………………………………87
　　④挿入時の注意 ………………………………………………………………88
　　⑤経腸栄養剤について ………………………………………………………89
　　⑥経管栄養開始時の留意点と注入速度 ……………………………………90
　　⑦注入時・注入後の姿勢 ……………………………………………………91
　　⑧間歇的経管栄養法（Intermittent Tube Feeding, ITF） ………………91

20．経管栄養の合併症　　　　　　　　　　　　　　　　　　　　　　（大熊るり）94
　①経管栄養全般にみられる合併症 …………………………………………94
　②経鼻経管栄養に伴う合併症 ………………………………………………98
　③胃瘻に伴う合併症 …………………………………………………………99

21．胃瘻の判断と本人，家族への説明と同意　　　　　　　　　　　（須藤紀子）103
　①はじめに ……………………………………………………………………103
　②胃瘻導入の判断 ……………………………………………………………103
　③PEGの適応 …………………………………………………………………103
　④本人・家族への説明と同意 ………………………………………………106

22．経口摂取の再開　　　　　　　　　　　　　　　　　（塚原大輔，長谷川浩）108
　①はじめに ……………………………………………………………………108
　②経口摂取再開のポイント …………………………………………………108

23．経口での内服（服薬）　誤嚥性肺炎で禁食にする．でも，薬はどうする？
　　　　　　　　　　　　　　　　　　　　　　　　　　　　　　（藤谷順子）112
　①嚥下障害のある症例にとっては，
　　「液体と個体の混合物を飲む」行為は難易度が高い ……………………112
　②服薬時の基本的な注意点 …………………………………………………112

24．適切な食物形態（食事再開直後）　食事のオーダー，どのように始める？
　　　　　　　　　　　　　　　　　　　　　　　　　　　　　　（二階堂和子）115
　①どのような食物形態があるのか確認する ………………………………115
　②食事オーダーのルール ……………………………………………………115
　③食事再開日についての注意点は？ ………………………………………116
　④再開の食物形態は？ ………………………………………………………116

25．食事の姿勢の注意点　　　　　　　　　　　　　　　　　　　　（泉谷聡子）118
　①姿勢調整のポイント―目的別に考えて組み合わせる― ………………118
　②座位の選択―車椅子かリクライニングか？― …………………………122
　③食事介助時の注意点―介助者の位置・テーブルの高さ・食器― ……122
　④姿勢調整のまとめ …………………………………………………………123

26．水分補給―水分はどうやって補給する？　　　　　　　　　　（二階堂和子）125
　①患者・家族の「水くらいだったら大丈夫…」が一番危険 ……………125
　②「わかりやすい説明」と「病棟の環境」が誤嚥リスクを減らす ……125
　③嚥下評価場面では「機能良好」，
　　でも日常すべての摂食場面で「良好」とは限らない …………………127
　④まず「必要水分量」と「摂取水分量」から「不足水分量」を知る …129
　⑤経口以外の水分補給，いつ離脱する？ …………………………………129
　⑥食事からの摂取水分量を把握しているか？ ……………………………131
　⑦水分摂取のコツと技 ………………………………………………………131

27．また熱を出したらどうするか？　　　　　　　　　　　　　　（杉山陽一）133
　①はじめに ……………………………………………………………………133

②熱の原因を探る—誤嚥か否か— ………………………………………… 133
　③「誤嚥」の診断 …………………………………………………………… 135
　④鑑別すべき疾患—まず考えるべき疾患・見落としがちな疾患 ……… 136
　⑤まとめ …………………………………………………………………… 139

28. どうしても肺炎を反復する症例　　　　　　　　（清水昌彦，長谷川　浩）141
　①はじめに ………………………………………………………………… 141
　②経口摂取をあきらめる前に行うこと …………………………………… 141
　③経口摂取を断念した場合の栄養投与方法 ……………………………… 142
　④胃内容物の逆流による誤嚥への対応 …………………………………… 143
　⑤嚥下機能を改善させる薬物 ……………………………………………… 143
　⑥おわりに ………………………………………………………………… 143

29. 熱がなくても痰が増えたりCRPがあがったらどうするか？
　　　　　　　　　　　　　　　　　　　　　　　　（竹下実希，長谷川　浩）145
　①はじめに ………………………………………………………………… 145
　②検　査 …………………………………………………………………… 145
　③熱がなくても痰が増えたりCRPが上昇した際は，
　　状況によって対処の方法が異なる …………………………………… 145

30. スムーズな退院のために急性期からやっておくこと　　（藤谷順子）150
　①はじめに ………………………………………………………………… 150
　②指導にあたってのポイント ……………………………………………… 151
　③独居者への対応 ………………………………………………………… 153

31. 日常生活動作のリハビリテーション　　　　　　　　　（榊原浩子）154
　①筋力を維持して，転倒しないために …………………………………… 154
　②病院で廃用症候群にならないために …………………………………… 154
　③自宅で廃用症候群にならないために …………………………………… 155

32. 適切な食事形態（亜急性期から退院前）と栄養マネジメント　（藤谷順子）157
　①食事形態は三つの軸で考える …………………………………………… 157
　②嚥下調整食の段階 ……………………………………………………… 159
　③嚥下調整食と嚥下は横軸と縦軸の関係 ………………………………… 159
　④高齢の誤嚥性肺炎症例では，形態よりも量をまず確保 ……………… 159
　⑤認知症の症例では形態の冒険もときには必要 ………………………… 160

33. 退院直前準備・指導　　　　　　　　　　　　　　　　（藤谷順子）161
　①退院が心配な理由は何か ………………………………………………… 161
　②介護環境の整備 ………………………………………………………… 163
　③かかりつけ医をつくる …………………………………………………… 164

34. 退院後の食事と家族指導　　　　　　　　　　　　　　（藤谷順子）166
　①食事指導は管理栄養士・看護師・医師で ……………………………… 166
　②テクスチャー（食形態）についての基本を理解してもらう ………… 166
　③食事を用意するのは妻だけではない …………………………………… 166

④入院中の市販品の購入も検討する ……………………………………168
　⑤いつまでも食事「制限」は続かない ……………………………………168
　⑥退院後の摂取量低下に注意 ……………………………………………168
　⑦入院前の生活に戻れたか ………………………………………………168
　⑧退院後の食事の相談相手を確保する …………………………………169

35．在宅で利用可能な嚥下困難者用食品　　　　　　　　（藤谷順子）170
　①はじめに …………………………………………………………………170
　②市販品の選び方 …………………………………………………………170
　③「えんげ困難者用食品」とユニバーサルデザインフード ……………172

36．転院や施設入所　医師でも知っておきたい転院の基本　（藤谷順子）174
　①リハビリテーション病院への転院は可能か …………………………174
　②回復期リハビリテーション病院の制約 ………………………………174
　③「回復期」以外のリハビリテーション病棟 …………………………175
　④療養型病院への転院 ……………………………………………………176
　⑤自宅に帰らない場合の選択肢 …………………………………………176
　⑥自宅か施設か迷ったら …………………………………………………176

37．外出・旅行を実現させて QOL の高い生活を　　　　（藤谷順子）178
　①外出や旅行を敬遠しがちな実態に目を向ける …………………………178
　②まずは喫茶店から ………………………………………………………178
　③食事の店の選び方 ………………………………………………………178
　④結婚式・同窓会・法事などの会食 ……………………………………179
　⑤旅行の準備 ………………………………………………………………179
　⑥医療者側からの働きかけが大事 ………………………………………180

38．退院後の胃瘻管理　　　　　　　　　　　　　　　（須藤紀子）181
　①カテーテルの管理 ………………………………………………………181
　②合併症の管理 ……………………………………………………………185
　③栄養管理 …………………………………………………………………187

Ⅲ編　Topics

・人工呼吸器関連肺炎 ……………………………………（寺本信嗣）190
・術後性肺炎 ………………………………………………（田山二朗）191
・誤嚥性肺炎と介護保険・身体障害者手帳 ……………（藤谷順子）196
・在宅酸素療養法の導入と指導のポイント ……………（藤本雅史）199
・COPD の呼吸リハビリテーション ……………………（藤本雅史）200
・誤嚥性肺炎の合併病態 ……………………（井上慎一郎，長谷川浩）202
・PPI および H_2 受容体拮抗薬と誤嚥性肺炎 ……………（平本　淳）204

★索　引 ………………………………………………………………………211

I 急性期の対応

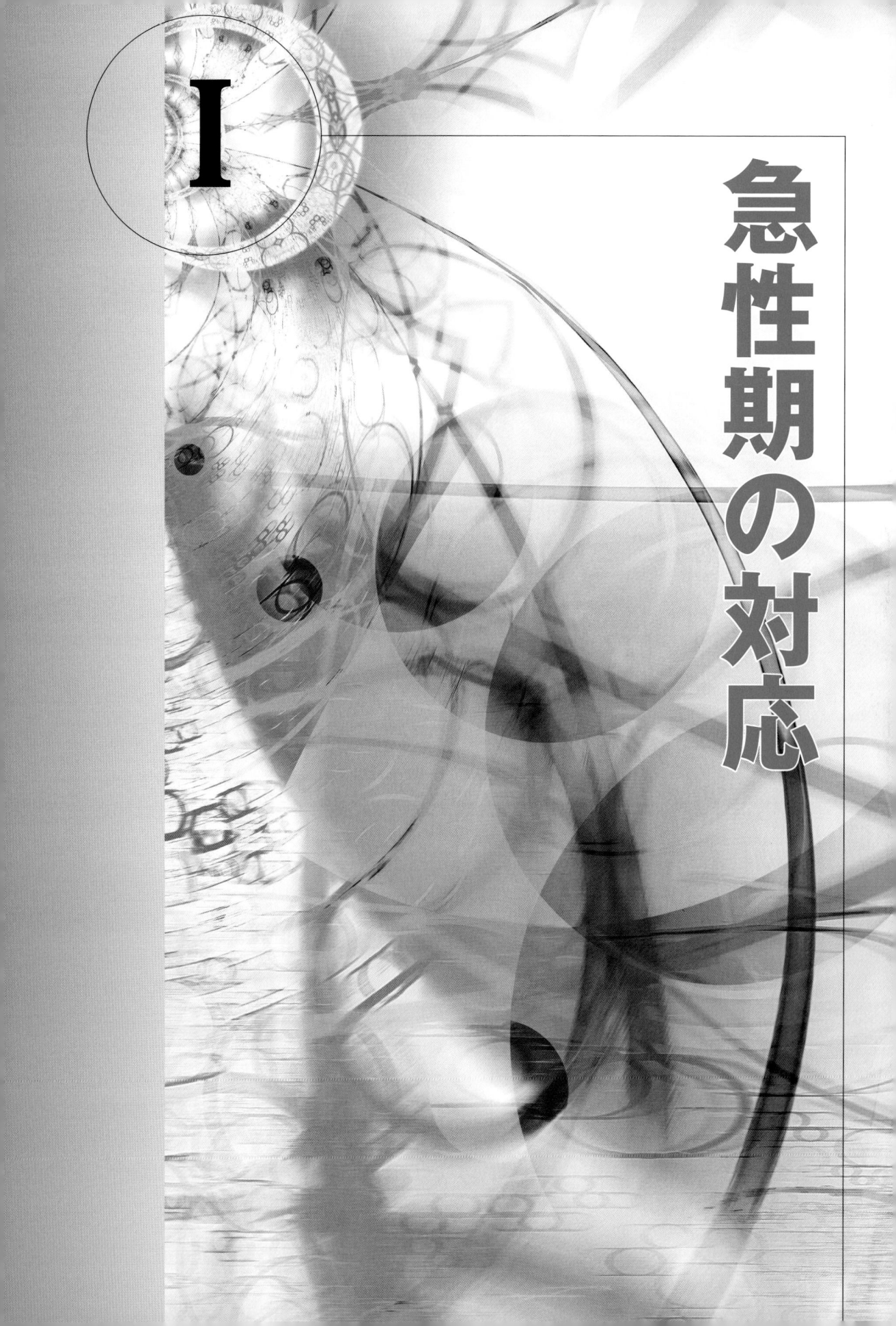

1 誤嚥性肺炎とは

1 誤嚥性肺炎とは誤嚥によって起こる肺炎である

　誤嚥性肺炎とは，誤嚥によって起こる肺炎である（図1）．
　肺炎は，普通，発生する場所（病院の外か入院中か）によって分類してきた．病院の外で起こるものを市中肺炎，病院のなかで起こるもの（入院中に起るもの）を院内肺炎と呼んでいる．これに対して，誤嚥性肺炎は肺炎の起こり方に着目した呼称である．そのため，市中肺炎にも院内肺炎にも，誤嚥性肺炎はみられる．

2 誤嚥性肺炎はどうして起こるのか？

　誤嚥には，食事のときに起こる顕性誤嚥と夜間知らないうちに気道に口腔咽頭分泌物が入り込み，むせなどの症状がみられない不顕性誤嚥がある．どちらも，肺に入るはずではないものが入るため，炎症が起こる．
　食事が入ると気管が詰まったりして閉塞したり，水分が入ってゼロゼロする．この場合は，細菌などの病原体は入っていないので典型的な肺炎になることはない．化学性の肺臓炎や物理的な炎症，気道が詰まったことによる無気肺や閉塞性肺炎が起こる．そして，これらの変化は急速に起こるのである．今日はひどくむせた，食事を誤嚥していたという日のうち，遅くとも翌日には，おかしくなっている．胸のX線写真も白くなるが，細菌性の肺炎を併発しなければ日に日に回復はする．この時点で細菌の肺炎になっているわけではないので，抗菌薬は必要ない．
　これに対して，不顕性誤嚥では，高齢者や脳梗塞後の患者に肺炎を起こす（図2）．一見すれば，大きな変化はないが，少量の誤嚥内容物には細菌やウイルスが含まれている可能性があるので，これが，気道内で増え始めると肺炎になる．肺の面積は，広げるとテニスコート一面分にあたる広さがあるので，一度の誤嚥で肺炎になるわけではない．しかし，一度，細菌が増え始めると，ゆっくりじわじわと広がり肺炎を発症する．これが，典型的な高齢者の誤嚥性肺炎である．この場合は，細菌を減らさないとよくならないので，抗菌薬は欠かせない．そして，この場合は，口のなかの雑菌がおもになるので，嫌気性菌なども重要な肺炎の原因菌となる．

図1 誤嚥性肺炎の起こり方

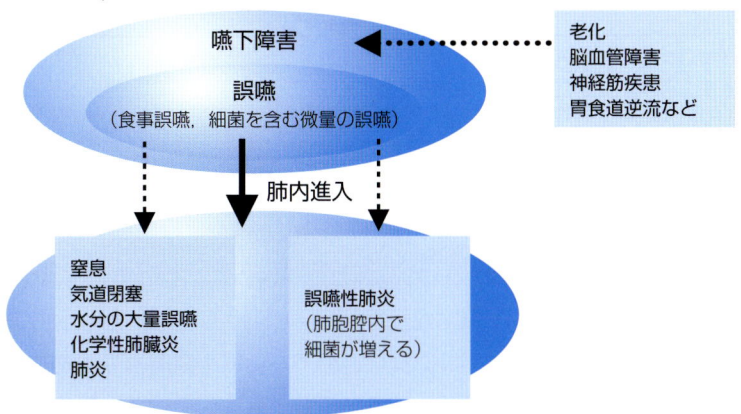

図2 不顕性誤嚥は，一見元気な高齢者にもみられる

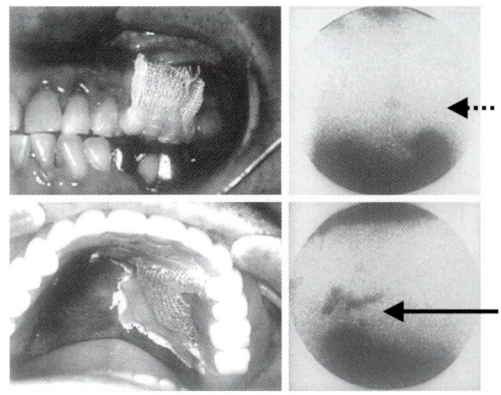

歯にラジオアイソトープをしみこませたガーゼを巻いておいて，当日とったγカメラの映像（上段）（◀…）では，肺のなかには何も映っていないが，翌日のγカメラの映像（下段）では，肺のなかにラジオアイソトープの影（◀）が映っている．歯についていたはずの液体が肺内まで入って誤嚥されたのがわかる．

(Kikuchi, et al., 1994.[1])

3　どうして誤嚥性肺炎の予防と治療が大切なのか？

　肺炎は，死亡原因の第4位だが，高齢者では第1位になる．そして，このうちの大半は誤嚥性肺炎であることがわかっている．つまり，高齢者の死亡原因として最も重要な病気が誤嚥性肺炎なのである．

　今後，日本の長寿者は増え続けていくと予測されている．この長寿者の健康をまもるためにも，誤嚥性肺炎の予防と治療が大切なのである．

（寺本信嗣）

文献
1) Kikuchi R, et al.: High incidence of silent aspiration in elderly patients with community-acquired pneumonia. Am J Respir Crit Care Med, 150 (1): 251-253, 1994.

2 誤嚥性肺炎の診断基準とは

1 誤嚥性肺炎の定義と分類

　誤嚥性肺炎は誤嚥で起こるが，誤嚥が起きたらすぐに生じるというわけではない．食事内容物で肺炎が起こるわけではないので，食事の誤嚥よりは細菌を含む唾液などの分泌物が夜間にしらずしらずのうちに気道に入り込むことが原因になることが多い．誤嚥性肺炎は，嚥下障害の存在のもと肺炎が生じた場合に診断される．しかし，嚥下障害が関係する呼吸器疾患は，典型的な誤嚥性肺炎以外にも存在するため，嚥下性肺疾患と総称して，まとめて把握すべきである．嚥下性肺疾患は，嚥下性肺炎（通常型．いわゆる誤嚥性肺炎）と，びまん性嚥下性細気管支炎，メンデルソン症候群（Mendelson's syndrome），人工呼吸器関連肺炎（ventilator-associated pneumonia；VAP）の4群に分類される．病態の類似性から，メンデルソン症候群，VAPを一群として取り扱う（表1）．

2 誤嚥性肺炎はどうしたら診断できるか？

　誤嚥性肺炎は，嚥下障害の存在のもと肺炎が生じた場合に診断される．実際，目の前で直接に誤嚥（顕性誤嚥）を確認することはまれなので，「嚥下障害の存在と胸部X線の浸潤影，末梢血白血球数の上昇（10,000/μL以上）」によって診断可能と考えられる（図1）．つまり，嚥下障害を確認した患者に発症する肺炎で，肺炎の原因として嚥下障害以外の明らかなものが考慮されない場合は，誤嚥性肺炎と診断してよい．そこで，肺炎患者について嚥下障害の有無を評価する必要がある．

3 誤嚥性肺炎の診断に必要な検査はあるか？

　誤嚥を明らかにするための嚥下機能検査と肺炎を診断できる検査が必要である．

　嚥下機能検査としては種々のものがあるが，いずれを用いてもよいので，嚥下障害を明らかにしておく必要がある．

　肺炎の診断には，肺の炎症像を確認する画像所見，胸部X線検査と胸部CT検査が重要になる．つねにCT検査を行う必要はないが，高齢者のX線像は

表1　嚥下性肺疾患の分類

①嚥下性肺炎（通常型），いわゆる誤嚥性肺炎
②びまん性嚥下性細気管支炎，
③メンデルソン症候群（Mendelson's syndrome），
④人工呼吸器関連肺炎（ventilator-associated pneumonia（VAP））

図1　嚥下性肺疾患診断フローチャート（嚥下性肺疾患研究会）

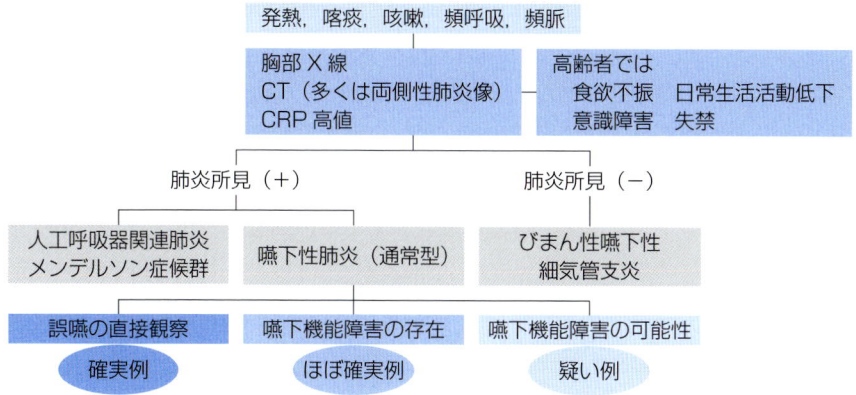

若年健常者に比べ，胸郭の変形，肺自体の疾病などのため所見がわかりにくい場合が多く，診断に難渋するようなとき，ＣＴ検査は有用な情報を提供する．

血液検査では，白血球数の上昇が重要である．細菌性の誤嚥性肺炎の場合，ほぼ全例で末梢血白血球数は上昇しており，10,000/μLL以内の症例はきわめて例外的である．ＣＲＰは重症度の判定に有効だが，肺炎の診断いついては補助診断のためのデータにすぎない．

喀痰検査は，原因菌の同定に重要となる．可能であれば，グラム染色を行い，菌種の推定を行っておくことが抗菌薬の選択にも役立つ．嫌気培養，長期培養も症例に応じて検討すべきである．

（寺本信嗣）

3 誤嚥性肺炎のリスク因子

1 はじめに

　肺炎をくり返す高齢者患者の口腔内をたまたまみたところ，3cm 大のなす漬けが入っていたことがあった．このようなケースでは，口腔内の異物（唾液）に対する感受性が低下しているに違いないと考えられる．口腔内に雑菌混じりの唾液がたまってくると，これを感知して，嚥下運動が生じる．この一連の反射を嚥下反射というが，嚥下反射が低下しているために，気管へ唾液を誤嚥している可能性があった．

　次に，気管へ唾液を誤嚥したときに咳として異物を排除しなければならないが，咳反射も低下している可能性がある．嚥下と咳の両反射が低下していることが逆流を起こす原因と考えられた．

2 嚥下と咳反射の低下

　嚥下反射を測定するために，鼻腔より細いカテーテルを咽頭まで入れ，仰臥位で1mL 蒸留水を咽頭に注入する．注入後3秒以内に嚥下反射が生じると正常，4秒は境界領域，5秒以上で低下と判定すると，誤嚥性肺炎では5秒以上の低下を示した．

　咳反射を測定するため，クエン酸を4倍濃度で超音波ネブライザーにて，各濃度1分ずつ吸入させ，ある濃度で咳が出たクエン酸濃度を咳閾値とすると，図1に示すように，誤嚥性肺炎患者は咳反射の低下を示した[1]．

　以上より，誤嚥性肺炎は嚥下と咳の両反射の低下により，誤嚥に対する防御反射の低下が生じて起こることが判明した．

3 脳血管障害

　それでは，なぜ嚥下と咳反射の低下が生じるのかというと，舌咽神経と迷走神経の知覚技から逆行性に咽頭や気管に輸送されてくる，サブスタンスPという神経伝達物質が減少しているため，正常に両反射が生じないことが判明した．サブスタンスPは両神経知覚技の頸部神経節で合成される．サブスタンスPの合成は上位のドーパミンによって刺激される．それではなぜドーパミンが少ないかというと，ドーパミンを合成する黒質・線状体の障害があるから

図1 肺炎患者の咳反射
(Sekizawa, et al., 1990.[1])

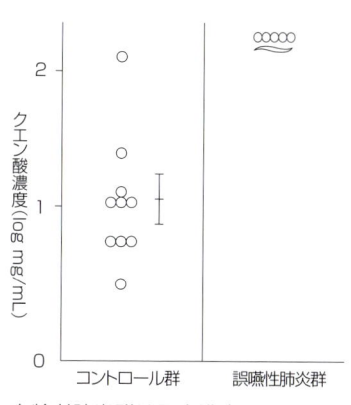

高齢者肺炎群は最高濃度でも咳反射は生じない．

図2 肺炎の機序

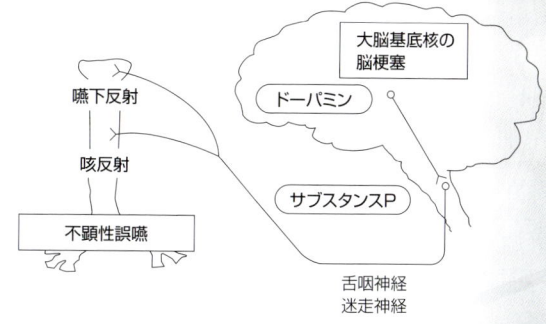

誤嚥のもともとの原因は大脳基底核における脳梗塞である．

である．ドーパミンの低下はパーキンソン病を招くが，パーキンソン病の多くは誤嚥性肺炎で死亡する．

　パーキンソン病ほどでなくとも，大脳基底核を含む，深部皮質で脳血管障害があると，ドーパミンの合成が低下する．すると，サブスタンスPの合成が低下し，誤嚥に至る[2]（図2）．

　両反射の低下は，脳血管障害がもともとの原因といえる．脳血管障害の80％は脳梗塞，20％は脳出血であるが，脳ドックで発見される不顕性脳梗塞も入れると脳血管障害の99％は脳梗塞である．しかも，脳梗塞の多くは深部皮質に生じる．深部皮質は中大脳動脈が出る，せん通枝領域で脳梗塞を生じやすい．

4　経管栄養と誤嚥

　経管栄養により，誤嚥を予防できるとする報告と，経管栄養であっても誤嚥は予防できないとする報告がある．図3は要介護高齢者における，嚥下反射（横軸）と咳反射（縦軸）をプロットした図であるが，両反射とも点線以内は正常で誤嚥性肺炎は生じない．しかし，両反射が点線の正常領域より低下している場合には，経口摂取をしていると，1年以内に肺炎を起こしてくる患者が多いことが示されている．そこで，このように両反射が低下した場合に，経口摂取をやめ，経管栄養にすると，肺炎はほとんど防止できることが示されている[3]．

　しかし，図3の両反射の閾値以上に反射低下がみられる場合には，肺炎は予防できなかった．

　図3より，極端に両反射が低下している場合には，経管栄養では肺炎の予

図3 要介護高齢者における経口摂取者（○）と経管栄養者（△）の嚥下反射と咳反射の関係．1年以内に肺炎発症者は●と▲で示す．
(Nakajoh, et al., 2000.[3])

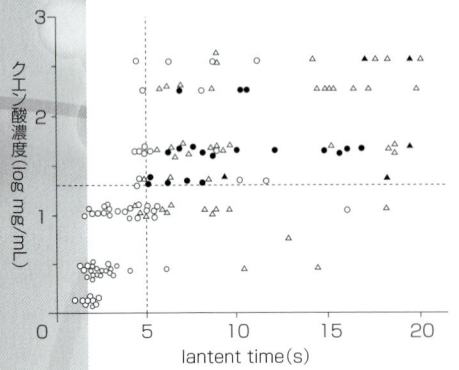

図4 塩の摂取量と脳梗塞死亡率の関係
(Fukuoka, et al., 2007.[4])

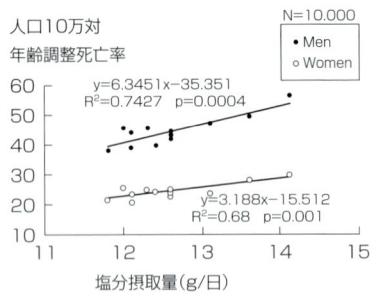

日本の各地区の塩摂取量と脳梗塞死亡率との関係（年齢調整死亡率）

防に役立たないが，反射の低下がある範囲内なら肺炎を予防できるといえるだろう．

不顕性脳梗塞でも，デイサービスに通院している比較的元気な要介護高齢者では，2年以内に30％は肺炎を生じるという報告もある．脳ドックで65歳以上であれば約半数に何らかの脳血管障害があると報告されている．脳血管障害と肺炎は65歳以上であれば身近な問題となる．

5 塩と脳梗塞

誤嚥性肺炎の原因の一つが脳梗塞とすれば，次に脳梗塞は何によって生じているかを考える．図4に示すように，塩分摂取量が多いほど，脳梗塞死亡率が高い成績を得た．最も塩分摂取量が多い地区は東北地方である．40年前の調査によると，秋田県では1日26gの塩分摂取があり，同時期の関西では16gと記載されている．現在でもその伝統が生きているといえよう[4]．

それではなぜ，塩分摂取量が多いかというと，肉の摂取量が少ないためと考えられた（図5）．魚の摂取量が少ないと脳血管障害を起こしやすいという欧米の報告があるが，魚の摂取量の程度は欧米は0〜20g/日くらいであるのに対し，日本では，40年前に70g/日であり，現在は80g/日とほとんど不変である．肉を少なくとり，塩分を多くとる食生活が脳梗塞死亡率，ひいては誤嚥性肺炎の危険因子となりうる．

肉を多くとると心筋梗塞が生じると懸念されるが，日本人では欧米人に比べて肉の摂取量は少なくコレステロールに対する動脈硬化感受性も低いとされる．

図5　肉の摂取量と塩の摂取量の関係（Fukuoka, et al., 2007.[4]）

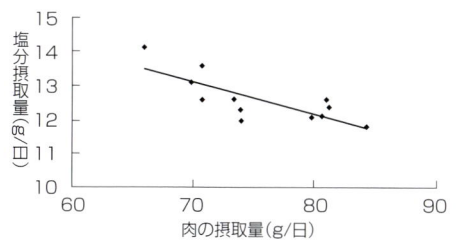

わが国の各地区の肉の摂取量と塩の摂取量は反比例した．

図6　健常（○）と要介護高齢者（●）の味覚感受性（Watanabe, et al., 2008.[5]）

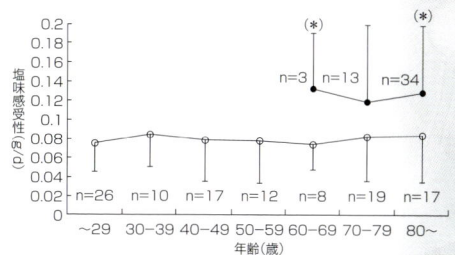

　塩味覚の感受性は加齢とともに低下しないが，要介護高齢者になると低下してくる[5]（図6）．高齢者では2人のみの世帯，あるいは独居者が増えている．これらの高齢者がどこから要介護状態なのか判断に困ることがある．いつのまにか要介護状態になって，塩味覚感受性が低下すると，料理をつくるとき，塩を入れすぎて食べている場合がある．これらの高齢者に対する訪問介護も必要となる．

6　向精神薬と肺炎

　認知症では認知機能の低下のもとに精神行動異常症状（Behavioral Psydiological Symptoms of Dementia：BPSD）が介護上問題となる．BPSDに対して，向精神薬が使用されることが少なくない．向精神薬はもともと統合失調症に対して用いられてきたが，BPSDの症状が妄想，暴言，せん妄など統合失調症と似ているため一般的に用いられている．

　向精神薬はドーパミン抑制作用を示すため肺炎を起こしやすい．また，転倒も起こしやすい．表1は認知症において，いかなる因子が肺炎を起こしやすいかを表したものである．向精神薬は使用していない患者に比べて3倍肺炎を起こしやすいことが示されている[6]．

　そのほか，不顕性脳梗塞があれば2.5倍肺炎を起こしやすい．重度の認知症では6倍肺炎を起こしやすい．男性は女性の5倍肺炎を起こしやすい．男性は女性より脳梗塞を生じやすいことが原因になっていると考えられた．表1の肺炎は誤嚥性肺炎がほとんどである．実際，高齢者の肺炎の80％は誤嚥性肺炎であることも報告されている．

7　誤嚥性肺炎の一元病因説

　誤嚥性肺炎は誤嚥が原因で生じるが，誤嚥が生じる原因は，すべての臓器障

表1 向精神薬と肺炎（Wada, et al., 2001.[6]）

Covariate	Coefficient	p Value	OR	95% CI
Neuroleptics	1.14	0.003	3.13	1.14-6.69
Silent brain infarction in basal ganglia	0.90	0.01	2.50	1.23-4.90
Severe dementia	1.91	0.004	6.75	1.79-25.53
Female	−1.51	0.023	0.22	0.05-0.82

OR: odds ratio. 95% CI: 95% confidence interval

図7 老年症候群の一元病因論（Sasaki, 2008.[7]）

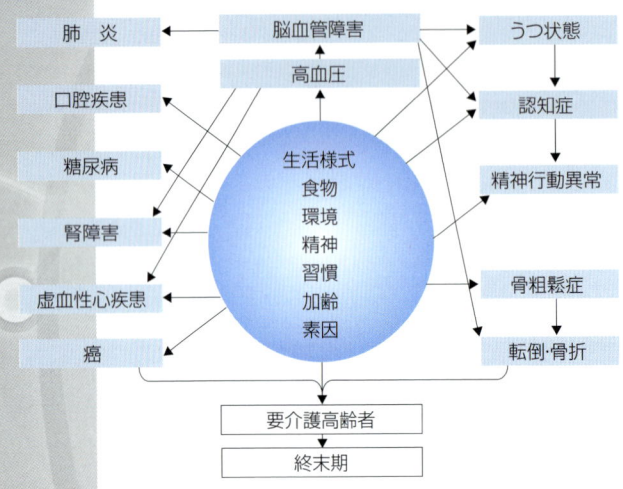

害に結びついているといえる．誤嚥性肺炎の起炎菌を同定して，抗菌薬で治療しても，すぐ再発をくり返し，そのうちにMRSAがでて治療困難になる．

　誤嚥性肺炎単独の症状にとどまらず，多臓器障害を併発していることが多く，症状も多彩で，個々の臓器ごとの治療をしても，最後は寝たきりになりどうしようもなくなることが少なくない．

　むしろ，誤嚥性肺炎をはじめとする，高齢者特有の疾患は一元的に因果関係を考えて，一番問題となるキーポイントの治療を行うことが，患者のQOLを最大に保つために必要と考えられる[7]（図7）．

　誤嚥性肺炎のリスク因子として個々を取り上げ，対応するより，一元的に考えて，その患者に最低必要な因子に対して必要最小限の治療を行うという考え方に立たないと，各症状ごとに薬の種類は増し，検査は増え，誤嚥性肺炎の治療にはならないと考えられる．

（藤井昌彦，佐々木英忠）

文献

1) Sekizawa K, et al.: Lack of cough reflex in aspiration pneumonia. Lancet, 335: 1228-1229, 1990.
2) Yoneyama M, et al.: Intervention to prevent pneumonia among elder adults. J Am Geriatr Soc, 49: 85-90, 2001.
3) Nakajoh K, et al.: Relation between incidence of pneumonia and protective reflexes in post-stroke patients with oral or tube feeding. J Intern Med, 247: 39-42, 2000.
4) Fukuoka Y, et al.: Salt intake and age-adjusted death rate from cerebral infarction. Geriatr Gerontol Int, 7: 202-204, 2008.
5) Watanabe M, et al.: Salt taste perception and salt intake in older people. Geriatr Gerontol Int, 8: 62-64, 2008.
6) Wada H, et al.: Risk of aspiration pneumonia in Alzheimers disease patient. Gerontology, 47: 271-276, 2001.
7) Sasaki H: Single pathogenesis of geriatric syndrome. Geriatr Gerontol Int, 8: 1-4, 2008.

4 抗菌薬の選択

1 誤嚥性肺炎の治療に抗菌薬は必要か？

　誤嚥性肺炎とは，誤嚥，嚥下障害によって起こる肺炎である．この肺炎は，食物塊などによる気道閉塞や肺水腫に起因することもあるが，多くは口腔内の雑菌によるものなので，治療には当然，抗菌薬が必要になる．

2 誤嚥性肺炎の急性期には，どんな抗菌薬を選ぶべきか？

　誤嚥性肺炎を治療する場合，起因菌の同定は通常困難なため，抗菌薬選択はエンピリックセラピー（経験的治療）にならざるをえない．誤嚥が原因であるため，原因菌としては，肺炎球菌，インフルエンザ桿菌，肺炎桿菌，モラキセラ菌，黄色ブドウ球菌などの成人肺炎の起因菌に加え，嫌気性菌の頻度が増えると予測される．しかし，誤嚥性肺炎という診断名で，重症化を懸念するあまり，最初からカルバペネムを選択するのは誤りである．病名が抗菌薬を決めるのではなく，あくまで，肺炎の重症度と誤嚥を生じる基礎病態に基づいて治療薬を選択することが重要となる（図1）．

　市中肺炎で誤嚥性肺炎と診断される場合は，初期治療はβ-ラクタマーゼ阻害剤配合ペニシリン系薬で十分効果がみられる．また，院内肺炎で誤嚥性肺炎と診断される場合でも，重篤な合併症がない脳梗塞症例などでは，β-ラクタマーゼ阻害剤配合ペニシリン系薬が十分奏功する．ただし，すでに急性呼吸促拍症候群（ARDS）や敗血症に陥っている場合は，原因菌を含む最善の組み合わせを検討し，PK/PDを考慮した最適の投与法を実施する（図1）．

3 誤嚥性肺炎の治療にクリンダマイシンは必須か？

　誤嚥性肺炎は口腔内常在菌が原因となることが多いため，嫌気性菌が肺炎の原因菌として，単独に，あるいは，混合感染として重要になる．そこで，古くから誤嚥性肺炎であればクリンダマイシン投与という公式がつくられてきたが，実際の臨床はそれほど簡単ではない．クリンダマイシンは，グラム陽性球菌にも有効であるため，現在でも誤嚥性肺炎治療薬としては捨てがたい薬剤であるが，誤嚥性肺炎であれば必須というわけでもない．

　また，クリンダマイシン耐性の嫌気性菌も報告されており，クリンダマイシ

図1 市中肺炎の誤嚥性肺炎の抗菌薬選択の考え方

```
                    市中肺炎
                   ／      ＼
        （重篤な基礎疾患なし）  （重篤な基礎疾患あり）
```

（重篤な基礎疾患なし）
- 誤嚥の関与のない肺炎
  （SBT/ABPC から開始）

- 誤嚥性肺炎
  （SBT/ABPC で開始）
  （2，3日で効果を判定し escalation を考慮）

（重篤な基礎疾患あり）
- 誤嚥の関与がない肺炎
  （SBT/ABPC から開始）
  （ただし，投与量と投与間隔を厳密に）

- 誤嚥性肺炎
  （最初から SBT/ABPC にレスピラトリーキノロン注射剤併用，または、カルバペネムを初期治療薬として選択）

表1 誤嚥性肺炎の抗菌薬戦略の具体例

1) 初回肺炎入院，重症ではない（CRP<20mg/dL，肺炎面積が1側肺の 2/3 以内）
   ① SBT/ABPC　1回3g，1日2回点滴静注（余裕があれば，1回1.5g，1日4回）
   ② CTRX　1回1～2g，1日1～2回点滴静注
2) 2回目以降の入院（前回から半年以内）または重症例（CRP ≧ 20mg/dL，肺炎面積が1側肺の 2/3 以上）
   ① SBT/ABPC　1回3g，1日4回点滴静注
   ② CPFX + SBT/ABPC （CPFX　1回300mg　1日2回点滴静注，SBT/ABPC　1回3g，1日2回点滴静注）
   ③ MEPM　1回0.5～1g，1日2回点滴静注
3) 顕性誤嚥で嫌気性菌の関与が大きいと考えられるとき
   ① CPFX + SBT/ABPC （CPFX　1回300mg　1日2回点滴静注，SBT/ABPC　1回3g，1日2回点滴静注）
   ② MEPM　1回0.5～1g，1日2～4回点滴静注（極量3g/日）
   ③ CFPM + CLDM （CFPM　1回1～2g 1日2回点滴静注，CLDM 1回600～1200mg，1日2回点滴静注）
   ④ CAZ + CLDM （CAZ　1回1～2g 1日2回点滴静注，CLDM 1回600～1200mg，1日2回点滴静注）

4．抗菌薬の選択

ンを併用しておけば，嫌気性菌に対する抗菌活性はカバーされたと思い込むのは危険である．あくまで，肺炎の重症度と誤嚥を生じる基礎病態に基づいて治療薬を選択することが重要となる．

4 誤嚥性肺炎の予防にワクチンを接種する意義はあるか？

　ワクチンの誤嚥性肺炎予防については，エビデンスが確立していない．長期臥床患者であっても，肺炎球菌ワクチン接種で肺炎入院を約半分にしたとする研究成果もあり，誤嚥性肺炎であっても主要起因菌として肺炎球菌が重要なことから，肺炎球菌ワクチンを接種することは意義があると考えられている．しかし，自費診療になること（平均約 7,000 円程度の費用負担），高齢者ほど抗体価が上がりにくいなどの問題が残されている．また，効果は 5 年ほどであるため，再接種の必要性もある．インフルエンザワクチン接種は，直接，誤嚥性肺炎予防につながるわけではないが，欧米のエビデンスでは，肺炎球菌ワクチンとインフルエンザワクチンの併用接種が，肺炎罹患率，死亡率の低下を示しており，肺炎球菌ワクチンを接種した場合は，インフルエンザワクチンも毎年接種すべきと考えられている．

〔寺本信嗣〕

5. 誤嚥性肺炎の急性期治療 重症肺炎，呼吸不全，心不全の場合

1 誤嚥性肺炎の重症度分類

　誤嚥性肺炎は自宅，介護施設，病院のいずれでも発症しうる．定義上，自宅や介護施設で発症すれば"市中肺炎"となり，病院で発症すれば"院内肺炎"となる．しかし，もともと誤嚥性肺炎を発症する患者は脳梗塞後であったり，老化が進行し虚弱状態にあり嚥下機能が低下している．このため，たとえ在宅で発症しても"院内肺炎"の要素（原疾患やその治療によって感染のリスクが上がったことにより肺炎を発症したということ）を多分に含んでいる可能性がある．

　在宅で発症した場合，日本呼吸器学会が策定した成人市中肺炎診療ガイドラインに定められた市中肺炎の重症度分類であるA-DROPのみでなく，成人院内肺炎ガイドラインに定められた院内肺炎の重症度分類の生命予後予測因子であるIROADのなかの特にI：ImmunodeficiencyやD：Dehydrationも参考にすべきである．

　近年，最も注目を集めているのがhealth care-associated pneumonia（HCAP：医療ケア関連肺炎）とよばれる一連の肺炎群である[1]．これは従来，単に市中肺炎と院内肺炎の中間に位置すると考えられていたが，グラム陰性菌を中心とする耐性菌保有の危険因子を背景にもち，院内肺炎に近い病態である．最近では院内肺炎として扱うべきものとやはり考えられつつある．ただし，市中肺炎の形式で救急外来などから入院する症例が多く，現場での混乱が生じている．

　米国でも入院時のHCAPの鑑別とその後の診療方針の決定がトピックとなっており，これからはわが国でも最も議論と詳細な調査が必要となってくる肺炎形式である[2〜4]．インフルエンザなどウイルス性呼吸器感染症の院内感染も問題となっており，今後の肺炎ガイドラインでの大きな論点になるものと考えられる（2011年現在，日本呼吸器学会にて医療介護関連性肺炎：nursing and healthcare associated pneumonia；NHCAP）ガイドラインが検討されている）．

　いずれにしろ，誤嚥性肺炎，HCAP（NHCAP）独自の重症度分類が存在しないため，在宅で発症した場合，日本呼吸器学会が策定した成人市中肺炎診療

ガイドラインに定められた市中肺炎の重症度分類であるA-DROPのみでなく，成人院内肺炎ガイドラインに定められた院内肺炎の重症度分類の生命予後予測因子であるIROADのなかの，特にI：ImmunodeficiencyやD：Dehydrationも参考にすべきである．

2 治療

1）抗菌薬治療を行うにあたって

最大のポイントとしては抗菌薬が効きやすい状態にすることであり，脱水，低栄養状態，免疫低下状態などに対する補助療法にも重点を置くべきである．

重症肺炎と診断された場合，抗菌薬治療は治療の根本を成すものである．詳細は抗菌薬の選択の項（p.12以降）を参照されたい．ポイントとしては在宅患者でも繰り返し誤嚥性肺炎を繰り返しており，抗菌薬の投与が繰り返されている場合や，誤嚥性肺炎のために入退院を繰り返している場合は起因菌が単純な口腔内常在菌ではなく，黄色ブドウ菌，緑膿菌，クレブシエラ属，エンテロバクター属，アシネトバクター属，大腸菌などの院内肺炎に準じる菌にも注意する．入退院を繰り返していたり，介護・療養施設に長期入所中に抗菌薬の投与を繰り返された患者の場合は，特にMRSA，多剤耐性緑膿菌やESBLなどの耐性菌が起因菌となっていることがあるため，初期治療に用いる抗菌薬の選択に十分注意を払う必要がある．

低栄養患者や長期臥床となっている患者の場合，免疫機能が低下していることが多く，この場合，真菌が原因となっていることもある．

抗菌薬が治療の根本であることは論をまたないが，さらに抗菌薬の効果を上げるために，一般療法として安静，保温，低栄養（低アルブミン血症）の改善，脱水・電解質異常の改善，低酸素に対する治療などがあげられる．ALI/ARDS，DICの併発などの重篤な病態の場合は補助療法としてステロイド，免疫グロブリン，G-CSF，血液浄化法，好中球エラスターゼ阻害薬などがある．それぞれの作用メカニズムを以下に示す．

●補助療法

① ステロイド
・解熱および全身状態の改善
・ガス交換機能改善
・線維化抑制
・抗ショック作用
・過激なサイトカイン作用の抑制
・副腎不全の改善

ステロイドの使用量，使用期間，種類については一定の見解はない．

② 免疫グロブリン
- 液性免疫の改善
- 毒素やウイルスの中和
- オプソニン作用による好中球の貪食作用亢進

③ G-CSF
- 好中球増加作用
- 好中球活性化，貪食，殺菌能亢進

④ ポリミキシンB固定ファイバー（PMX-F）を用いた血液浄化法
- エンドトキシン濃度の低下
- 種々のケミカルメディエーターの除去および活性の低下
- 肺酸素化能，循環動態の改善

⑤ 好中球エラスターゼ阻害薬
- エラスターゼ活性の低下
- 好中球遊走因子産生の抑制
- 肺血管透過性の亢進，肺血管内皮細胞傷害の抑制

2）呼吸不全が増悪した場合

　十分な酸素投与にもかかわらず，PaO_2が60Torr以下の場合は補助呼吸（人工呼吸）を考慮することとなる．人工呼吸器には気管内挿管を行う人工呼吸器と，侵襲的なこと（気管内挿管）はしないで陽圧換気を行うnon invasive positive pressure ventilation；NPPVがある．呼吸不全の程度や基礎疾患により，適応を考える．ここで注意することは，人工呼吸器自体が嚥下性肺炎の一つである人工呼吸器関連肺炎（ventilator-associated pneumonia；VAP）のリスクとなることである．人工呼吸器関連肺炎とは，気管挿管・人工呼吸器開始後48時間以降に新たに発生した肺炎である．感染経路はほとんどが経気道的であり，特に気管チューブ外側からの汚染物質の流入が重要視されているため，カフ上部に貯留した分泌物の吸引が有効である．炎症の原因は細菌感染を第1に考える．非感染性炎症の可能性は低く，また真菌やウイルスによる感染は現実的にまれである．気管挿管後4～5日以内の発症を早期型，それ以降の発症を晩期型と分類することがあり，それぞれ好発原因菌が異なる．回路管理や加温加湿，吸引などの操作は適正な感染予防策に基づき実施する．病原診断には肺炎病巣から検体を採取するよう努力すべきだが，現実的には臨床経過と気管吸引検体の培養結果からの診断もありうる．予防的な抗菌薬の投与は勧められないが，診断がつき次第原因菌をカバーする．次に重要な点として，高齢患者の場合，一度人工呼吸器を装着すると，その後肺炎の改善をみたあとも人工呼吸器から離脱できなくなるケースもあるため，適応に関しては高齢患者の呼吸器疾患以外の全身状態，患者の社会的背景，普段からの患者の意向を

家族とよく相談し決定することが望ましいと考えられる．

3）心不全を合併した場合

高齢者の場合，肺炎に心不全を合併することが多い．この機序として以下の①〜③があげられる．

① 加齢とともに収縮期血圧が上昇する

これは末梢血管抵抗の増大によるものであるが，急性期に急激な降圧をはかると相対的な過降圧となり組織循環障害を起こし臓器障害（脳虚血，心虚血，腎虚血，四肢の動脈の虚血など）を起こすことがある．

② 心機能の変化

加齢に伴い，a：左室拡張能の低下とb：代償性の心房収縮の亢進が認められる．「a」のため，心臓超音波検査上左室駆出率が正常であっても，左室拡張障害のため心不全による急性肺水腫を発症することがある．「b」に関し，高齢者は心室充満・心拍出の5〜40％を心房収縮に依存しているため，発作性心房細動などで有効な心房収縮が得られない場合に急性心不全を発症することがある．

③ 心拍出の変化

安静時心拍数は変化しないが，加齢とともに運動に伴う心拍数の反応は低下する．これは循環するカテコラミンへの感受性が低下するためと考えられ，生体に緊急事態が発生し内因性カテコラミンの分泌が亢進しても高齢者では頻脈にならないことが生じる．このため出血（外傷，消化管潰瘍など）で頻脈を呈さないことがあり，出血の程度の評価が困難となることがある．また普段から心拍上昇を抑える薬剤（βブロッカー，カルシウム拮抗薬，ジギタリス等）を服用している高齢者はさらに注意を要する．

上記①，②，③の原因により，高齢者は容易に心不全状態になりやすい．このため肺炎に心不全を容易に合併する．

左心不全を合併すると，胸水貯留が認められる（漏出性胸水）．これに肺炎をもとにする胸膜炎を併発すると，漏出性，滲出性双方の性状を示す混合性胸水となる．肺炎，心不全の病状が互いに影響しあい大量胸水となったり，炎症反応が下がってもなかなか消失しない難治性胸水に移行することがある．いずれの場合も肺実質の障害に加え胸水による肺の圧迫が生じ，ガス交換が著しく阻害されるため，低酸素血症に陥りやすい．胸水を減らすため利尿剤の投与を初期から始めるが，誤嚥性肺炎の患者の場合，誤嚥の発症後禁飲食となっていること，発熱などにより血管内脱水を起こしていることがあるため，尿量の確保をしながら過剰にならない程度で十分な量の輸液を行う．必要に応じ心エコー，腹部エコーによりIVC（inferior vena cava）の径を測定し，血管内に

十分血液があるか，または過不足はないかなどの指標とする．低栄養や炎症のため血中アルブミンが低下し，このため血管外に水成分が漏れ出し，全身の浮腫や胸水の増悪因子となっていることがある．根本的には栄養状態の改善が必要である．しかし，極度の低アルブミン状態では抗菌薬などを運ぶ担体タンパクとしての機能がきわめて低下しているため，必要に応じアルブミンを輸注する．ただしアルブミンが上昇しないからといって，漫然とアルブミンの輸注は行わない．

　肺炎治療の予後を左右することがあるため，心不全合併例ではそのコントロールがきわめて重要となる[5]．

（長谷川　浩）

文献
1) 日本呼吸器学会呼吸器感染症に関するガイドライン作成委員会：成人院内肺炎診療の基本的考え方, 2002.
2) Tablan OC, Anderson LJ, Besser R, Bridges C, Hajjeh R: CDC; Healthcare Infection Control Practices Advisory Committee. Guidelines for preventing health-care-associated pneumonia, 2003: recommendations of CDC and the Healthcare Infection Control Practices Advisory Committee. MMWR Recomm Rep, 26: 53 (RR-3), 1-36, 2004.
3) Kollef MH, Shorr A, Tabak YP, Gupta V, Liu LZ, Johannes RS: Epidemiology and outcomes of health-care-associated pneumonia: results from a large US database of culture-positive pneumonia. Chest, 128 (6): 3854-3862, 2005.
4) American Thoracic Society: Infectious Diseases Society of America: Guidelines for the management of adults with hospital-acquired, ventilator-associated, and healthcare-associated pneumonia. Am J Respir Crit Care Med, 171: 388-416, 2005.
5) 長谷川　浩：救急医療．新老年病学, 大内尉義, 秋山弘子 編, 第3版, 東京大学出版会, 東京, p.p.1417-1429, 2009.

6 誤嚥性肺炎の急性期治療 効果的な排痰のために

1 はじめに

　誤嚥性肺炎の急性期治療は，多くの場合，入院，床上安静，禁飲食，点滴（輸液，抗菌薬），酸素投与，尿カテーテル留置という形で行われ，高齢者の場合，認知症，夜間せん妄，ライン類トラブル，転倒のリスク等のために，ベッド上に抑制されミトンで両手の自由を奪われる状況に追いやられてしまうようなことがある．経鼻胃管やTPN管理の場合には，さらに抑制管理が厳重にされてしまう．

　入院，床上安静，抑制などは，廃用進行，認知症増悪などを招き，さらに，禁飲食，酸素投与は，口腔乾燥・口腔内汚染を招くなど，病棟管理や治療行為が誤嚥性肺炎回復の妨げにもなりうることを十分認識したうえで，治療に臨む必要がある．

　本来，誤嚥性肺炎のみで床上安静にしておく必要はなく，積極的に離床を進め，無駄な抑制は避けて生活のリズムを整えるべきである．また，心不全出現に留意しつつ適切な輸液によって脱水を防ぎ，酸素使用の場合は十分な加湿を行い，ネブライザーの使用，口腔ケア，去痰薬の使用等で複合的に排痰しやすい状態にコントロールし，体位ドレナージや呼吸理学療法，吸痰などを駆使して気道浄化に努める．

2 一般事項

　誤嚥性肺炎の急性期治療・病棟管理に伴う回復阻害要因を，一つ一つ解決していく（図1）．

- 早期離床；車椅子乗車を早期から開始して廃用進行を予防する．
- 抑制の見直し；ライン類を整理して不要な抑制をやめる．
  - （例）・早期離床によって，日中ベッドから日中車椅子乗車への移行．
    - 尿カテーテル早期抜去→ポータブルトイレ使用．
    - 24時間持続点滴→点滴内容の見直し，投与時間の見直し，ヘパリンロック使用，ラインを衣服内に通して視界から外す．
    - 家族のお見舞い中はミトンを外す．
- 脱水補正；適切な輸液管理（心疾患既往・理学所見・尿量・胸部X線写真

図1 誤嚥性肺炎の回復を阻害する要因

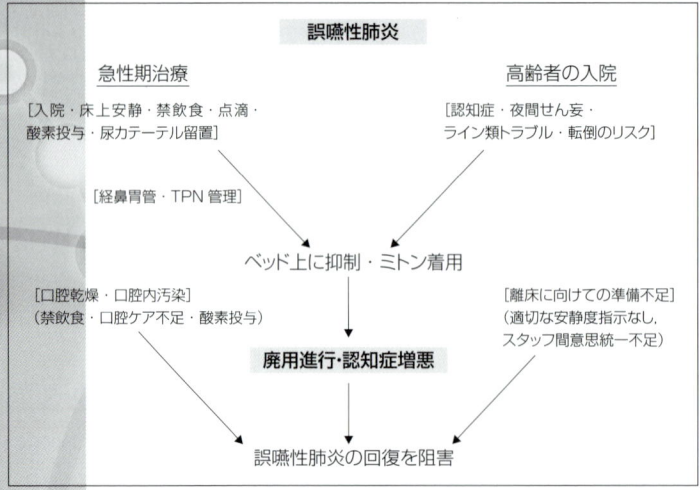

等に注意し，過剰な輸液にならないようにして心不全予防に努める）により痰の性状を改善させる．
- 低栄養対策；末梢輸液のみに頼らず，必要に応じて，経鼻胃管による経管栄養やTPNを導入する．
- 口腔乾燥予防（マスク使用，クッション・枕使用による閉口位保持），口腔ケア，気道加湿（最低でも1日4回のネブライザー），去痰薬（ビソルボン，ムコソルバン）使用，うがい等による排痰促進．
- リハビリテーション早期開始；病棟看護師とリハビリテーション科スタッフの協力，肺理学療法．
- 各処置・手技と吸痰の併用．

3 排痰法

肺理学療法の各種用手的手技のみではなく，体位変換や早期離床，吸入や水分管理などの一般的な対策を十分に実施する必要がある．

担当医は，下記の事項に留意して，病棟看護師およびリハビリテーション科担当者に指示する．

- 聴診等の理学的所見および胸部X線写真・胸部CT所見などから痰の貯留部位，換気不良部位を確認する．
- 痰を中枢側へ移動させ喀出しやすくするため，呼吸法指導，体位排痰法，呼吸介助手技，咳嗽指導，器具使用による排痰法などを組み合わせて行う．

≪病棟看護師へ≫
- 早期離床を促すため，適切な安静度指示・日中車椅子乗車のカルテ指示書

への記載.
- 痰の貯留部位，換気不良部位を踏まえた体位変換指示（痰の貯留部位，換気不良部位を上にした体位が多くなるようなスケジュール設定）．
- 口腔乾燥予防，口腔ケア．
- ネブライザー前後の吸痰．
- リハビリテーション科担当者による肺理学療法時の吸痰．

≪リハビリテーション科担当者へ≫
- 痰の貯留部位，換気不良部位に応じた肺理学療法オーダー．
- 早期離床を促すため，病棟看護師との協力；起居動作指導，車椅子乗車指導（移乗，クッション等のセッティング）．
- 病棟看護師との協力（肺理学療法時の吸痰依頼）．

1) 呼吸法指導
- 腹式呼吸：吸気時に腹部を膨らませて横隔膜を引き下げ横隔膜の上下運動を増やし，肺を広げることで換気効率を改善させる目的がある．
- 口すぼめ呼吸：鼻から吸気して，口から口をすぼめて呼気を行うことによって，口腔内圧を高め気道内圧を陽圧に保ち気道の虚脱を防ぎ，一回換気量を増大させる．口をすぼめてゆっくりと少し長めに呼出させるようにする．
- 深呼吸：声かけのもと，ゆっくり大きな呼吸を促す．腹式呼吸や口すぼめ呼吸のときに同時に行うとよい．また，後述のシルベスター法のときにも行う．

2) 体位排痰法
　ベッド上仰臥位で同じ姿勢のままでいると，背側の肺に分泌物や痰が貯留してしまう（下側肺障害）．これを防ぐために，定期的な体位変換が必要であり，重症であればあるほど，徹底した体位変換が必要である．20度では不十分で，少なくとも40～60度が必要である．仰臥位は各種処置のときに自然とその体勢になってしまうため，右側臥位-左側臥位の反復を基本として仰臥位を極力避けるほうがよい．枕やクッションを利用して上下肢をしっかりポジショニングした完全側臥位を意識する（図2）．また，挿管・人工呼吸器による管理を要するような重症例では，モニタリングのもと腹臥位をとらせることもある．
- 体位排痰法：重力を用いて気道内分泌物移動を促進させる方法で，目標とした肺区域を気管分岐部より上位となるような体位をとる（図3）．

3) 軽打法（percussion），振動法（vibration），スクウィーズ法（squeezing）
　症例によっては，気管支攣縮や不整脈など注意を要する．
　呼吸介助手技は，胸郭可動域を拡大，呼気流速を高め，安静呼気以上の深い呼気を行わせる．痰が移動すれば，咳を促し喀出させ，不十分な場合，吸痰も

図2 右側臥位

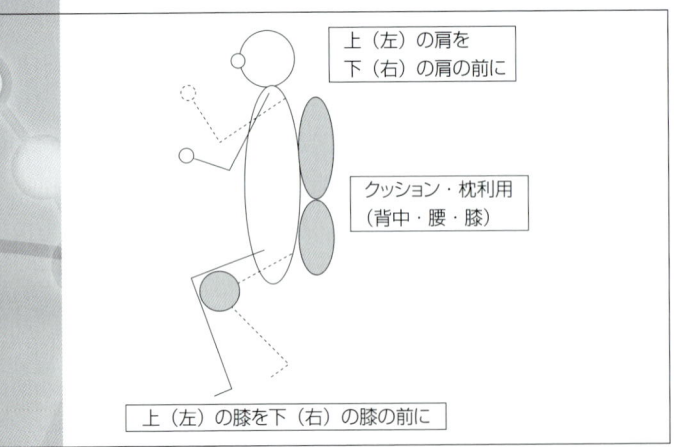

行う．
- 軽打法（percussion）；手をお椀のように丸くして，胸壁を呼気に合わせてポコポコ叩く．
- 振動法（vibration）；手を胸壁に置き，その手を細かく振動させ，呼気に振動を与える．
- スクウィーズ法（squeezing）；手を胸郭に置き，呼気に胸郭の動きに合わせて圧迫し，吸気にはその圧迫を解除し自然な吸気を促す．

4）咳嗽指導

咳嗽；深い吸気のあと，一瞬，声門を閉じて，その後，腹筋等で胸腔内圧を上げ，爆発的な呼気流速を生じ中枢気道からの分泌物の喀出に効果的な排痰法である．

ハフィング（huffing）；深い吸気のあと，声門を開いたまま，「ハッ，ハッ」と声が出るように数回速い呼気を行う．咳嗽と異なり声門を開いて行うため爆発的な呼気流速は得られないが，胸腔内圧上昇を抑えるので術後患者の疼痛軽減や閉塞性肺疾患のような気道の閉塞を予防する．

5）器具使用による排痰法

PEP（呼気陽圧法），acapella（高頻度振動法），FLUTTER（高頻度振動法），IPV（肺内振動換気），HFCWC（高頻度胸壁振動），RTX（体外式陽圧陰圧人工呼吸器），カフマシーン（機械的咳嗽介助法）などがあり，患者および施設の状況に応じて適応を検討する．

図3 体位排痰法（Craig, 1998.[1])

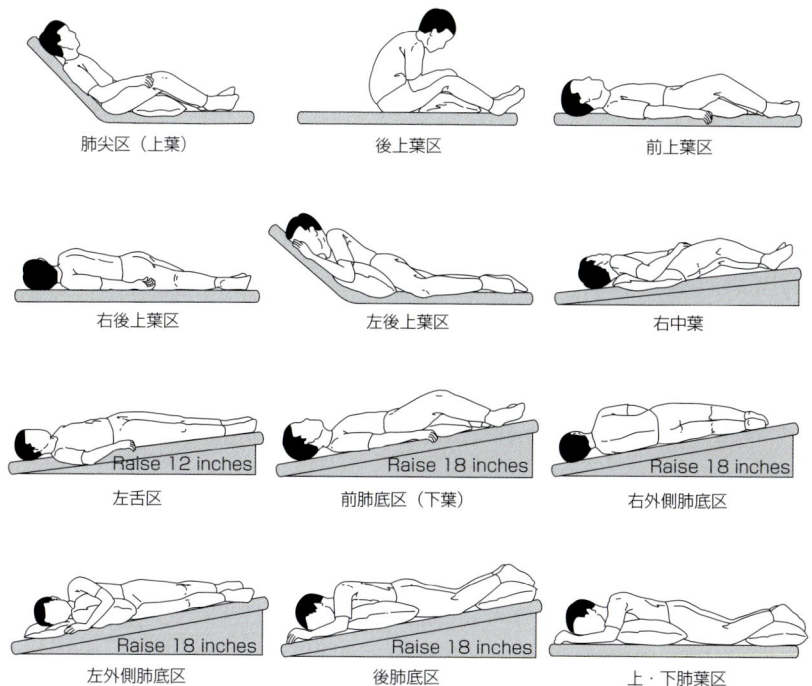

（藤本雅史）

文献
1) Craig, LS: Bronchial hygiene therapy. Fundamentals of Respiratory Care, 7th ed, 791-816, Mosby, St. Loais, 1998.

7. 誤嚥性肺炎の急性期治療 安静度と廃用予防

1 安静（不動）の影響は大きい——1週間で15%最大筋力は低下する

　誤嚥性肺炎を起こす多くの高齢者は，すでに要介護状態であったり，体力が低下した状態である場合が多い．自宅にいればそれでもトイレまで歩いたり，食卓に座ったりしているが，ひとたび入院し，尿路カテーテルを入れてベッドに横たわってしまうと，不動による筋力低下が進行する．

　廃用症候群は，高齢者においてはしばしば不可逆的な筋力低下，筋委縮をもたらす．意識して動かしていかないと，肺炎は治っても寝たきりになり，自宅に帰れなくなる，という事態が生じうる．

2 「安静」の必要性と害

　「安静」が本当に必要なのは，心不全があるとき，間質性肺炎の急性増悪などで酸素や換気を補助しても酸素摂取ができないとき，などである．もちろん低栄養や脱水，重度の炎症のある状態では倦怠感で動くことはできないが，適切な酸素投与や栄養・水分補給をしていれば，臥床していなくてはいけないとは限らない．

　安静の弊害（廃用症候群）は，認知症の進行，筋力低下，骨粗鬆症ばかりではない．呼吸関連では下側肺症候群，無気肺，消化器関連では胆のう炎，消化管運動障害，循環関係では循環血漿量の減少，起立性低血圧，心機能低下などがある．動かすことによる弊害をよく把握して，適切な指示を出して廃用を予防するのが主治医の役割となる．

3 「ベッド上座位」よりは「車椅子」指示を

　ベッドを離れる車椅子座位はリスクが高いと誤解されがちで，漠然と「ベッド上フリー」の指示としてはいないだろうか．リクライニングベッドでのギャッチアップ座位（ベッドアップ座位）は，実施しやすく，一見楽そうであるが，膝を伸ばしたままで座るのはそれほど楽ではない．仙骨部褥瘡をつくりやすく，また，足も動かしにくいので，それ以上の展開がない．車椅子座位のほうが，図1に示すようなさまざまな利点がある．特に呼吸リハには有効である．

図1　車椅子座位の利点

1. 座位のほうが臥位よりも咳をしやすい
2. 移乗の度に立位の訓練になる
3. 上肢や下肢の運動がしやすい
4. 病室から離れられて気分転換にもなる
5. 視界が天井だけではなくなる
6. 横隔膜が下がり肺活量が増える
7. 頭部を支えることで頸部筋群（喉頭挙上筋）が鍛えられる

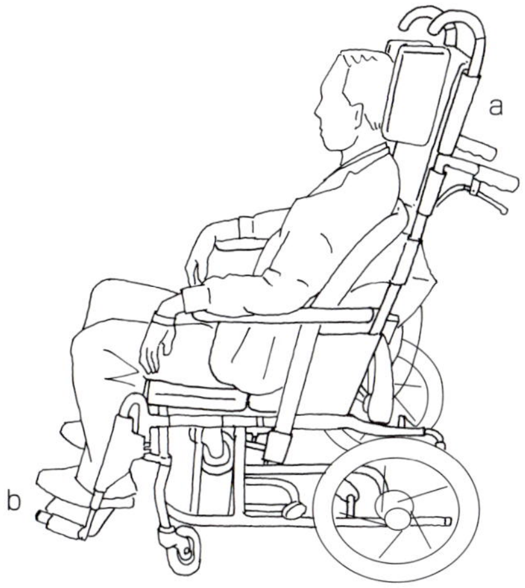

注
a. 頭を支えられないときにはヘッドレスト付きまたはリクライニング車椅子にする
b. 足底接地により座位が安定する，嚥下にも好都合

　しかし，ベッド上座位には，①圧倒的に簡単にできる，②リクライニングの角度をつけられるので嚥下には有利，などの利点もあるので，併用したい．

　ベッド脇の腰かけ座位は，背もたれがなく，重たい頭部を支えなければならないので疲れやすく，また見守っていないと転倒の危険もあるのでお勧めできない．むしろ介助してでも車椅子に移し，目の届くところに連れてきたほうがナースも安心できる．

4　「車椅子座位可」では廃用予防はできない

　若い患者であれば，「可」とした安静度の範囲で動きまわる．しかし，高齢者で，かつ，酸素投与・点滴・尿路カテーテルなど装着していると，安静度を「上げて」も自分からは動かない．またしばしば，「転倒防止」の目的で4点柵などになっていると，まったく動く機会はなくなってしまう．「1日1回以上車椅子座位」のように具体的に医師指示を記入するか，「計画的に離床を」のように包括的な医師指示を書いてしかも経過をチェックするか，の必要がある．尿路カテーテルを抜く（と，看護師は，おむつよりはトイレ，と計画を始める），1日1回体重測定の指示を出す，X線写真をポータブルでなくレントゲン室で撮る，なども有効である．本人も臥床のままでは筋力低下の自覚がないので，立ってみて立てないことに気がつくほうが，リハビリテーションも熱心になる．

5 酸素やモニタを減らす前に安静度アップを

ついつい，臥床安静のままで，酸素投与量や点滴昇圧剤を減らしがちであるが，実際には活動度が上がると，酸素の必要量は増し，また起立性低血圧や頻脈・頻呼吸なども起こしうる．むしろ動く際には酸素を増やす，はじめて動くときには十分モニタリングする，などの安全策が必要である．また，酸素の指示は，「94％保持，4リットルまで増やして可」のように看護師の裁量可能なようにしておくこともできる．

6 自宅でのADL・移動能力を知っておいてその水準をめざすゴールにする

入院時には，自宅でどの程度動ける生活を送っていたか確認する．家族にとっては，「トイレに1人で行ける」，あるいは，「日中1人で留守番できる」，さらには，「1人で通院できる（付き添わなくてよい）」の各段階が重要である．「治る」ということは，X線写真で異常がなくなることやCRPが陰性化することではなく，前と同じ生活が送れることであり，家族にとっては負担が増えないことが望まれている．したがって入院中から理学療法士や作業療法士にリハビリテーションを依頼することも必要であり，また，短期間の入院中に回復していないときは，退院後に訪問リハビリテーションなどを入れて，退院後にも改善できるようにする．そのためには，要介護認定の申請（p.196参照）が必要である．

（藤谷順子）

8 誤嚥性肺炎の急性期治療「輸液」

1 はじめに

　誤嚥性肺炎患者は，主として中枢神経疾患が多く，日常生活活動度（ＡＤＬ）は阻害され，認知機能も低下している場合が多い．

　肺炎に罹患する前から，低栄養や脱水・電解質異常が存在する例が多く，また，併存疾患数も多いため，「誤嚥性肺炎輸液パス」などになじまない領域といえる．

　誤嚥性肺炎の急性期の輸液を考えるうえで，まず原疾患によってその輸液の基本的考え方を定めておく必要がある．

　局所要因による誤嚥性肺炎：舌疾患，喉頭・咽頭炎，食道裂孔ヘルニア，後鼻漏などがある．他の全身疾患がない場合，急性期の輸液は，通常の肺炎と大きく異ならない．

　脳疾患の場合：脳梗塞などの脳血管障害が頻度として多い．脳血管障害のある場合，心血管障害の合併率が高いため，肺炎が心不全の誘因になっている場合が多い．そのため，輸液は肺炎＋心不全の両者を念頭において進められなくてはならない．糖尿病の合併も多い．急性期に血糖コントロールを複雑にする輸液は避けなくてはならない．高血圧などで降圧剤が処方されている場合，電解質異常が起きやすい状態にあるので，輸液管理上注意が必要である．

　パーキンソン病等の変性疾患の場合は起立性の血圧低下などを合併する場合が少なくないので，誘発しないような輸液メニューが求められる．表1に，杏林大学医学部付属病院高齢診療科入院の肺炎患者33名のプロフィルを示す．

2 急性期輸液管理の原則

　肺炎の予後にBUN（blood urea nitrogen；血液尿素窒素）の上昇が知られている．発熱，喀痰，飲水困難が合併していることが多いため，軽度の脱水は必発といってよい．脱水を改善する程度の一日輸液の量は必要である．

　皮膚乾燥や舌乾燥がない場合でも1,500mL，皮膚乾燥や舌乾燥があれば2,000mLは必要になる．輸液中には尿量や，酸素飽和度をモニターする．

　輸液は，水・電解質・ブドウ糖による末梢輸液製剤を用いる．急性期には，

表1 高齢者肺炎患者の基本的情報(平均±標準誤差)

年齢	83.5 ± 1.4
性別	男性 20 名, 女性 13 名
在院日数	31.4 ± 4.4 日
緊急入院率	100%
併存疾患数	3.7 ± 0.2
腎不全	21%
低 K 血症	15%
低 Na 血症	12%
Alb	2.8 ± 0.08 g/dL
BUN	31.6 ± 4.6 mg/dL
ADL	Barthel index 32 ± 5(100 点満点)
認知機能	MMSE 13.8 ± 1.6(30 点満点)
誤嚥	70%

高カロリー輸液,アミノ酸,脂肪製剤は必要ない.1 号液から開始し,利尿がつき,電解質検査でカリウムが正常ならば,3 号液も組み合わせる.

1)脳血管障害を合併している場合

肺炎とともに,低ナトリウム血症になりやすい.ナトリウム濃度は 40 mEq/L 未満の低張液を開始液として用いて数日経過すると,高頻度に起きる.肺炎による譫妄が遷延している場合や,傾眠傾向,集中力低下が持続する場合,電解質のチェックを必ず行う.

2)心不全の既往,虚血性心疾患の既往,心雑音あり,閉塞性動脈硬化症の一つに該当する場合

肺炎による心不全の誘発が必発と考えて,輸液を組み立てる.

まず下肢両側性浮腫,打診上の心拡大,胸部聴診で心雑音の有無を確かめ,胸部 X 線検査で,肋骨横隔膜角の鈍化や,葉間胸水の有無を調べておく.

軽度でも心不全徴候があれば,輸液量は 1,500 mL を超えない量で経過をみる.

低ナトリウム血症がなければ,ナトリウム負荷を考慮して 3 号液 1,000,1 号液 500 とする.低ナトリウム血症があれば,ループ利尿剤を併用して,前日尿量+ 500 mL の輸液とする.

3)糖尿病合併の場合

低栄養がなければ数日は,ブドウ糖なしの電解質輸液 500 mL に五単糖製剤 500 mL,3%程度のブドウ糖・電解質複合液の組み合わせで行う.高血糖で脱水が強い状態や,高ナトリウム血症が(ナトリウム>160)ある場合は,輸液量は 2,500 〜 3,000 mL 必要になる場合もあるが,少しずつ輸液量を増やし,胸水増大や心不全の誘発は防ぎたい.

4）カリウム異常の場合

　降圧利尿剤・甘草などが投与されている場合や，下痢（2割弱に合併）は，当初から，1号液にカリウムを加えた輸液を用いる．

　ACE阻害剤投与例や腎不全合併例（2割程度）では，カリウムを含まない輸液のみで2日観察し，カリウム濃度の推移によって，少量のカリウムを加える．利尿がつかない場合は，早期にループ利尿剤を併用する．

5）急性期から亜急性期へ

　炎症所見が改善しても，嚥下困難が持続して経口摂取は当面困難な場合，1週間をめどに中心静脈栄養をつなぎに用いる．この場合も，「総カロリーを目標にしない」ことを原則に，末梢輸液製剤に50％ブドウ糖を加える方法や，中心静脈栄養としては最も低濃度のブドウ糖製剤から開始する．必要な微量元素，ビタミン，アミノ酸は加える．

6）輸液管理上の問題

　譫妄，認知機能低下などから，点滴ラインを抜去されることは日常起きうる．点滴ラインを着衣の下に潜らせガードしたりする工夫が必要である．

　譫妄などの激しい場合には，緊急避難的に，物理的な抑制（ミトン）などもやむをえないケースもあり，家族への十分な説明が必要である．

〔鳥羽研二〕

9 リハビリテーション依頼のポイント

1　嚥下だけでなく，「呼吸・排痰」リハビリテーション，「全身体力・ADL」リハビリテーションも処方する

　誤嚥性肺炎では，つい，摂食・嚥下リハビリテーションだけを言語聴覚士に処方しがちであるが，誤嚥性肺炎では，「呼吸・排痰」や，「全身体力・ADL」も理学療法士にリハビリテーション処方して改善をはかるほうがよい．「呼吸・排痰」は，急性期でも，呼吸器装着中でも処方することができる．

　呼吸器のweaningについては，院内にあれば呼吸ケアチーム，あるいは，ME（メディカルエンジニア）に相談しても援助が受けられる．

2　理学療法士に呼吸リハビリテーションを依頼する場合のリスクの記載必要事項

　理学療法士に呼吸リハビリテーションを依頼する場合は，以下のリスク要因を明示する．
・肺炎を起こしている肺葉はどこか？
・胸郭を徒手的に大きく動かしてはいけない病態はないか？
・胸腔ドレーン・気胸・肋骨骨折・大動脈瘤・不整脈・ペースメーカーの有無
・投与酸素量：維持してほしい酸素飽和度を，看護指示にもリハビリテーション指示にも，「リハビリ中酸素飽和度92を維持するために4リットルまで酸素増量可．それでも維持できない場合には医師に連絡」などのように記載する．
・心拍に関する指示：一般的に理学療法士はアンダーソンの基準（120以下）に従うので，頻拍でも訓練してよいなど，特殊な状況のある場合には明記する．

3　リハビリテーションを依頼する場合には，安静度を見直す

　「安静度」はどうなっているだろうか？　転倒予防や，とても動けないだろうから，という判断から，不必要に「ベッド上」となってはいないだろうか？　リハビリテーションの場合には，自分で動けなくても介助で動かすし，人が付き添うので転倒の危険はないので，心不全，あるいは呼吸不全でどうしても動

かしてはよくない場合を除けば，「車椅子可」でよいことが多い．酸素量の指示は前述のように必要であるし，脈拍や不整脈などについても報告を確認する．離床したほうが，背側の肺は動き，呼吸や排痰によい刺激となる．

なお，全身状態さえ安定していれば，気管切開をしていることや，人工呼吸器を付けていることは離床の禁忌ではない．医療機器に注意を払いつつ動けばよいのである．

もちろん，はじめて動いてみる際には，主治医として同席するとより望ましい．

4 摂食・嚥下リハビリテーションを依頼する場合，経口摂取の判断は誰がするか？

漠然と摂食・嚥下のリハビリテーションといってもさまざまな段階がある．経口摂取を含まない，嚥下機能に関する口腔などの訓練は，「間接訓練」といい，言語聴覚士はそれを行うことには問題はない．しかし，禁食であった症例に食べてよいかどうかを判断するところまでも言語聴覚士に頼もうとしてはいないだろうか？　だとしたら，それは間違いである．医師が判断するか，言語聴覚士の意見も聞いて医師が判断するのが正しい（判断基準は p.108 参照）．

また，経口摂取にも「言語聴覚士とのみ，練習として経口摂取してよい」という段階から，「食事を開始する」（監視が必要なのか，本人だけでもよいのか？）という段階があり，その間に，「氷だけなら口にしてよい」などが入る場合もある．誤解のないように，スタッフ間の理解を統一する．

5 言語聴覚士がいないと摂食・嚥下リハビリテーションができない？

言語聴覚士がいない場合には，看護師や理学療法士・栄養士と相談する．食べるのは看護師が介助するとしても，理学療法士の役割は大きい．

多くの病院では，理学療法士＞作業療法士＞言語聴覚士の人数順で勤務しているため，理学療法士の存在は大きい．排痰能力が改善すれば誤嚥性肺炎の再燃の予防になるし，「全身体力・ADL」の改善は，① 頸部筋力の改善による嚥下機能の改善，② 全身体力向上による肺炎発症予防，③ 食事や口腔ケア動作の自立，④ 排泄動作の自立の維持（自宅退院にあたって要求されることの多い項目），につながる．

看護師のなかにも「摂食・嚥下障害認定看護師」（日本看護協会の資格）や，「摂食・嚥下認定士」（日本摂食・嚥下リハビリテーション学会の資格）をもっている看護師がいるかもしれない．あるいは，それらを積極的に取ってもらうように，看護師長と相談していくのもよい．

栄養士にも上記の認定士の資格をもっていたり，嚥下に興味のある栄養士は多いので，相談してみるとよい．

6 リハビリテーションを処方したあとのフォローアップ

しばしば，医師・病棟側は「摂食・嚥下リハビリテーションをしているからよくなるはず」と思い込み，言語聴覚士のほうの実態は「よくなってこないが，まだあきらめたくない（だから，特に報告せず継続している）」，というような認識の相違が生じていることがある．

あるいは，言語聴覚士としては「改善中」であっても，その程度は緩やかで，医師・病棟側の思うほどのすみやかな改善（たとえば，1週間で経口摂取できるようになって自宅に帰るというようなもの）ではない場合も多い．

したがって，摂食・嚥下リハビリテーションの進み具合と見とおしを，定期的に確認することが必要である．

7 リハビリテーションスタッフとのコミュニケーションはこまめに

看護師であれば毎日顔を合わせ，報告をきくのが習慣としてある．では，リハビリテーションスタッフとはどうだろうか？ こちらは，カンファレンスがあったとしても週に1回がせいぜいである．何かあったら連絡をくれるはず，というのは医師の多幸的な思い込みである．医師に何か伝えたくても，気軽に連絡できない，というスタッフは少なくない．また，療法士自身の考えがまとまっていないために連絡をくれない場合もある．療法士からの連絡待ちにせず，常に，「見とおしは？」「どうしてそう考えるの？」「何をしてほしい？」ときいたほうがよい．嚥下造影などの検査の実施や，他院の専門家へのコンサルテーションなど，医師が動かないと実現できないことはたくさんあるし，また，本人や家族の希望と療法士の見とおしの相違なども，調整の必要がある．

8 本人・家族とも定期的な面接をする

食べられているかどうかは「みればわかるはず」ではなく，病院側はどのような見とおしで治療を行って，どこまできているのか，今後の見とおしはどうなっているのか説明するための「あらたまった」面接は重要である．チーム医療は医療関係者だけがメンバーではなく，本人・家族が中心にあるべきである．

（藤谷順子）

10 急性期（ベッド上臥位で）の呼吸リハビリテーション

1 急性期（ベッド上臥位で）の呼吸リハビリテーションの考え方

　ベッド上でのリハビリテーションから早期離床に向けて積極的にリハビリテーションを進めるためには，スタッフ間で情報を共有して計画的に進めることが重要である．急性期治療中は，酸素投与，点滴，場合によってはCVライン，カテコラミン（DOA/DOB）投与，モニター管理等が行われ，重症感が漂い，リハビリテーションの適応ではないようにみえることがある．しかし，酸素投与によって十分な酸素化がなされ，カテコラミン投与によって血圧・尿量が維持され，さらにモニター装着中であれば，血圧・脈拍・SpO_2を確認しながらリハビリテーションが実施できるので，急性期治療中でもよい適応となり，かつ，安全に訓練ができるのである．また，特に2型呼吸不全の場合，高流量酸素投与による呼吸抑制を懸念して低流量酸素投与が行われることがあるが，基本的にリハビリテーション実施中などの動作時には呼吸抑制は起こらないので，血液ガス分析の結果などを参考にして酸素流量を調整し，十分な酸素化のもと訓練を実施するほうがよい．しかし，安静臥床，睡眠中などは，呼吸抑制によるCO_2貯留に注意する必要がある．

　呼吸リハビリテーションの目的は，患者の状態によっても異なる．人工呼吸器装着中であれば，人工呼吸器からの離脱（weaning），痰の多い患者であれば排痰訓練・体位ドレナージ，ベッド上での肺炎治療中であれば早期離床・廃用予防および肺理学療法，慢性呼吸不全患者であれば全身持久力トレーニングなどである．患者の状態に応じた包括的呼吸リハビリテーションのメニューを検討して，病棟看護師，リハビリテーションスタッフに指示し，患者・家族に指導する必要がある．

- 肺炎の病状把握；発熱・炎症反応（WBC，CRP），部位，痰自己喀出の可否，吸引の状況（頻度，痰性状），治療内容（酸素投与の有無，抗菌薬点滴），血液ガス分析等の確認
- 合併症の病状把握；早期離床やリハビリテーションを阻害する要因があるか
- 安静度制限の有無；不必要な安静度制限が設定されていないか
- 全身状態の把握；バイタルサイン，呼吸パターン，栄養状態等の確認

・酸素，点滴，ライン類の確認
≪病棟看護師への指示≫
・適切な安静度指示；床上から車椅子乗車をスムーズに進めるため，カルテ指示書に明確に記載する（「車椅子可」だけではなく，「1日につき，時間・回数」）
・酸素投与（目標 SpO_2 と流量設定），ネブライザー指示，吸引指示（squeezing などの手技との併用），口腔ケア指示（必要であれば歯科受診）
・栄養状態確認（身長・体重，栄養投与方法）
・嚥下状態確認
・呼吸法指導，排痰法（p.21 以降参照）
・シルベスター（Silvester）法
≪リハビリテーションスタッフへの指示≫
・安静度に応じた離床進行，廃用予防
・肺理学療法
・病棟看護師との協力（吸引，離床）・指導（徒手的手技，起居動作）
≪患者・家族への指導≫
・早期リハビリテーション導入の意義説明
・日中覚醒，生活リズム改善への協力（面会，ミトン・抑制解除時の監視）
・離床の準備（履物，パジャマ，リハビリパンツなど）
・口腔ケア用品準備（オーラルバランスなど）
・食事開始準備（スプーン，フォーク，箸，コップ，トロミ剤など）
・自主訓練のサポート（シルベスター法など）

2 急性期（ベッド上臥位で）の呼吸リハビリテーションの方法

1) 姿勢

　十分な体位変換を計画的に行い，下側肺障害を予防する．計画的な体位変換を確実に行うため，カルテ指示書に「右側臥位―左側臥位の反復，2時間毎」のように明確に記載する（p.22参照）．早期離床に備え，ギャッチアップも積極的に行うが，姿勢が崩れたままだと逆効果であり，褥瘡にも注意が必要である．ギャッチアップ時には，十分頭部方向に移動してから，ズレ落ちを防ぐために足部の挙上も併用して，頭部のギャッチアップを行う．本来，車椅子や椅子のほうが安定した座位が確保でき呼吸にもプラスなので，全身状態が安定していれば早期離床を進めるべきである．

2) 体位ドレナージ

　痰の多い症例では，呼吸介助手技や吸引と併用して，気道浄化に努める（p.21以降参照）．

3）シルベスター（Silvester）法

両手を軽く組み，鼻から息を吸いながら両上肢を挙上させ，口から口すぼめで息を吐きながら両上肢を下降させる．深呼吸を促すと同時に，上肢挙上訓練，ストレッチ，胸郭可動域訓練を同時にできる簡単な体操である．患者1人では不十分な場合，アシストしてもよい．ベッド上臥位，ギャッチアップ，車椅子座位など，どの姿勢でも実施可能である（図1）．

4）呼吸理学療法

理学療法士による用手的な手技が中心であるが，施設によっては，病棟看護師でも実施可能なメニューを取り入れるのもよい．特に，軽打法(percussion)，振動法（vibration），スクウィーズ法（squeezing）などの排痰手技を吸痰と組み合わせると効果的である（p.22以降参照）．

5）四肢・体幹筋力訓練

上肢挙上訓練，SLR，足関節底背屈訓練，ブリッジ，シャキアー法（Shaker法：頭部挙上訓練によって食道入口部開大が改善し嚥下機能が向上する）など．

（藤本雅史）

図1 ベッド上ギャッチアップでのシルベスター法

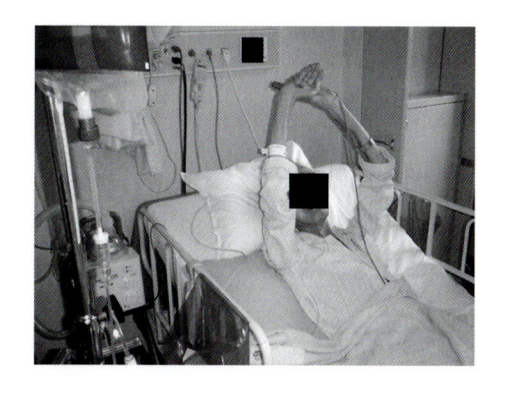

急性期の口腔ケア

1 はじめに

　誤嚥性肺炎急性期の口腔ケアの目的は，他の治療との相乗効果によって早期に急性期から離脱し，その後の肺炎の再発を防止しつつ，経口摂取を支援することである．誤嚥性肺炎の原因は口腔，咽頭からの気管内への歯垢・食渣の侵入か胃食道逆流による胃液・歯垢の混合物の気管内への侵入のいずれかであり，嚥下障害がある場合にリスクは高くなるが，嚥下機能に本質的な問題がなくとも，医学的介入によって生じる場合も多く，口腔ケアは欠かせない．しかし，口腔ケアによる口腔への刺激は刺激性唾液の分泌を促すため，口腔の特性や嚥下機能の評価を無視した単純な口腔清掃では誤嚥性肺炎の改善にはならない．急性期の口腔ケアは，発症の背景の分析に基づき，1）呼吸路の安全性の確保，2）口腔，咽頭機能の賦活を視点に行う必要がある．

2 誤嚥性肺炎が生じる医学的介入やケア（ピットフォール）

　誤嚥性肺炎のために入院した場合にも採られる医学的介入のなかには肺炎症状を遷延化させるものがある．

1）長期間の仰臥位

　入院中は，昼間でも仰臥位をとっていることが多い．仰臥位では，顎口腔器官に負荷としてかかる重力の方向が正立した姿勢とは異なる．顎関節は亜脱臼することで下顎骨の前後上下左右運動を保障し，咀嚼嚥下運動を担っているが，その特性のために仰臥位が長期間とられると図1，2のようなメカニズムによって，下顎と舌の運動が抑制され，開口状態が固定され，口腔衛生状態が低下し，さらに嚥下障害が遷延化する[1]．

　すなわち，仰臥時には重力によって下顎骨は後退し，舌は咽頭に沈下する．顎関節は関節窩のなかで固定され，舌の前後上下運動も抑制される結果，嚥下運動が抑制される．舌が沈下するため下顎前歯には舌による前方への力が消え，下口唇が騎乗して舌側への圧が高くなる．長期的には下顎前歯は舌側傾斜し，口唇の閉鎖が障害される．開口状態が固定される結果，口腔は乾燥して粘稠な成分（ムチン等）が口腔粘膜に固着し，細菌の培地となり，口腔衛生状態は低下する．

図1 重力と咀嚼筋の運動からみる下顎骨と舌の位置

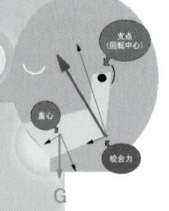

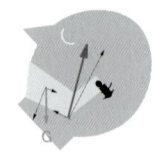

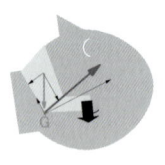

a. 立位・座位　　b. ファウラー位〜　　c. 仰臥位
　　　　　　　　　セミファウラー位

図2 長期寝かせきりにしたときの舌，下顎前歯，口唇

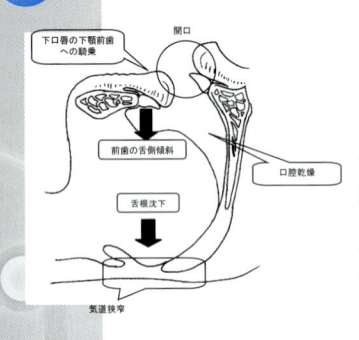

下顎は後退し，舌は咽頭に沈下して固定される．分厚い顔面表情筋は後頭方向へ流れることで荷重が下顎前歯にかかる．切端に下口唇が騎乗するように覆いかぶさり，ときどき唾液嚥下時に下口唇を上顎前歯との間で挟んだ状態で閉口することで，閉口する圧が下口唇を介して下顎前歯に伝達され，下顎前歯は舌側へ傾斜する．寝かせきり顔貌となる．

2）義歯を撤去する

一般的に義歯は就眠時には外すことが勧められるため，入院後に仰臥位を許した場合，無条件に義歯を外すことが多い．義歯は，1）口腔容積を維持し，舌運動領域を確保する，2）頬筋や口輪筋の機能を維持する，3）嚥下時の下顎位を安定させる役割をも担うため，その撤去は，口腔容積を低下させて，舌運動を制限し，嚥下時の口唇閉鎖強度も低下させる．

3）口腔清掃の頻度が低下し，ガーゼによる清拭や含嗽だけになる

非経口摂取が指示されると，口腔清掃の回数が減少する場合が多い．唾液には抗菌性成分が含まれているが，非経口摂取によって唾液分泌量が減少し，さらに口腔清掃回数も減少することで口腔衛生状態は低下する．またガーゼを用いた口腔清拭は粘膜表面の粘液を剥ぎ取ることになり，無理に行うと粘膜を傷つけ出血し，一層口腔衛生状態が低下する．さらに含嗽では，粘膜に固着した粘稠な唾液成分は除去しがたく，また歯間にある歯垢は除去できない．

4）NG チューブや気管カニューレを使用する，留置期間が長い

非経口的栄養法として NG チューブを留置すると，チューブの刺激により咽頭の感覚閾値が上昇し[2]，唾液の不顕性誤嚥が生じる．一方，気管カニューレも，喉頭運動を抑制するために唾液の喉頭侵入を防止できない．歯垢の基質（糖タンパク等）の特性から，NG チューブや気管カニューレの表面にも歯垢

図3 2週間経過した経鼻栄養チューブと気管カニューレ

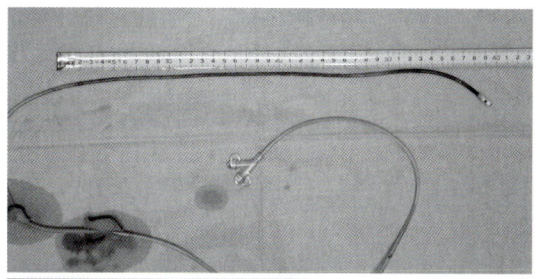

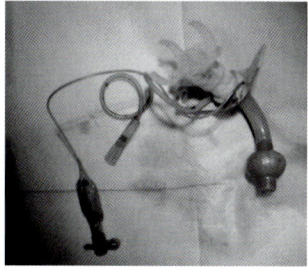

胃内部に入っているチューブ先端まで，カニューレではカフの下部までプラークが付着している（歯垢染出し液を使用）．

図4 介護者と対象者の位置と対象者の頭頸部の位置

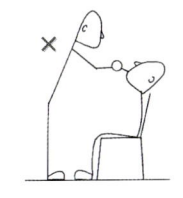

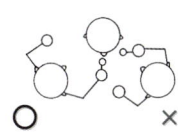

介護者が対象者より高い位置に立つ場合，対象者が見上げることで頸部が伸展される．介護者が自身の利き腕が正面から食事や歯ブラシを接近させることができない側に立つと，対象者は準備ができないことに加えて頸部を捻転するために嚥下しづらくなる．

は付着（図3）[3]し，発熱の原因となる．

5）歯科との希薄な連携

一般的には，「歯科治療は食事摂取のために必要」とされるため，非経口摂取状態では歯科との連携がはかられないことが多い．歯科疾患は歯垢を増殖させ，非歯科職による自己流のケア（口腔清拭）の効果は低い．

6）経口摂取開始段階で刻み食やミキサー食が提供される

刻み食やミキサー食は，舌と口蓋の圧迫による送り込み圧が伝わらず[4,5]残留する．歯があれば歯間に，麻痺があれば麻痺側に，不適合な義歯では粘膜面に残留し，やがて歯垢となる．

7）立位や利き腕と反対側からの食事介助と口腔ケア

ベッドや椅子に座る対象者に立った位置から食事介助や口腔ケアを行うと，対象者は見上げることになり，頸部は伸展されて誤嚥リスクは高くなる．介助者が自身の利き腕と反対側の対象者の位置から介入すると確認ができなかったり，頸部が捻転することで誤嚥リスクが高まる（図4）[6]．

8）過敏な前歯から清掃する

　前歯部には臼歯部よりも触点等の感覚受容器が稠密に分布する[7]．介助者にとって手近なために前歯から行うと，刺激が強く感じられて認知症等では口腔ケアに対して拒否的になる．

9）鼻呼吸を確認していない

　ケア時には，軟口蓋と舌は口蓋舌筋の作用によって気密に接触しているため，鼻呼吸が障害されるとケア時の汚れた唾液を誤嚥させる．

3　誤嚥性肺炎急性期での標準的な口腔ケアの要件

1）要件1．呼吸路の安全性の確保

　基本的には安全に経口摂取できるための要件にほかならないが，以下については厳守する．

- 意識覚醒レベルを上げる（寝たきり度ランクが高い場合）．
- 誤嚥防止の3点セット（図5）[8]を守る．仰臥位では，さらに麻痺側（不得手側）を上にする姿勢（図6）[9]をとる．簡易の車椅子の場合には，体幹保持のための足底接地のためには，車椅子のステップを用いずに床と足底の間に踏み台を入れる．
- 吸引器・吸引付き歯ブラシの使用．
- 鼻呼吸の確認：口腔清掃時には舌と軟口蓋は接触して口呼吸が抑制されるため鼻呼吸が必要．鼻孔の下に鏡（鼻息鏡等）を当てて確認する．

2）要件2．口腔衛生状態の改善

- 歯科専門職との協調介入：歯科専門職による定期的介入により，他職種による日常の口腔ケアの効果を支援する．歯科疾患罹患部位には歯垢が蓄積しているため，歯科疾患は可及的早期に暫間的であっても処置する．
- 本人（自分で清掃している場合）と介護者への歯科専門職による口腔ケア手技の指導．
- 本人以外が口腔ケアを行う場合には，視線の高さと立つ位置に注意する．
- 目的に応じて用いる道具を調整する（例；炎症部分の改善には刺激の少ない軟毛のブラシ，歯間の清掃にはヘッドの小さなブラシ，舌苔除去や舌のストレッチには，スポンジブラシ，舌ブラシ，舌苔除去用グローブ等を使用する）．
- 痛点や触点の少ない臼歯部頰側から始め，前歯部唇側，そのあとに舌側を擦掃する．
- 舌苔除去用具を用いて舌苔を除去し，同時にストレッチにより舌運動範囲を拡大する．
- 口腔乾燥防止のために口腔ケア後の保湿剤の塗布．

図5 誤嚥防止の3点セット

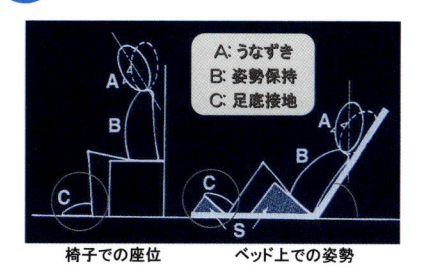

A：うなずき
B：姿勢保持
C：足底接地

椅子での座位　　ベッド上での姿勢

うなずき，姿勢保持，足底接地を徹底する．仰臥位であっても足底接地することで体幹保持しやすくする．

図6 仰臥位での3点セットに追加して行う姿勢調整

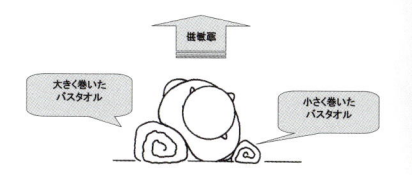

麻痺側（不得手側）を上にした姿勢をつくる．

- ケアの際に生じる刺激性唾液の誤嚥を防止するために清掃中には吸引する．

3) 要件3．口腔，咽頭機能の賦活と廃用性変化の防止

- 歯科職との連携：義歯のある場合には，非経口摂取であっても，咬合や維持の状態を調整し，可及的早期に装着を開始する．長期に装着していなかった場合には，咬合を下げるかPAP（palatal augmentation plate/prosthesis，舌接触補助床）により舌と口蓋との接触圧を補償する．
- 口腔，咽頭機能の賦活：口腔内から外側に用指的に頬粘膜をストレッチすることで頬部の可動性と口唇機能の改善を，筋腹のストレッチとマッサージによる咬筋の可動性と下顎の運動性の改善を，口腔前庭に指を入れて口唇をストレッチすることで口唇閉鎖機能の向上を促す．
- 舌を前後左右上下方向に他動的に歯ブラシ等で動かすことによる舌運動域の拡大．
- 前口蓋弓中央部（口蓋舌筋筋腹）を軟口蓋に生食水を浸した太めの綿棒等で前後的に圧迫することにより，ストレッチする．口蓋舌弓〜軟口蓋周辺領域の感受性を上げ，口蓋舌筋の拘縮を改善し，軟口蓋の反射性挙上機能の賦活を行う．
- （原始反射が顕性化している場合）脱感作療法を行う：体幹中心から離れた部位（手掌への接触，腕から肩へのマッサージ等）から始め，徐々に体幹中心に向かう（口腔周囲への低い強度の刺激によるマッサージ，頬粘膜の伸展，軟毛歯ブラシによるマッサージ等）．口腔内では，軟毛の歯ブラシ，グローブをはめた示指等により，前記した口唇，口蓋舌弓，軟口蓋へのマッサージを行う．

4) 要件4．医学的介入

- NGチューブや気管カニューレの交換頻度の改善．

- NG チューブの径を細くすることで咽頭の感覚鈍麻の程度を改善する．
- 栄養剤注入時と注入後の座位時間を長く（食後 2 時間）することで胃食道逆流を防止する．
- 栄養剤の半固形化を行っている場合，より太い NG チューブが用いられることで咽頭感覚閾値は上昇しやすいため，要件 3 にある舌咽神経領域へのマッサージは十分に行う．

4 誤嚥性肺炎に至る背景分類による対応

1）タイプ 1．経口摂取していた場合

　経口摂取していた場合には，口腔咽頭機能の廃用性変化の影響はないと考えられるが，誤嚥性肺炎の診断が下された場合，経口摂取が禁じられるために，廃用性変化が生じる可能性が高くなることから，口腔と咽頭の機能維持のための賦活訓練は必要になる．

　肺炎が改善されたのち，経口摂取が開始された際には，食後だけではなく，食前にも口腔ケアを行うことによって，食塊への歯垢の混入率を低下させ，胃食道逆流の際にも再感染の確率を低下させる．

●タイプ 1-1．自身では口腔ケアできない場合
- 寝たきり度ランク A-2 から一部の B-2．
- 誤った方法で口腔清掃が行われていた（たとえばガーゼでの清拭）．
- 意識障害例では原始反射（咬反射，挺舌反射等）によって口腔清掃が妨害されて不十分な口腔ケアになっていた．

口腔ケア
- 標準的口腔ケアの要件に以下を追加する．
- 原始反射（咬反射）がみられる場合には，口腔外での脱感作療法のあと，ゴムホースなどを利用したバイトブロックによって介護者の指を守って口腔ケアを行うが，反射を誘発しないようにブロックを強く押し込まないように注意する．

●タイプ 1-2．自分自身で口腔ケアをする場合
- 身体機能の問題は軽度で，寝たきり度ランクは J や軽度の A-1．

口腔ケア
- 基本的には標準的口腔ケアの要件を満たす．

2）タイプ 2．経口摂取していなかった

　経口摂取していなかった場合，誤って口腔清掃の頻度が低下していることが多い．摂食嚥下機能にかかわる器官の廃用性変化や咽頭感覚の鈍麻，非経口的栄養法に伴う問題，原始反射による影響があるものとして対応する．

図7 長期に経口摂取せず，介入もなかった場合の口腔構造の変化（遷延性意識障害の場合）

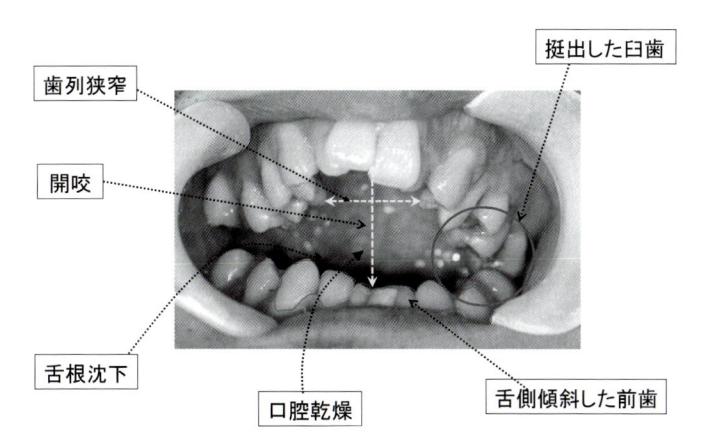

- 歯列狭窄
- 開咬
- 舌根沈下
- 挺出した臼歯
- 口腔乾燥
- 舌側傾斜した前歯

下顎前歯は舌側に傾斜し，臼歯は挺出するため開口が固定され，側方歯群は狭窄することで舌と口蓋が接触できなくなる．そのため，口唇閉鎖の障害と送り込みの障害が生じて誤嚥する．

● タイプ2-1．自身では口腔ケアできない場合
- ベッドやバギーでの生活が必要な寝たきり度C-1やC-2が相当する．
- 重度の認知症，一部の遷延性意識障害例が相当する．
- 歯科的介入がないために著しい口顎器官構造の崩壊による送り込みの障害（図7）
- 嚥下動態に影響する薬剤（抗痙攣剤，筋弛緩剤等）の長期使用

口腔ケア
- 標準的口腔ケアの要件に以下を追加する．
- 薬剤の副作用によって喉頭運動が抑制されている場合は，薬剤と投与量の調整．
- 原始反射改善後には口顎器官の機能障害を改善するための各種の装置[10]も必要になる．

● タイプ2-2．自身で口腔ケアをする場合
- 意識清明で四肢機能に問題はないが，原疾患治療上の必要性から非経口摂取であった場合（口腔〜上部消化管の手術後の症例等）．

口腔ケアの実際
- 標準的口腔ケアの要件に以下を追加する．
- 長期の非経口摂取では，口唇機能の低下している場合が多く，その場合には口唇閉鎖のための筋機能を改善するための装置（図8，9）の作製も必要である．

図8 口唇機能賦活のための装置（lip plate 口腔前庭型）

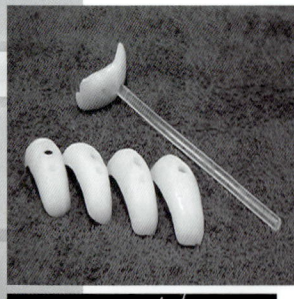

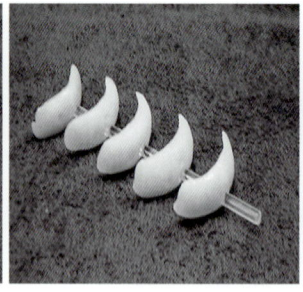

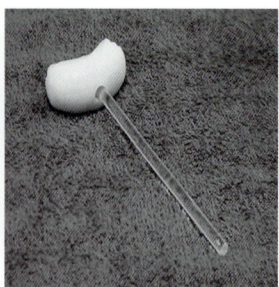

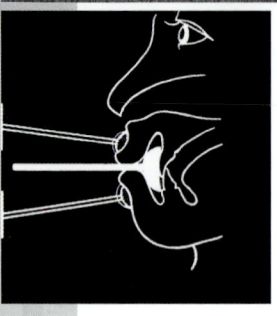

コミュニケーションが可能で口唇運動が可能な対象者用

図9 口唇機能賦活のための装置（lip plate 咬合床型）

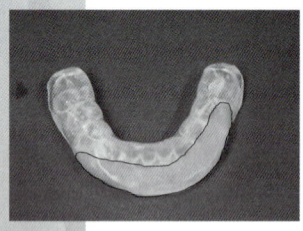

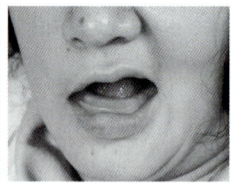

遷延性意識障害例に用いる床装置

（舘村　卓）

文献

1) 舘村　卓：摂食嚥下障害のキュアとケア．医歯薬出版，東京，p.40, 2009.
2) 西　将則，武原　格，猪飼哲夫，他：経鼻経管栄養チューブが嚥下に与える影響―嚥下回数，食塊残留・逆流への影響―．リハビリテーション医学，43（4）：243, 2006.
3) 舘村　卓：摂食嚥下障害のキュアとケア．医歯薬出版，東京，p.38, 2009.
4) Takahashi J, Nakazawa F: Palatal pressure patterns of gelatin gels in the mouth. J Texture study, 22: 1, 1991.
5) Takahashi J, Nakazawa F: Effects of viscosity of liquid foods on palatal pressure. J Texture study, 22: 13, 1991.
6) 舘村　卓：摂食嚥下障害のキュアとケア．医歯薬出版，東京，p.118, 2009.
7) 山田　守：口腔領域における痛みの生理．歯界展望，31: 1207, 1968.
8) 舘村　卓：摂食嚥下障害のキュアとケア．医歯薬出版，東京，p.66, 2009.
9) 舘村　卓：摂食嚥下障害のキュアとケア．医歯薬出版，東京，p.122, 2009.
10) 舘村　卓：摂食嚥下障害のキュアとケア．医歯薬出版，東京，p.109, 2009.

12 嚥下機能の改善に向けた急性期における医師の指示

　経口摂取を中止中であろうとなかろうと，リハビリテーション処方（9章）以外でできることを，以下にまとめる．

1　口腔ケアの指示と確認

　看護部門には口腔ケアを徹底してもらう．医師自身，ときどき口のなかをみて，過度の乾燥・舌苔・口臭等があれば担当看護師と話しあう．最近は口腔ケアの重要性が知られてきたが，まだまだ，後まわしにされがちな部分である．院内外の歯科の協力も得る（p.50 参照）．

2　口腔内乾燥予防の指示と確認

　酸素投与は口腔内乾燥を起こしやすい．臥床していると口が開きやすいので，なおさらである．口を閉じてもらう最も簡単で単純な手段は，座ってもらうことである．どうしても臥床が必要で口が開いてしまう場合には，口マスク・口腔内乾燥予防ジェルなどを塗布する．

3　歯科治療・義歯の確認と調整

　義歯の不適合，未治療の齲蝕や歯周炎の治療などに歯科との連携が必要である．たとえ軟らかいものを食べるのであっても顎位の安定は必要であり，また炎症や感染症の治療は肺炎の予防にもつながる．義歯を入れたほうが発話も聞き取りやすい．

　緊急入院にあたって義歯を自宅においてきた，あるいは，実は半年前から義歯が壊れているが歯科医院に行く元気がなかったなどの高齢者も多く，義歯の確認，調整，再作製の方針決定（当院でつくれるのか？）は重要である．

　禁食中であっても，義歯は日中は入れておくのが原則である．義歯を使用して顎位を安定させたほうが開口や下顎骨萎縮の予防になる．

4　動く方向への指示を明確に出す

　誤嚥性肺炎症例では，リハビリテーションの時間だけではなく，病棟生活で離床を促すことが，① 嚥下に関連する頸部筋力，② 排痰や呼吸への好影響，③ 廃用を予防して自宅退院率を高めるために有効である．しかし看護部門が

常に離床を自主的に計画するとは限らない．転倒予防として，患者を起こさないようにする傾向すら存在する．「医師指示」として，「計画的な離床」を明文指示することが，「起こすこと」が治療であるという医師の姿勢を明らかにすることになる．いまどのくらい動けなくなっているのかということは，医師自身と動いてみることが最も簡単に把握できる（例「車椅子座位時間を計画的に延長」「1日2回以上車椅子座位」「病棟で歩行訓練」「家族がきたら散歩励行してください」など）．

不要な尿路カテーテルを抜くことも，離床を自然に支援する．そのほか，X線検査や透析に車椅子で行くように指示する，シャワー浴や入浴を許可する，毎日体重測定してもらうなどがあげられる．

離床の実現のためのリスク管理，たとえば，動いたときの酸素飽和度のチェックや酸素投与の指示なども併せて必要となる．

5　栄養を十分に投与する

誤嚥性肺炎症例では，入院前，あるいは発症前から栄養摂取が少ない場合が多く，入院してもまた心不全の管理のためなどに投与量の制限がある場合もある．経口摂取が開始になっても，すぐに多量に摂取できるわけではなく，非経口的な栄養と水分の確保が重要である．細い経鼻経管，末梢点滴，中心静脈栄養，胃瘻などを組み合わせて投与する．

経管栄養の場合，下痢の予防・逆流の予防・血糖・肝機能や微量元素への配慮についてはNSTや栄養科に相談するとよい．

肝機能障害の中心静脈栄養では，高カロリーを間歇的に行う（24時間のうち数時間，中心静脈カテーテルから非高カロリー輸液を行う）ことで，肝機能の悪化を防止できるという報告がある．

6　咽頭・喉頭感覚の改善のためにできること

挿管チューブからの早期離脱をはかる．抜管直後はよくても呼吸筋疲労により数時間後に呼吸不全が生じる可能性もあるため，抜管後には計画的なBIPAPの併用も検討する．

気管カニューレからの離脱のためには，カフ上の吸引を頻繁に行う．一方で気管内吸引に関しては，できるだけ自己喀出をはかってチューブ内だけを吸引するようにする（気管壁への刺激を避ける）．カフ付きの2筒式スピーチカニューレ（図1）に変更し，覚醒

図1　カフ付きスピーチカニューレ

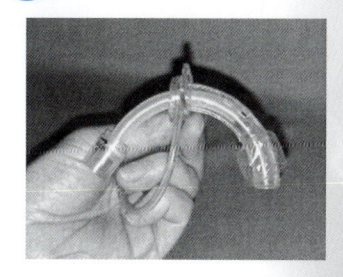

しているときには短時間ずつ，内筒を抜いてスピーチモードにする．スピーチモードが日中可能になったら，夜間もトライし，24時間可能となったら，カフなし1筒式のスピーチカニューレや気管ボタン，吸引も不要なら離脱が可能となる．

　「のど」にいつも痰が絡んでいる状態から脱するためには，こまめに吸引する，あるいは自分でこまめに喀出できるようにすることも重要である．臥床していては痰は自力では出しにくいため，座る・動くように促していく．水分補給（全身・あるいは局所への吸入やうがいによる補給）を計画的に行う（薬物療法については別項参照のこと）．

7　耳鼻咽喉科との連携をはかる

　耳鼻咽喉科で嚥下障害を専門にしている医師は，嚥下内視鏡・嚥下造影を使いこなし，評価のみならず訓練についての造詣も深い．ところが，自院の耳鼻咽喉科が，耳や鼻，アレルギーの専門家であることがある（耳鼻咽喉科学会自体でも，耳鼻咽喉科医師の嚥下障害診察のために，テキストを発行しているほどである）．それでも，耳鼻咽喉科医は，喉頭鏡を使いこなし，咽頭喉頭には精通している．咽頭喉頭の器質的障害の有無を診察してもらうことは必須である．したがって，耳鼻咽喉科に嚥下障害の診察を依頼する際の留意点は，漠然とした「ご高診依頼」ではなく，「この症例ではどんなことを訊きたいのか」を明確にする．また，診察結果の書面だけでなく，ディスカッションの機会をもって，誤解のないように二人の医師の認識を合わせ，説明を受けた患者，家族が混乱することのないようにする．

8　歯科との連携をはかる

　院内に歯科があれば，義歯の調整，口腔ケア，歯科治療などを相談する．
　嚥下障害に興味があり，訓練などにも積極的な歯科医師もいる．
　院内に歯科がないのであれば，歯科に訪問診療を依頼することも制度的には可能である（医科と歯科は診療報酬の区分けが別なので，病院の入院患者に，歯科医師が訪問診療をすることもできる）．とはいえ，個別の症例でトライするより，病院としてどこかと提携するか，非常勤できてもらうほうがよい．
　歯科に積極的にコンサルトできるようにスクリーニング用紙を看護師がつけるなどするとよい．

（藤谷順子）

II

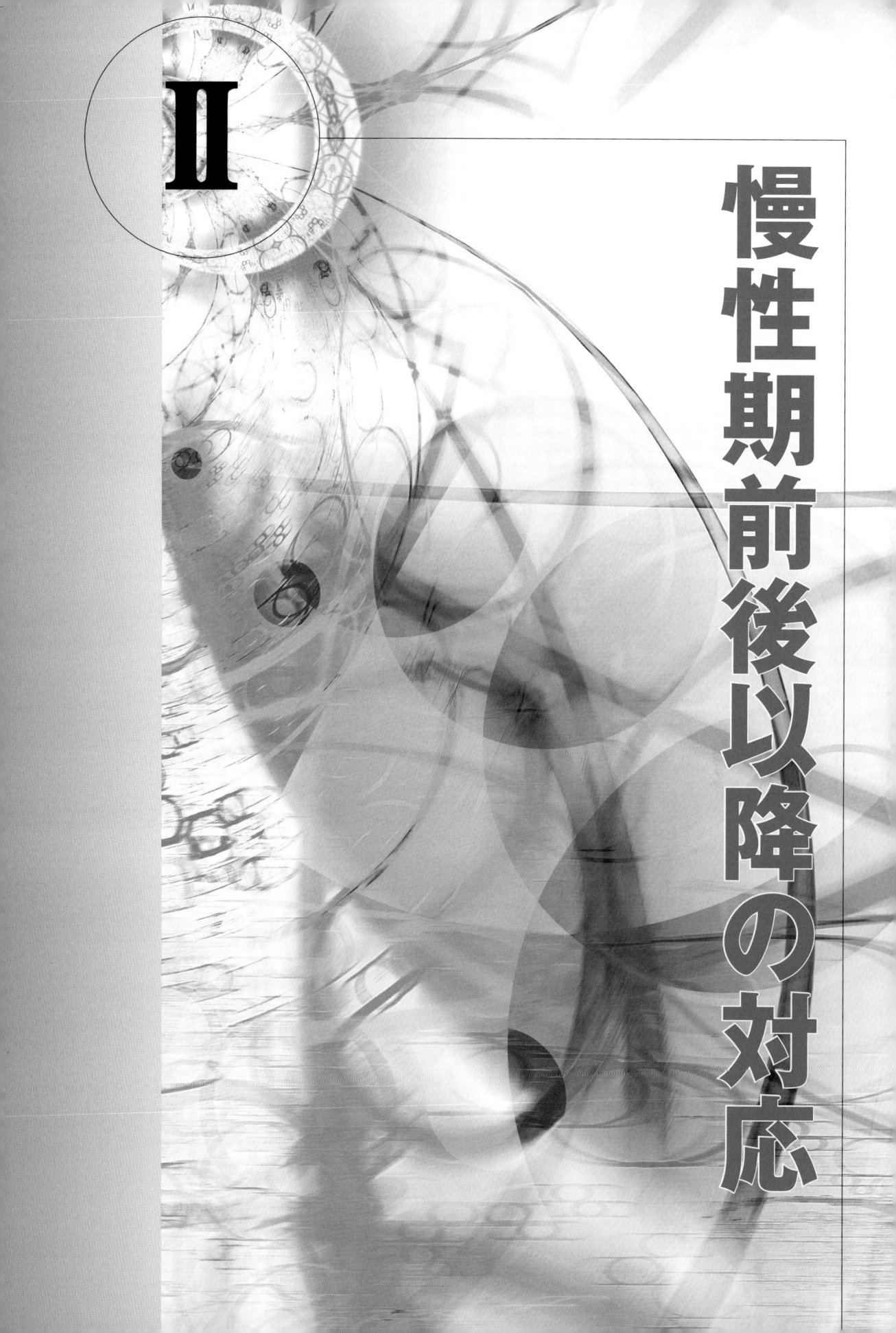

慢性期前後以降の対応

13 嚥下機能の評価（ベッドサイド）

1 外観からの評価　全体像の把握

　嚥下機能そのものを評価する前に，患者の全体像を把握する．現病歴・既往歴などのカルテからの情報収集に加え，アセスメントを行い（図1），全体像を把握して大まかな嚥下障害の有無や程度などを推測する．

1）意識レベル
　患者が覚醒していて評価可能な状態にあるか，認知症や高次脳機能障害があるかなどを評価し，コミュニケーションが可能かどうかを判断する．

2）呼吸状態
　人工呼吸器を使用している場合は，呼吸パターンが一定になるため，嚥下とのタイミングがずれて誤嚥しやすいといわれている．気管切開に伴う嚥下機能への影響としては，瘢痕形成による喉頭挙上運動の阻害，声門下圧の低下に伴う声門閉鎖力の低下，喉頭・気管の感覚閾値の上昇に伴う気道防御反射の障害，気管カニューレの挿入に伴う喉頭の挙上運動の弊害があげられている[1]．また，カフ付きカニューレの場合，誤嚥を危惧するあまりにカフ圧を高めすぎることは，完全な誤嚥防止にはならないうえ，気管食道間の隔壁を圧迫して嚥下運動を阻害する．さらに，カフが接している気管粘膜の出血や肉芽形成の原因ともなるため，注意が必要である（20～25mgHgが適当）[2]．挿管した場合，挿管後嚥下運動の回復に要する期間は嚥下反射惹起に2日，舌運動や気道閉鎖に5～7日といわれており，この間は誤嚥の危険性が高い[3]ことを考慮して評価する．

3）口腔内の状態
　口腔内の乾燥，痰の付着，食物残渣などがあれば，口腔内の浄化作用の低下，口腔器官の各機能の低下が疑われる．痰や唾液の量が多く自己処理が困難であれば，嚥下反射惹起能力の低下が疑われる．歯の状態は，残存歯や義歯の有無などを確認し，咀嚼能力を大まかに推測する．

4）栄養状態
　著明なるいそうがあれば，経口摂取が不十分な可能性が高い．またNGチューブが挿入されていた場合，どんな太さのものが入っているのかを確認する．太すぎると嚥下運動を阻害するため，可能なら8～10Fr程度（無理なら

図1　外観のポイント

呼吸状態：
気管切開
人工呼吸器の使用
無呼吸の有無
痰の量と質
喀痰できるか

意識レベル・認知：
コミュニケーション可能か

発声（声量・声質・湿性嗄声の有無）：
顔面顔面麻痺の有無，表情の硬さ

口腔内の衛生：
乾燥や汚れはないか
歯の状態（残歯，義歯）

身体の状態：
麻痺の有無
ADLの状態
円背の有無
頸部伸展・運動の低下はないか
喉頭の位置

栄養方法：
NGチューブ/TPN/末梢点滴/PEG
栄養状態：るいそうなどの栄養不良

図2　加齢による喉頭下垂と嚥下の関係（古川, 1989.[6]）

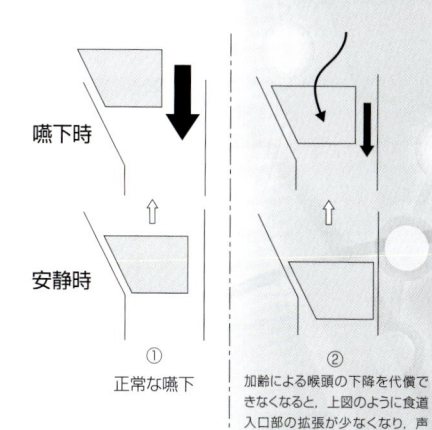

嚥下時
安静時

① 正常な嚥下

② 加齢による喉頭の下降を代償できなくなると，上図のように食道入口部の拡張が少なくなり，声門閉鎖が弱くなる．誤嚥を生ずる可能性が高くなる．

図3　スクリーニング評価の流れ（p.59 参照）

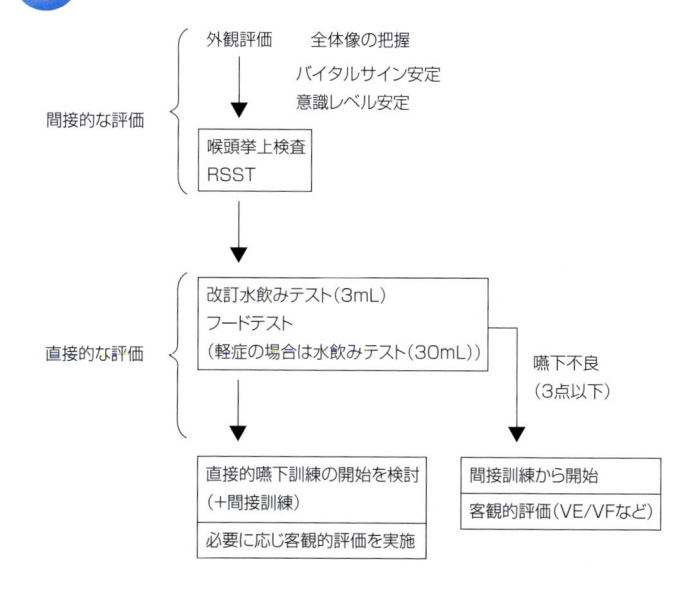

間接的な評価
- 外観評価　全体像の把握
  - バイタルサイン安定
  - 意識レベル安定
- 喉頭挙上検査
- RSST

直接的な評価
- 改訂水飲みテスト（3mL）
- フードテスト
- （軽症の場合は水飲みテスト（30mL））

嚥下不良（3点以下）
→ 間接訓練から開始
　客観的評価（VE/VFなど）

直接的嚥下訓練の開始を検討（＋間接訓練）
必要に応じ客観的評価を実施

～12Fr 程度）の細いものに交換する．

5）ADL の機能
　ADL の機能全般を評価する．なお，脳卒中発症から1か月経過した時点での端座位保持能力の評価は，経口摂取可否のスクリーニングの一つになるとの報告もある[4]．また，座位保持能力が摂食・嚥下の自立に影響する因子ともいわれている[5]．

6）姿勢・頸部の状態
　全体的な姿勢のパターンを評価する．円背があり，頸部が伸展していると，喉頭挙上運動が阻害され，嚥下に有利な頸部前屈姿勢をとることが困難となる．また，喉頭が下垂していると，喉頭挙上範囲が伸張され，嚥下反射惹起の低下に結びつく．喉頭下垂は加齢により特に70歳以上で急激に下降するといわれており[5]（図2），それに加え，廃用による筋の萎縮・短縮などが起こるとさらに下降する．臨床上では，1～2頸椎分の低下を認めることがある．

2　問診と食事場面の観察

　表1にあげたような項目について，問診や実際の食事場面を観察し，嚥下障害の有無，障害の程度，障害の要因についてアセスメントを行う．
　高齢の誤嚥性肺炎患者は，脳血管障害などを発症し，急に嚥下障害になり肺炎を発症したのではない場合が多い．よくみられるのは，「半年くらい前からしだいに食事量が減少し，最近ではむせが増えた」という患者である．風邪などの体調不良などがきっかけとなり食事量が減少したり，また短期の臥床が引き金となって臥床がちとなり運動量が減少し，加齢と廃用により筋力が低下したような患者は，嚥下障害が徐々に進み，むせがみられて食事を摂取しにくくなったころに誤嚥性肺炎を発症する．体重や食事量は徐々に低下することが多いため，問診では，数か月～1，2年の期間を考慮して質問する必要がある．

3　臨床的な嚥下機能評価　スクリーニング

1）評価の前に
　嚥下機能評価が可能な状態かを確認する．全身のバイタルチェック，意識レベル，口腔内の衛生状態を確認する．傾眠が強い場合（JCS2桁以上）は，評価自体が困難であり誤嚥のリスクがあるため，時間や日をずらして再度評価するなどの配慮が必要である．口腔内の汚れや乾燥がある場合は，口腔ケアを実施してから評価を行う．

2）喉頭挙上検査
　唾液を嚥下するときの喉頭挙上量，挙上力を，甲状軟骨の動きを手指で触知することで把握する．喉頭挙上量は健常者の場合，2～2.5cm程度で，1cm

表1　問診と食事場面でのチェックポイント（藤島, 2005.[20], 藤谷, 1995.[21] を参考に作成）

		症状	予測される障害等
日常場面の様子	☐	流涎がある	唾液の嚥下機能低下　口唇の閉鎖不全
	☐	誤嚥性肺炎の既往がある	誤嚥性肺炎は繰り返す可能性が高い
	☐	発熱を繰り返している	誤嚥の疑い
	☐	痰が増えた	誤嚥の疑い
	☐	窒息・窒息しそうになったことがある	嚥下機能の低下　咀嚼機能の低下　誤嚥
	☐	薬を使用している	薬の副作用で嚥下機能が低下することもある
	☐	体重が減ってきた	経口摂取量の低下
	☐	食欲が低下し食事量が減ってきた	食事の内容が合わない（嗜好・食形態）嚥下機能の低下 認知機能の低下　体力の低下
食事場面での評価	☐	食事中　注意散漫である	認知・高次脳機能の低下　先行期の問題
	☐	食事中や後にむせることが多い	咽頭期の嚥下機能の低下　喉頭侵入・誤嚥
	☐	呼吸状態が変化する	誤嚥　呼吸が浅く頻呼吸となる　窒息　呼吸ができない
	☐	SpO_2 が低下する	誤嚥　90％以下，1分間平均で3％以上の低下は異常
	☐	心拍数が極端に増加する	疲労
	☐	食べこぼしが多い	先行期・口腔（取り込み）機能の低下　口唇の閉鎖不全 口腔内の食塊形成の低下　咀嚼機能の低下
	☐	口腔内に食残をみとめる	口腔期の咀嚼力・食塊形成・送り込みの低下　義歯の不適合
	☐	食事中に痰が増加する	誤嚥　食事をとることで痰や分泌物が増加するがそれを処理できない
	☐	お茶や水で食べ物を流し込むようになった	口腔期（咀嚼・送り込み）機能の低下
	☐	食べ物が鼻から出てくる	鼻咽腔閉鎖不全
	☐	食事時間が早すぎる	一口量が多すぎる　ペーシングの問題　咀嚼せず丸飲みしている
	☐	食事時間が遅い（45分以上）	食事の内容が合わない（嗜好・食形態） 咀嚼・嚥下機能の低下
	☐	食後に声がガラガラしている	嚥下機能の低下による咽頭のクリアランスの低下 痰や唾液，食残の喉頭侵入の状態
	☐	食事中の疲労がある	体力・耐久性の低下　嚥下性無呼吸の回数や時間の延長による疲労 自力摂取による疲労
	☐	介助量が変化した	介助ならむせなく食べられるが，自分で食べるとむせが増えるなど 姿勢保持能力が低下している場合，無理して自力摂取することで姿勢がくずれ，嚥下機能に影響することがある
	☐	食物や酸っぱい物が胃から喉に逆流してくる	胃食道逆流の疑い
	☐	食事時間以外にもむせがみられる	食物の咽頭残留　唾液の嚥下機能の低下

以下は異常とみなす[7]．それに加えて，甲状軟骨が左右にどのくらい動くか，左右差があるかなども触診し，喉頭の運動と喉頭周囲筋の運動を評価する．高齢者の廃用により筋の短縮や萎縮が著明な場合には，喉頭周囲筋の運動が低下し，ほとんど動きがみられないことも多い．

3）反復唾液嚥下テスト（repetitive saliva swallowing test；RSST）[8]

RSST は，ベッドサイドでも簡便に実施することのできる検査である．頭部をやや前屈した姿勢をとってもらい，口腔内を湿らせたあとに，30 秒間唾液を連続して嚥下してもらう．喉頭挙上を触診しながら嚥下の回数を数える．嚥下回数が 2 回以下だと嚥下障害の可能性が高く，高齢者では 3 回以上を正常としている．参考までに，30 秒間の平均空嚥下回数は健常若年者で 7.4 回，健常高齢者で 5.9 回であった[8]．

4）水飲みテスト（窪田式）[9]・改訂水飲みテスト（modified water swallowing test；MWST）[10]（表2）

水飲みテスト（窪田式）は，軽症例に対して実施可能なテストで，常温の水 30 mL を嚥下してもらい，嚥下の状態（エピソード），むせの有無，呼吸の変化を評価する方法である．また誤嚥リスクのある重症例にも実施可能なテストとして考案されたのが改訂水飲みテストである．冷水 3 mL を嚥下させ，嚥下の様子を観察する．嚥下回数，呼吸変化，むせや湿性嗄声の有無などを評価する．なお，このテストを実施する際にシリンジを使用した場合，「口腔底に注ぐ」とされているが，実際の臨床場面では手技を誤り勢いよく咽頭壁に向かって水を注ぎ入れてしまう場面がみられることがある．勢いよく注入すれば，嚥下障害のない症例でもむせてしまうため，結果的に低い評価となることがある．そのため，ティースプーンを使用するなどの配慮が必要となる．

さらに重度の嚥下障害が疑われる場合，つまり 3 mL でも誤嚥のリスクが予測される場合には，1 mL の水，もしくはとろみ付きの水を用いて開始することを検討するのも必要である．

5）フードテスト[10]（表3）

茶さじ 1 杯のプリンを舌背前部に置き，それを飲み込んでもらい，そのときの嚥下の状態，むせの有無，嚥下前後の呼吸の変化を観察する方法である．方法は水飲みテストと同様だが，嚥下後に口腔内にプリンが残留しているかどうかを確認する点で異なる[11]．水飲みテストで嚥下しにくい場合には，この方法を用いて評価することも可能である．ただし，重度の嚥下障害が疑われる場合には，誤嚥した場合の肺への侵襲性を考慮すると，プリンではなくカロリーや甘さの少ないゼリーなどで評価するほうが望ましい．

表2 改訂水飲みテスト

手技:	判定基準
・冷水 3mL を口腔底に注ぎ嚥下を命じる． ・嚥下後，反復嚥下を 2 回行わせる ・4 点以上なら最大 2 施行繰り返す ・最も悪い場合を評点とする ・評価基準が 4 点以上なら最大 2 施行（合計 3 施行）を繰り返し，最も悪い場合を評点とする	1. 嚥下なし，むせる and/or 呼吸切迫 2. 嚥下あり，呼吸切迫 3. 嚥下あり，呼吸良好，むせる and/or 呼吸切迫 4. 嚥下あり，呼吸良好，むせない 5. 4 に加え，反復嚥下が 30 秒以内に 2 回可能

表3 フードテスト

手技:	判定基準
・茶さじ 1 杯のプリンを舌背前部に置き食させる ・嚥下後，反復嚥下を 2 回行わせる ・評価値が 4 点以上なら最大 2 施行繰り返す ・最も悪い場合を評点とする ・評価基準が 4 点以上なら最大 2 施行（合計 3 施行）を繰り返し，最も悪い場合を評点とする	1. 嚥下なし，むせる and/or 呼吸切迫 2. 嚥下あり，呼吸切迫（silent aspiration の疑い） 3. 嚥下あり，呼吸良好，むせる and/or 湿性嗄声 and/or 口腔内残留中等度 4. 嚥下あり，呼吸良好，むせない，口腔内残留ほぼなし 5. 4 に加え，反復嚥下が 30 秒以内に 2 回可能

6) 頸部聴診法 [12]

通常の聴診器で頸部を聴診する方法で，嚥下前後の呼吸音，嚥下音を聴いて評価する．正常な場合，0.8 秒以内の力強い嚥下音が聴こえ，嚥下後にはクリアな呼吸音が聴こえる．しかし，うがいのようなゴロゴロした音が聴こえてきた場合は，誤嚥や咽頭への残留が疑われる．高齢者では小児用の聴診器のほうが頸部に当てやすい．

7) 顔面口腔器官の運動の評価

左右顔面の麻痺の有無，対称性などの観点から，顔面口腔器官の運動を評価する．特に，顎，口唇，舌の運動，軟口蓋の運動の評価は必須である．顎は上下運動することで開口・閉口が可能となり，咀嚼時には上下・左右の運動が必要となる．口唇は，食物を認知し取り込む機能がある．口唇をしっかり閉鎖することによって，咀嚼時に食塊を口腔内に保持し，舌尖部の口蓋への固定，舌骨の引き上げ，食塊の舌による絞り出すような咽頭への送り込みなどの嚥下動作の諸要素がスムーズに運びやすくなる [13]．たとえば，せんべいを食するときに，口唇を閉鎖した場合と閉鎖しない場合を比較すると，口唇を閉鎖しない

ほうが咀嚼しにくく咽頭に送り込みにくくなることが体験できる．舌は，前後・上下・左右運動する筋肉の塊[14]であり，左右運動が特に重要である．また下顎と分離して動くことが可能か（開口したまま舌を出したり入れたりできるか），舌縁の形成が可能かどうかなどを評価する．なお，この舌縁の形成だが，これには大きく二つの重要な段階がある．まず，咀嚼の前段階として，舌縁がやや挙上し舌は桶状になり，舌背のくぼみに食物を集める[15]．そして舌をねじったり保持することにより，効率的な咀嚼運動を助け，食塊を形成していく．次の段階は，咽頭へ食物を送り込むときで，舌背のくぼみに食塊を集め，舌縁をしっかり挙上させて上顎の歯槽部に密着させる．前方部から順に舌背と口蓋が接し，食塊を咽頭へ送り込む[16]．

　長期臥床し，NPO（禁食）の状態が続いた嚥下障害患者の場合，舌筋の廃用性変化が増強される．仰臥位で開口した状態が続くと，舌の後退と舌根沈下がみられ，気道が狭窄する．舌根沈下した舌は丸まった状態で固定され，口腔に食物を入れても送り込みができずに誤嚥することがある．

8）発声

　発声持続時間（MPT）と声質を評価する．MPTは，10秒以上で日常生活が問題ないレベルとされているが，筆者は臨床場面では5秒以上発声できれば日常会話の短いやりとりは可能であると考える．また，5秒以上発声可能であれば，咳嗽のための呼気量も少なからず保たれている印象がある．声質は声帯の状態を評価することができ，ささやき声のような雑音成分が多い気息性嗄声の場合は，声帯閉鎖不全が疑われる．声帯閉鎖不全は，気道防御機能の咳嗽機能が低下していることを意味する．ガラガラしたうがい音のような湿性嗄声の場合は，唾液や痰などの咽頭残留が疑われる．

9）認知面の評価

　認知面のスクリーニングとして，HDS-R（改訂長谷川式知能テスト）やMMSEなどで評価を行う．認知症がある場合は，嚥下訓練の成功率は約半分に低下するとの報告もある[17]．そのほか，高次脳機能障害や失語症の有無などについても評価する．高次脳機能障害があると，半側空間無視や注意力の低下により食事摂取が進まないことがある．また失語症がある場合は，コミュニケーションが困難なために患者に指示が伝わらず，正しい評価が難しいといった面を加味しなくてはならない．

10）摂食・嚥下グレード（表4）

　評価のまとめとして，現状の摂食・嚥下状態を評価する目的で「藤島の嚥下グレード[18]」が広く用いられている．訓練の進行に合わせ，再評価し経時的な変化をみる．

表4 藤島の摂食・嚥下能力グレード（藤島, 2000.[17]）

重症 経口不可 （I）	1	嚥下困難，または不能　嚥下訓練適応なし
	2	基礎嚥下訓練のみの適応あり
	3	条件が整えば誤嚥は減り，摂食訓練が可能
中等症 経口と補助栄養 （II）	4	楽しみとしての摂食は可能
	5	一部（1～2食）経口摂取
	6	3食経口摂取プラス補助栄養
軽症 経口可能 （III）	7	嚥下食で，3食とも経口摂取
	8	特別に嚥下しにくい食品を除き，3食経口摂取
	9	常食の経口摂取可能，臨床的観察と指導を要する
正常（IV）	10	正常の摂食嚥下能力

＊食事介助が必要な場合はAをつける

4　ベッドサイド評価のまとめ

　評価の流れを図3（p.53参照）に示した．評価は，経口摂取開始（再開）前に実施し，嚥下障害の原因を明らかにし，嚥下訓練の内容や経口摂取の開始段階（食事内容）などを決定する．実際に嚥下訓練や経口摂取が開始されたあとも，食事形態の段階を上げる際などに再評価を随時行っていく．紹介した検査は信憑性の高い検査ではあるものの，1種目1回限りの検査では，その日の体調などにも左右される可能性もある．また，1つの検査だけでは，VFとの乖離があったとの報告もあり，RSSTとMWSTを組み合わせることで，VFとの相関があがったという報告もある[19]．ここで紹介した評価を複数併せて多角的に評価する必要があり，さらに次章で紹介するVE/VF検査等の客観的検査と合わせて評価を行うことが望ましい．嚥下動態は1回の食事，さらには一口ごとに変化するため，必ず実際の食事や訓練場面の観察とあわせて，必要に応じて評価していくことが大切である．

（泉谷聡子）

文献
1) 大前由紀雄, 他：気管切開孔を有する嚥下障害奨励に対するスピーチバルブ装着の有用性―咽頭クリアランスに対する影響. 日本耳鼻咽喉科学会会報, 109: 594-599, 2006.
2) 堀口利之：リスクマネージメント基礎知識　気管切開とカニューレの選択. 摂食・嚥下障害リハビリテーション実践マニュアル, 藤谷順子 編, Medical Rehabilitation, 57: 187-196, 2005.
3) 吉田剛：10 摂食・嚥下障害 構音障害の評価と治療. 理学療法MOOK 2 脳損傷の理学療法 2, 第2版 回復期から維持期のリハビリテーション, 黒川幸雄, 高橋正明, 鶴見隆正 シリーズ編集, 吉尾雅春 編, 三輪書店, 東京, p.139, 2005.

4）小林健太郎ほか：慢性期脳卒中患者における嚥下障害の帰結に影響する因子の検討（第一報）．臨床リハ，16（7）：657-661，2007．
5）東嶋美佐子ほか：摂食・嚥下の自立に影響する因子の検討．作業療法，17（3）：212-218，1998．
6）古川浩三：老人の嚥下．老年者と耳鼻咽喉科・頭頸部外科 MOOK，12，145-150，1989．
7）高橋浩二：嚥下障害の検査法．言語聴覚士のための臨床歯科医学・口腔外科学，道健一 編，医歯薬出版，東京，p.p.159-162，2000．
8）小口和代，才藤栄一：機能的嚥下スクリーニングテスト「反復唾液嚥下テスト」（the Repetitive Saliva Swallowing Test：RSST）の検討（1）正常値の検討，（2）妥当性の検討．リハビリテーション医学，37：375-388，2000．
9）窪田俊夫，三島博信，花田実他：脳血管障害における麻痺性嚥下障害—スクリーニングテストとその臨床応用について．総合リハ，10（2）：271-276，1982．
10）才藤栄一：統括研究報告．平成11年度厚生省厚生科学研究費補助金長寿科学総合研究，平成11年度研究報告（長寿科学研究費中央事務局），13，2000．
11）馬場尊・才藤栄一：第Ⅱ章 摂食・嚥下障害の評価．摂食・嚥下障害リハビリテーション，新興医学出版社，東京，p.20，2008．
12）高橋浩二：頭部聴診を用いた摂食・嚥下障害のスクリーニング．わかる！摂食・嚥下リハビリテーションⅠ 評価法と対処法，植松 宏 監，医歯薬出版，東京，p.p.72～87，2005．
13）金子芳洋編，金子芳洋，向井美恵，尾本和彦：食べる機能の障害 その考え方とリハビリテーション，医歯薬出版，東京，p.73，1987．
14）舘村卓：臨床の口腔生理学に基づく 摂食・嚥下障害のキュアとケア，医歯薬出版，東京，p.27，41，2009．
15）渡邉誠，森本俊文，妹尾輝明編：歯科技士別冊目でみる顎口腔の世界，医歯薬出版，東京，p.p.26-27，1996．
16）道健一編：言語聴覚士のための臨床歯科医学・口腔外科学，医歯薬出版，東京，p.p.43-44，2000．
17）藤島一郎：脳卒中の摂食・嚥下障害，第2版，医歯薬出版，東京，p.p.12-13，2000．
18）藤島一郎：脳卒中の摂食・嚥下障害，第2版，医歯薬出版，東京，p.207，2000．
19）平岡千穂ほか：脳卒中急性期におけるベッドサイドの嚥下評価と嚥下造影検査の比較検討．脳卒中，31：148-151，2009．
20）藤島一郎：摂食・嚥下障害治療の流れ．わかる！摂食嚥下リハビリテーションⅠ 評価法と対処法，植松宏監，医歯薬出版，東京，p.44，2005．
21）藤谷順子：嚥下障害をきたす薬物．摂食・嚥下リハビリテーションマニュアル JJNスペシャル，才藤栄一他編，医学書院，東京，p.30，1995．

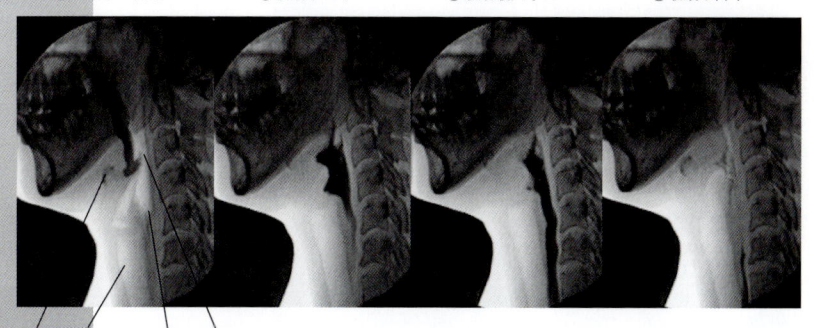

14 嚥下造影と嚥下内視鏡検査
嚥下は外からみえない．
検査をもっと活用しよう．

1 嚥下機能を「目でみる」方法とは

　安全に経口摂取獲得に向けた取り組みをするには，嚥下障害の病態や食物の嚥下動態を的確に評価することが必須である．嚥下中に起きている事象は，口腔内や頸部の視診・触診・聴診，あるいは食事中の観察で類推するしかない．しかし，X線透視装置か鼻咽喉ファイバースコープを使えば，嚥下機能を可視化できる．嚥下造影（VF：videofluoroscopic examination of swallowing）と嚥下内視鏡検査（VE：videoendoscopic evaluation of swallowing）である．

　両者とも画像をビデオやDVDに記録するのが標準的であり，検査後に患者やスタッフに結果を説明するのに役立つ．VF・VEの画像は解剖学的なオリエンテーションをすれば，医療職以外にもわかりやすいものである（図1，2）．不顕性誤嚥や自覚症状のない咽頭残留の画像は，インパクトが強く，教育的効果が高い（図3，4）．嚥下障害について患者と家族に理解を促すことは，治療のコンプライアンスを高める．また，検査は機能評価が主目的であるが，器質的疾患（特に悪性腫瘍）を見逃さないようにする．

　VFとVEの具体的な方法については，日本摂食・嚥下リハビリテーション

図1　正常VF（側面）

①喉頭挙上開始　②喉頭挙上中　③喉頭最大挙上　④喉頭下降中

舌骨　気管　梨状陥凹　喉頭蓋

嚥下反射は約1秒間の運動であり，詳細な評価にはスロー再生が有用である．
（①から④までの時間 0.7秒）

学会が標準的検査法・手順をまとめており，学会ホームページ（http://www.jsdr.or.jp）から PDF で入手できる．

2 VF と VE の違いは何か

VF と VE の比較を表 1 に示す．

VF は造影剤（硫酸バリウムが一般的）や造影剤加模擬食品を用いて評価する．ガストログラフィンは肺毒性が高いため，誤嚥のリスクのある患者には使

図 2　正常 VE（吸気時）

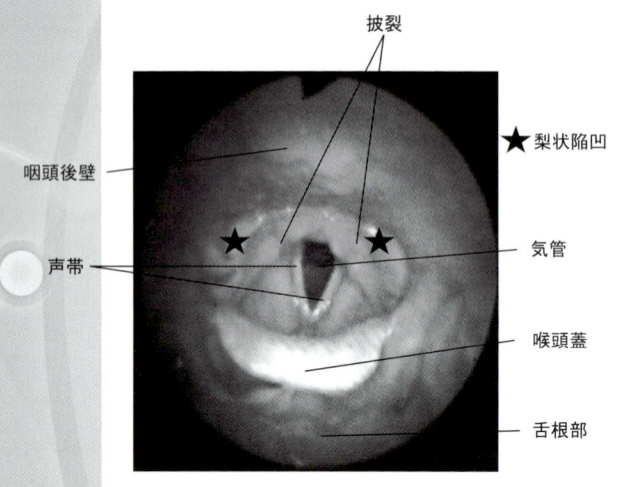

検査時の説明用正常図として使用している．

図 3　VF でみた誤嚥・咽頭残留

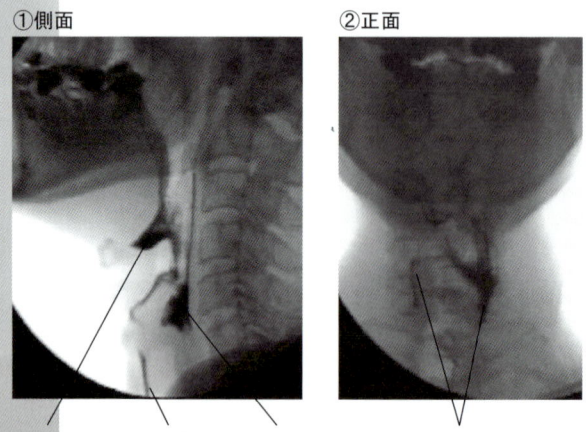

①側面　　②正面

喉頭蓋谷残留　誤嚥　梨状陥凹残留　　梨状陥凹残留 左＞右

VF は 2 次元画像である．側面と正面を撮像することでより詳細な病態が判明する．

図4 VEで見た誤嚥・咽頭残留

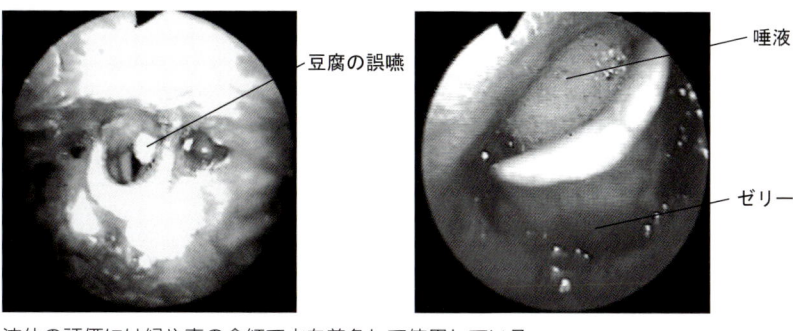

― 豆腐の誤嚥

― 唾液

― ゼリー

液体の評価には緑や青の食紅で水を着色して使用している．

表1 VFとVEの比較

		VF	VE
検査場所		透視室	ベッドサイド
被曝		あり	なし
検査食		造影剤・造影剤加模擬食品	着色水・植物
観察の可否	口腔期	可	不可
	嚥下反射中	可	ホワイトアウトして不可
	食道期	可	不可 食道から咽頭への逆流は観察可
	唾液・痰	不可	可
	喉頭・声帯	不可	可

図5 VF用リクライニング車椅子 **図6** VEカート

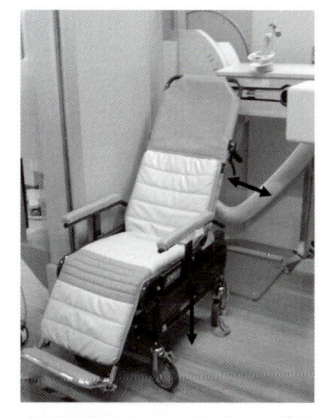

座面の高さとリクライニング角度が調整できるVF専用椅子

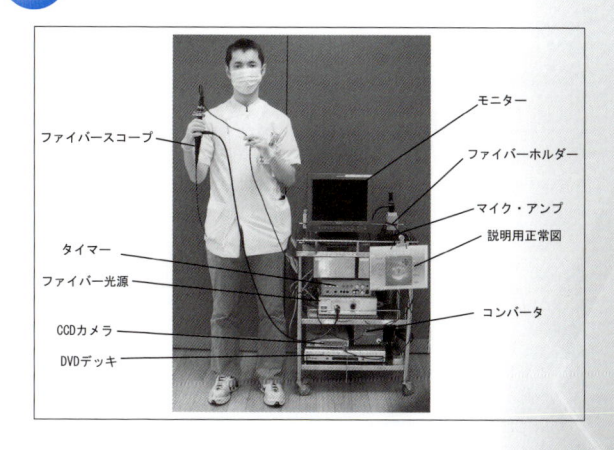

ファイバースコープ／タイマー／ファイバー光源／CCDカメラ／DVDデッキ／モニター／ファイバーホルダー／マイク・アンプ／説明用正常図／コンバータ

14．嚥下造影と嚥下内視鏡検査

表2　検査の準備

食品	検査の目的に応じた食品を準備する．絶飲食患者ではリクライニング30度，頸部前屈でとろみ付き液体2 mL，ゼリー少量等から開始する．検査協力の困難な場合，嗜好を取り入れる．
シリンジ・スプーン	負荷量を計測しながら検査する．普段使用しているスプーンを準備する．
吸引器・救急カート	検査は複数名で施行し，患者の観察を怠らない．
パルスオキシメータ	安静時より3％低下が持続したとき，80％台への低下は中止基準となる．
精神的緊張への対処	検査について説明しリラックスさせ，検査協力できるよう配慮する．

用しない．硫酸バリウムは重量％で30〜40％以上の濃度があれば造影には支障ない．

　透視室では検査用の椅子が必要である（図5）．体位の検討のため，リクライニング機能付き車椅子が望ましい．頸部の位置調整のため，枕も準備する．管球の高さが高すぎる場合は，座面を高くして対応する．

　VEは場所を選ばず，実際の食物で評価できることが利点である．入院患者であれば，食事を摂取するベッドサイドにカートを運んで評価する（図6）．すでに車椅子で食事していれば，もちろん車椅子で検査する．検査の合併症として鼻出血・咽頭出血，迷走神経反射による失神発作，食物アレルギー等がある．抗凝固剤服薬中や出血傾向が疑われる場合は，特に慎重な内視鏡操作を心がける．

　VEの大きな欠点は嚥下反射中，軟口蓋，舌根，咽頭壁が内視鏡先端に接近してホワイトアウト（視野消失）となってしまうことである．つまり，嚥下反射中の誤嚥の有無は，診断することができない．両者に共通する検査の準備のポイントを表2に示す．

3　検査はどちらを選択するか

　患者の嚥下機能のなかで，特に評価したいことが何かを考える．たとえば口腔期，食道期であればVF，咽頭ケアの状態や喉頭閉鎖機能であればVEを選択する．両者の特徴を生かし，症例によってより高い適応となるほうを選択すればよい．相補的に併用すればさらに詳細な機能評価ができるが，臨床で全例に二つの検査を実施することは容易ではない．単一の検査でもほとんどの例で，対応を講じるのに十分な評価ができる．

　誤嚥性肺炎の急性期では，検査の機動力からVEを選択しやすい．さらに，VFではみえない唾液の喉頭侵入・誤嚥や，痰の喀出を観察できる点でも，VEのアドバンテージは高い．咽頭・喉頭の状態をベッドサイドでスタッフと一緒

図7　咽頭ケアの誤解

気道吸引した直後なら，のどはきれいになっている？
のどでゴロゴロ音がしていなければ，痰や唾液は貯留していない？
患者が自力で口から喀痰していれば，気道吸引は不要？

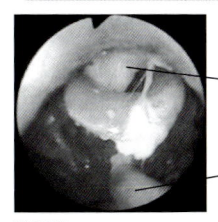

乾燥した咽頭後壁に粘稠痰が付着しているが，ゴロゴロ音はしていない．患者は自力で喀痰していたが，口から出せるのは一部であった．

チューブで吸引するが完全な痰の除去は難しい．

90歳男性
誤嚥性肺炎・絶飲食中のVE

に確認することにより，咽頭ケアの重要性を意識させることができる．自力で喀痰できているようにみえる患者でも，出せているのは一部ということもある．痰・唾液の喀出不良が，誤嚥性肺炎発症の引き金になることを忘れずにケアしたい（図7）．

4　検査のタイミングはいつがよいのか

　検査の主目的は，入院時に絶飲食となり末梢点滴で管理されている患者について，「肺炎を再燃させず，食事を再開できるかどうか」であろう．したがって，食事が少量でも安全に，摂取できる最低条件はクリアしてから検査することになる．まだ感染徴候が著明で，発熱や咳のため食欲もなく，日中傾眠では，食事再開の適否を判断するタイミングとしては早い．

　意識障害がJapan Coma Scaleで10（普通の呼びかけで容易に開眼する）以下，循環・呼吸状態の安定が必要条件である．具体的には，「ベッド上で刺激がなければ寝ているが，声かけし続ければ覚醒している」かつ「酸素マスクでなく経鼻カニューレによる酸素投与下で，頻呼吸にならず酸素化が保てる」程度である．食べたい，飲みたいという表出は必要条件ではなく，十分条件でもない．

　ときに感染はコントロールできても，なかなか意識レベルが上がらず（昼夜逆転やレベルの変動も含め），検査できない状況が続くこともある．意識障害が遷延し絶飲食が長期化した症例は，たとえレベルが改善しても，検査後短期間で全量経口摂取できることは少ない．改善を待つ間，経腸栄養の適応と導入時期を検討する．

　絶飲食中の栄養管理は非常に重要である．なぜなら，低栄養状態は臥床による廃用症候群を進行させ，結果的に嚥下機能をさらに悪化させるからである．

14．嚥下造影と嚥下内視鏡検査

図8 検査の目的

VF・VE　必要条件：意識レベル JCS II-1 以上，循環・呼吸状態の安定

① 嚥下障害の病態　どこがどのように障害されているか．
② 誤嚥防止の代償的手段　安全な食物・体位・摂食方法

◎短期目標（1～2週）：
　①→訓練内容　どんな訓練をしたら機能改善できるか．
　②→妥当な栄養摂取方法　経口・経口経管併用・経管
　　　栄養状態の改善は機能改善に必須
◎長期目標（1か月）：
　栄養摂取方法の予測　経口・経口経管併用・経管
　経管種類の検討　介護者への食事指導　肺炎再燃の予防

経過中再検査して変化を評価し，目標を見直す．

5　検査の結果をどう生かすのか

　VF・VE の評価は，診断と治療の二つの側面をもつ．嚥下障害の病態を診断することに加え，治療として，誤嚥防止の代償的手段（安全な食物，体位，摂食方法），さらに病態を改善させるための訓練法について検討する．

　評価に基づいて今何をすべきなのか（短期目標，1～2週）と，今後の見通し（長期目標，1か月）を分けて考える（図8）．特に短期的な栄養摂取方法の決定は重要である．十分に栄養管理されないと，積極的なリハビリテーションが進められないだけでなく，前述したような悪循環に陥ってしまう．

　評価から目標設定をし，経過中再評価し，さらに目標の見直しをしながら治療を進めていく（注）．検査のインターバルは症例によってさまざまだが，一般的には1～2週は開けることが多い．連日検査しても，「短期目標」はすぐには変わらないからである．CRP が下がっても，機能は急にはよくならない．

　逆に，機能が急に悪化することはある．原因にかかわらず，意識レベル低下は嚥下機能を悪化させる．向精神薬，睡眠薬等を投与した際は要注意である．即座に通常よりレベルを下げた対応に切り替える．

6　VE による目標設定の具体例

　誤嚥性肺炎患者は，高齢，栄養状態が入院前から不良，日常生活の活動量が少ない，認知症で指示に十分従えないといった特徴がある．したがって，入院と同時に寝たきり状態に陥ってしまうこともまれではない．嚥下機能だけでなく，全身機能へのアプローチをチームで進めることが不可欠である．

　具体例として，図9に VE と経過中の各職種（Dr・Ns・PT・ST）の対応例を紹介する．症例は80歳代男性，入院3日目に VE で初回評価したが，咽頭全周に粘稠痰・唾液が付着し喀出できず，空嚥下しても除去できない状態だった．まだ感染が完全にコントロールされていない段階で，確実な長期目標

注　検査の限界
検査時の嚥下機能と，栄養摂取の到達度はイコールではない．たとえ検査時に問題なく数口を嚥下できたとしても，食欲がなければ経口による栄養摂取は達成できない．また，VF・VE では誤嚥性肺炎の発症機序である，夜間の唾液誤嚥や胃食道逆流はチェックできない．検査時誤嚥を認めなくても，肺炎再燃は起こりうる．臨床の経過観察が最重要であることはいうまでもない．

図9 誤嚥性肺炎のVEと経過

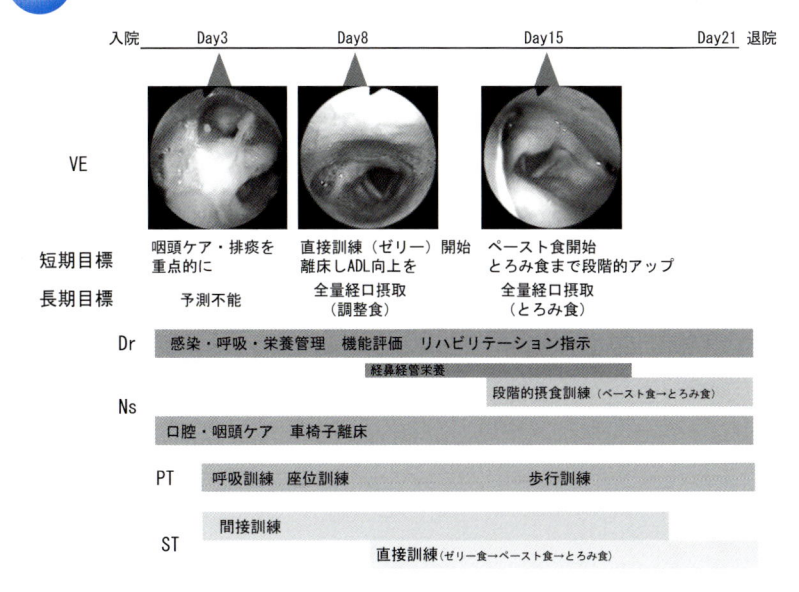

	入院	Day3	Day8	Day15	Day21 退院
VE		●	●	●	
短期目標		咽頭ケア・排痰を重点的に	直接訓練（ゼリー）開始 離床しADL向上を	ペースト食開始 とろみ食まで段階的アップ	
長期目標		予測不能	全量経口摂取（調整食）	全量経口摂取（とろみ食）	
Dr		感染・呼吸・栄養管理　機能評価　リハビリテーション指示	経鼻経管栄養	段階的摂食訓練（ペースト食→とろみ食）	
Ns		口腔・咽頭ケア　車椅子離床			
PT		呼吸訓練　座位訓練		歩行訓練	
ST		間接訓練	直接訓練（ゼリー食→ペースト食→とろみ食）		

は立てられなかった．積極的な吸引や排痰，喀出力の強化を短期目標とし，PT によって呼吸訓練を，ST によって間接訓練を開始した．

　感染改善中の2回目 VE では，痰貯留はなくなったものの，唾液の貯留と喉頭侵入・誤嚥を認めた．しかしゼリーでの嚥下反射惹起は良好で，唾液に混じって梨状陥凹に少量残留したが，複数回嚥下で除去できた．短期目標として食物（嚥下障害用の調整食）をゼリーから段階的に直接訓練し，長期目標を嚥下障害用調整食の全量経口摂取と定めた．全量経口摂取まで1週間以上かかると予測し，経鼻経管栄養を併用した．併せてこの時期は，車椅子への離床時間を増加し，活動量を向上させることも目標とした．

　直接訓練導入後も感染再燃を認めず，ペースト食訓練を行っていた3回目VE では，さらに唾液貯留は減少し，ゼリー嚥下後の残留も認めなくなった．食形態を上げて評価したところ，とろみ食までは安全と判断できた．ペースト食1食より開始し，段階的に食事回数，食形態を上げていった．食事摂取量も十分となり経管栄養を離脱でき，入院25日目に3食とろみ食の経口摂取で退院となった．

　このように発症から時間が経過すると，前回評価からの変化の情報が加わり，より確実な目標設定が可能となる．つまり，経口摂取の見込みを正しく判断するには，発症直後のワンショットの検査だけでは無理で，一定の経過観察期間が必要といえる．

（小口和代）

文献
1) 藤島一郎：目でみる嚥下障害　嚥下内視鏡・嚥下造影の所見を中心として，医歯薬出版，東京，2006.
2) Susan E.Langmore 編著，藤島一郎監訳：嚥下障害の内視鏡検査と治療，医歯薬出版，東京，2002.

15 嚥下反射・咳反射の改善のために

1 はじめに

　嚥下反射と咳反射の低下は口腔と気管に分泌されるサブスタンスPの減少によってもたらされるため，いかにしてサブスタンスPを上昇させるかが，両反射の改善に重要となる．サブスタンスPの低下はドーパミンの減少によってもたらされる．さらにドーパミンの減少は，深部皮質の脳梗塞によって生じる．これら一連のルートに沿って改善方法がある．

2 サブスタンスPの改善

　アンギオテンシン変換酵素（ACE）阻害薬（タナトリル）はアンギオテンシンⅠからⅡへの移行を阻害して降圧作用を示す目的で使用されているが，サブスタンスPの分解酵素阻害薬でもある．サブスタンスPが分解されずに口腔や気管に増加するため，咳という副作用が生じる．誤嚥性肺炎では咳がなくて困っているので，ACE阻害薬でサブスタンスPを増加させ，咳反射および嚥下反射を強めることは両反射の改善になる[1]．ACE阻害薬で咳がでる副作用がある人はサブスタンスPがもともと十分ある人なので，ACE阻害薬は使用しなくてよい（図1）．
　カプサイシンは唐がらしのもとであるが，少量のカプサイシンを口腔へ入れるだけで，サブスタンスPが強く放出される．このカプサイシン入りトローチを患者の口に含ませたところ，嚥下反射が改善した[2]（表1）．
　口腔内雑菌まじりの唾液を誤嚥して誤嚥性肺炎を生じるのであるから，口腔ケアを行いいくらかでも口腔内雑菌を減少させると，たとえ誤嚥しても肺炎には至らないのではないかと考えられる．
　口腔ケアを歯ブラシで食後5分くらい行ったところ，サブスタンスPが放出されて嚥下反射の改善をみた[3]（図2）．同様に口腔ケアによって咳反射の改善も確認されている．
　口腔ケアはいくら毎日行っても，1日もたてば，要介護高齢者では口腔内雑菌がもとに戻ってしまうと報告されており，口腔ケアは口腔内雑菌を減らすより，口腔内を歯ブラシで刺激してサブスタンスPを放出させ，嚥下と咳反射を改善することが主な作用と考えられる．

図1 タナトリルと肺炎（Sekizawa, et al., 1998.[1]）

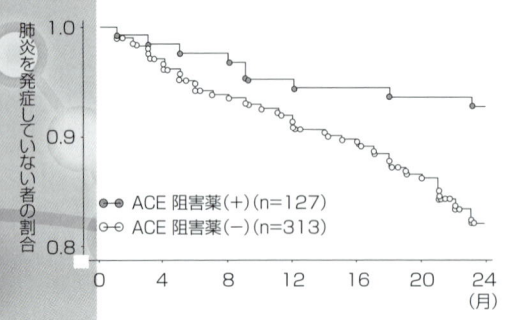

タナトリル使用群（●）は非使用群（○）に比べて肺炎発症を低下させた．

表1 カプサイシントローチ（Takahashi, et al., 2005.[2]）

リスクファクター	No.	カプサイシントローチ投与群 ベースライン	Day 28	コントロール群 ベースライン	Day 28	P value
LTSR (sec)	32	5.7 ± 0.8	3.5 ± 0.3*	5.4 ± 0.6	5.7 ± 0.7	.05*
咳反射感受性 (log mg/mL)	32	1.4 ± 0.1	1.3 ± 0.1	1.5 ± 0.1	1.4 ± 0.1	.01**
MMSE スコア	32	15.2 ± 1.5	15.7 ± 3.2	16.6 ± 1.4	15.9 ± 1.9	.67
BI スコア	32	60.2 ± 4.9	57.2 ± 5.3	58.0 ± 6.3	58.6 ± 5.3	.64

カプサイシントローチ投与群は嚥下反射（反応潜時）が改善した．

図2 口腔ケアと嚥下反射（Yoshino, et al., 2001.[3]）

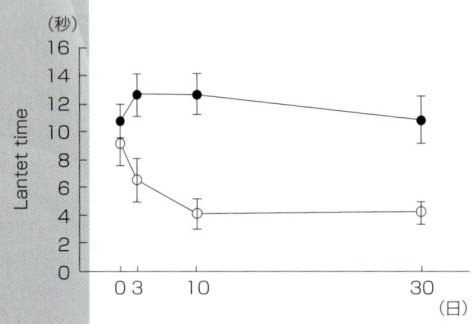

口腔ケア群（○）はサブスタンスPを口腔から放出させて，嚥下反射を改善する．

口腔ケアによって2年間の肺炎発生を40％だけ減少させることができた[4]（表2）．表2の対象は，施設入所中の要介護高齢者であるが，これらの高齢者はいったん肺炎に罹患すると，抗菌薬治療によっても20％しか救命できない．しかし，口腔ケアによって肺炎の死亡率を50％にすることができた．このことは，口腔ケアが抗菌薬よりすぐれていることを示している．

　歯のない人への口腔ケアを行うことによって，歯のある人と同等の肺炎発生率と肺炎死亡率を予防できた[5]（表3）．歯のない人へも口腔ケアを行うべきであると考えられる．

　食事の際の誤嚥を予防するには，熱い食物は熱いなりに，冷たい食物は冷たいなりに食べることによってサブスタンスPが口腔から放出されて，嚥下反射は改善される[6]（図3）．なまぬるい食物は最悪であることを示している．

3　ドーパミンの改善

　ドーパミンが少なくてサブスタンスPが出ないのであるから，ドーパミンを補充するとよいと考えられる．シンメトレルはドーパミンの合成を促す．シンメトレル投与によって両反射は改善され，肺炎発生が減少した[7]（図4）．

　いったん肺炎に罹患した患者に抗菌薬のみを投与した群と抗菌薬にタナトリルとシンメトレルを併用して投与した群を比較したところ，後者では肺炎治療のための抗菌薬の量は半減し，在院日数は2/3に短縮し，医療も2/3に縮小した．MRSAの発生率，肺炎での死亡率も減少した（表4）[8]．

　誤嚥性肺炎はたえず誤嚥が生じているために，抗菌薬で治療しても難治性で，再発しやすい．このとき誤嚥を予防するようにタナトリルとシンメトレルを併用することによって誤嚥が少なくなり，肺炎は治療しやすくなるといえる．

4　大脳機能と誤嚥性肺炎

　不顕性脳梗塞も含めると，脳血管障害の99％は脳梗塞と考えられる．不顕性脳梗塞でも要介護高齢者であれば，2年以内に30％は肺炎を生じる．

　要介護高齢者に抗血小板作用と脳血管拡張作用をもつプレタールを投与したところ，脳梗塞の発生を約半分に抑制するとともに，肺炎の発生を抑制した[9]（図5）．肺炎は脳の病気であることが示されている．

　黒こしょうのアロマテラピー（におい）により，前頭葉の前帯状回にある食欲中枢と，島前方部にある嚥下中枢が活性化する[10]（図6）．健康者でも，黒こしょうのアロマテラピーにより，唾液の分泌が高まり，無意識のうちに嚥下運動が生じてしまう．

　黒こしょうを徐放性にしてアロマパッチを作製し，1日に1回下着にはり付ける（図7）．すると，黒こしょうのアロマ（におい）が徐放性に出て，食欲

表2 口腔ケアと肺炎（Yoneyama, et al., 1999.[4]）

	対象患者数	年齢（歳） （平均±標準偏差）	ADL ベースライン 女性/男性	ADL ベースライン 平均±標準偏差
口腔ケア群	184	82.0±7.8	148/36	16.3±6.5
非口腔ケア群	182	82.1±7.5	145/37	16.2±6.7

	MMSE ベースライン 平均±標準偏差	発熱者数 （割合）	肺炎発症者数 （割合）	死亡者数 （割合）
口腔ケア群	13.6±6.9	27**(15)	21*(15)	14**(7)
非口腔ケア群	13.9±6.9	54(29)	34(19)	30(16)

施設入所中の要介護高齢者に口腔ケアを実施したところ肺炎発生を40％だけ減少させた．さらに肺炎による死亡率をSD％にとどめた．

表3 歯のない人への口腔ケア（Yoneyama, et al., 2002.[5]）

	グループ	患者数	年齢 （平均±標準偏差）	女性/男性	ADL ベースライン 平均±標準偏差
義歯（＋）	口腔ケア群 非口腔ケア群	109 99	79.9±7.9 79.3±7.6	82/27 80/19	17.1±6.3 16.7±6.8
義歯（－）	口腔ケア群 非口腔ケア群	75 83	84.3±7.4 84.9±7.1	63/12 68/15	15.8±6.5 16.0±6.9

	グループ	MMSE ベースライン 平均±標準偏差	発熱者数 （割合）	肺炎発症者数 （割合）	死亡者数 （割合）
義歯（＋）	口腔ケア群 非口腔ケア群	14.8±8.5 15.3±9.9	13**(11) 26(26)	21*(15) 19(21)	8*(6) 20(20)
義歯（－）	口腔ケア群 非口腔ケア群	12.7±7.8 12.4±9.2	14**(18) 28(34)	9(9) 15(20)	6(7) 10(13)

歯のない人への口腔ケアは肺炎の発生率と肺炎での死亡率を歯のない人と同等に改善した．

図3 食物温度と嚥下反射（Watando, et al., 2004.[6]）

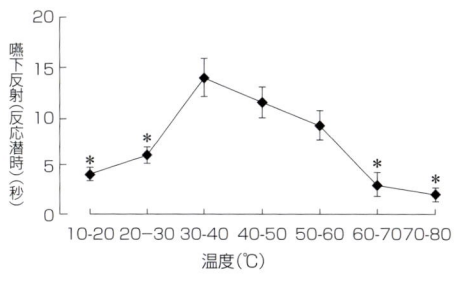

食物の温度によって嚥下反射（反応潜時）は異なる．

図4 シンメトレルと肺炎（Nakagawa, et al., 1999.[7]）

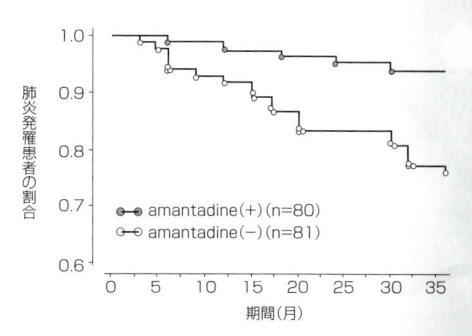

シンメトレル3投与によって（●）、非投与群（○）に比べて肺炎発生は減少した．

表4 肺炎に対する併用療法（Kanda, et al., 2004.[8]）

	コントロール群	介入群	P value
	(n = 35)	(n = 33)	
年齢（平均±標準偏差）	78 ± 8	78 ± 7	0.83*
性別（男性／女性）	7/28	10/24	0.53**
Barhtel index,（平均±標準偏差）	34 ± 15	35 ± 16	0.70*
抗菌薬投与日数（日）（平均±標準偏差）	39 ± 22	17 ± 12	< 0.01*
入院期間（日）（平均±標準偏差）	51 ± 36	37 ± 22	0.04*
医療費（米ドル／人）（平均±標準偏差）	15114 ± 10806	10766 ± 6148	< 0.05*
MRSA罹患者数	16	4	< 0.81**
死亡者数（院内）	15	5	0.03**

肺炎患者に抗菌薬群（コントロール群）と抗菌薬群にタナトリルとシンメトルを併用した群（介入群）を比較したところ，抗菌薬の使用量等の改善をみた．

図5 プレタール（Yamaya, et al., 2001.[9]）

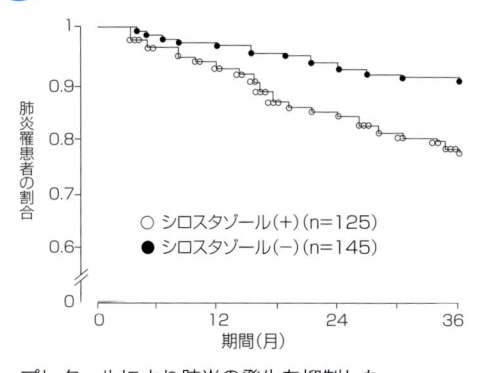

プレタールにより肺炎の発生を抑制した．

15．嚥下反射・咳反射の改善のために

中枢と嚥下中枢を刺激し，食事量が次第に増加し，嚥下運動も活発になる．

誤嚥性肺炎を生じる人は，嚥下運動は 1 時間に 5 回くらいしか行われないが，健常高齢者では 1 時間に 18 回くらい嚥下運動が行われる．

5 胃液の誤嚥改善

胃液は胃酸，ペプシンと浸透圧があり，胃液を誤嚥すると，肺炎は 3 倍重症化する．胃液の誤嚥を予防するには，胃内容物を蠕動により速く送り出すガスモチンがよい効果を示す．胃瘻患者にガスモチンを投与したところ，肺炎に罹患せず生存率が向上した[11]（図 8）．

胃食道逆流現象を防ぐため，重力の助けを借りて胃液の誤嚥を防ぐ方法は，食後 1 ～ 2 時間座位を保つことである．寝たきりでは胃食道逆流現象が生じやすいため，食事中および食後座位を保つことによって，胃食道逆流現象は少なくなり，胃液による誤嚥も予防できる．

6 細胞性免疫

65 歳以上であれば一度は結核感染を起こしているはずであり，ツベルクリン反応陽性のはずである．しかし，ツベルクリン反応陰性の高齢者がいて，肺炎をくり返すようなら，BCG ワクチンを接種してみるとよい．BCG ワクチン接種後細胞性免疫が増加してツベルクリン反応陽性になれば，肺炎に罹患しなくなる[12]．試みるべき方法の一つだろう．

以上，抗菌薬によらない誤嚥性肺炎の改善について述べたが，患者のどの段階を治療すれば全体の流れを断ち切ることができるのか目安を立て，適時各方法を投与すべきである．

図 6 黒胡椒のアロマテラピー（Ebihara, et al., 2006.[10]）

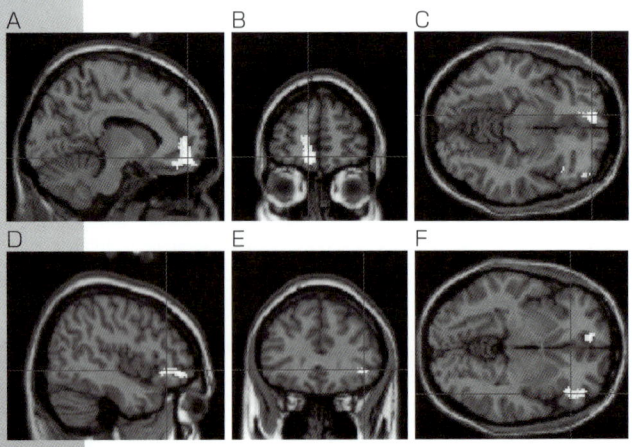

黒こしょうのアロマテラピーにより前頭葉の前帯状回にある食欲中枢が活性化された．

図7 黒胡椒のアロマパッチ

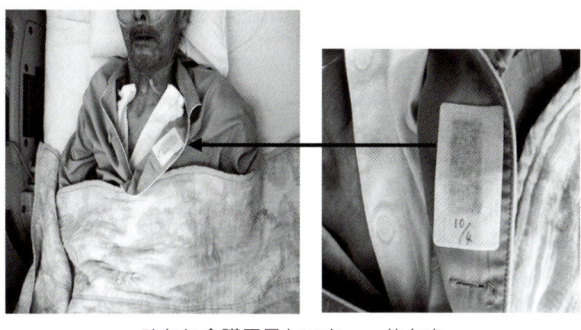

ひかり介護用品センター　仙台市
黒こしょうのアロマパッチを1日1回下着にはり付けて，摂食障害を改善する．

図8 胃瘻患者におけるガスモチンと生存率
（He M, et at., 2007.[11]）

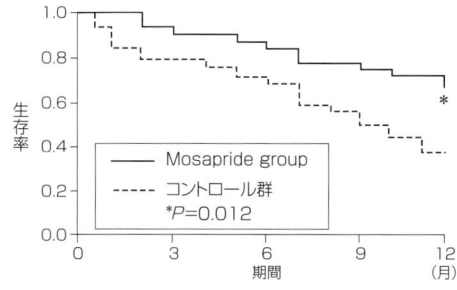

胃瘻患者にガスモチンを投与したところ，肺炎に罹患せず生存率は向上した．

（藤井昌彦，佐々木英忠）

文献
1) Sekizawa K, et al.: ACE inhibitors and pneumonia. Lancet, 352: 1069, 1998.
2) Takahashi H, et al.: Capsaicin troche for swallowing disorder in older people. J Am Geriatr Soc, 53: 824-828, 2008.
3) Yoshino A, et al.: Benefits of oral care in the elderly. JAMA, 286: 2235-2236, 2001.
4) Yoneyama T, et al.: Oral care and pneumonia. Lancet, 354: 515, 1999.
5) Yoneyama T, et al.: Oral care reduces pneumonia of elderly patients in nursing homes. J Am Geriatr Soc, 50: 430-433, 2002.
6) Watando A, et al.: Effects of temperature on swallowing reflex in elderly patients with aspiration pneumonia. J Am Geriatr Soc, 52: 2143-2144,

2004.
7) Nakagawa T, et al.: Amantadine and pneumonia. Lancet, 353, 1157, 1999.
8) Kanda A, et al.: A combinational therapy for pneumonia in the elderly people. J Am Geriatr Soc, 52: 846-847, 2004.
9) Yamaya M, et al.: Antithrombolic therapy for prevention of pneumonia. J Am Geriatr Soc, 49: 687-688, 2001.
10) Ebihara T, et al.: A randomized trial of olfactory stimulation using black pepper oil in older people witj swallowing dysfunction. J Am Geriatr Soc, 54: 1401-1406, 2006.
11) He M, et al.: Mosapride itrate prolongs survival in stroke patients with gastrostomy. J Am Geriatr Soc, 55: 142-144, 2007.
12) Nakayama K, et al.: Interferon-gamma responses to mycrobacterial antigens in Heaf-positive children. Lancet, 360: 1335, 2002.

16 摂食・嚥下リハビリテーション

1 摂食・嚥下リハビリテーションのファーストステップは医師が口腔を診ることである

1）口腔ケアがなされているか
　口腔内が汚いということは，誤嚥時に肺炎を起こすリスクを高めることになる．また，口腔内が汚いのに口腔ケアがなされていないということは，ADLが低い，介護力が低いなどの理由があってのことであり，その対策を要するということでもある．

2）歯あるいは義歯はあるか
　無歯顎で義歯などが装着されていなければ顎位が安定せず，咀嚼に不利なばかりか，咀嚼不要の嚥下においても圧がかけにくくなり不利となる．

3）鼻呼吸ができるかどうか
　口呼吸を要していると，咀嚼嚥下中に吸引性の誤嚥をする確率が高くなる．口を閉じて鼻呼吸ができないということは，顎位の不安定や，呼吸筋力の低下を示している．

2 経口摂取の前に，リスク管理をしっかりしておく

　経口摂取を早くしたいのはもちろんであるが，早期に始めればそれなりに誤嚥のリスクもある．すでに誤嚥性肺炎を起こしている高齢者は誤嚥の可能性が高いと考え，誤嚥しても喀出できる咳力，誤嚥しても熱を出さない体力，少し肺炎になりかかっても治せる体力を養成する．医師・栄養士による栄養計画と，理学療法士・看護師による排痰喀出系の訓練や薬物療法を確立する．
　また，経口摂取を再開して熱が出るとすぐに経口摂取が原因と考えて再び禁食にしがちであるが，他の原因による発熱もありうる．それらの可能性をあらかじめ除外できる状態にしておいたほうが，経口摂取訓練の際に雑音が少ない．すなわち，口腔ケアの徹底，胃食道逆流の予防，尿路感染の予防（残尿のチェックなど）を行い発熱の要因を排除する．

3 経口摂取可能かどうかの判断は，嚥下機能とリスクの比較から

　局所の嚥下機能は，水飲みテスト，フードテスト，嚥下造影，嚥下内視鏡な

どによって評価できる．嚥下機能評価は医師自らが行っても，他科の医師にコンサルトしても，あるいは言語聴覚士などに依頼してもよい．しかしそのあと，局所の嚥下機能と，全身状態の両者の把握に基づいた，当面の方針決定が主治医の判断である．王道としては，肺炎が治癒し，CRPが正常化し，熱もなく，意識状態も良好になってから経口摂取を開始したいところだが，高齢者の誤嚥性肺炎の場合には，そこまで待つことが廃用の誘発などのリスクになる場合もある．細々でも経口摂取を続けたり，再開することが，意欲などの点で大きな意義があると判断される場合もあり，リスクがあっても氷片の嚥下訓練などを開始する場合もある．経口摂取訓練は，「栄養摂取のためでありどんどん増やしたい」のか「嚥下機能維持・回復のためであり，栄養は別ルートで確保されている」のかの区別が重要である．

4 嚥下評価のピットフォール

　高齢の誤嚥性肺炎症例の場合，気をつけなければならないことが2点ある．一つは1回の嚥下機能評価が必ずしもその患者の能力を反映しないこと，もう一つは，誤嚥性肺炎自体が事実上嚥下機能を低下させること，である．脳卒中の既往もなく食事もしていた高齢者でも，誤嚥性肺炎で入院し，すぐ不用意に再開して肺炎再発などすると，全身状態とサルコペニアなどの影響から，嚥下機能が著しく低下する．当初嚥下機能がよい見込みがあると，その間に非経口的な栄養投与がスタートしていないことも多く，嚥下筋力の低下・喀出力の低下が増幅される．

5 嚥下時に安全なものは，とろみ水またはゼリーであり，ただの水（サラサラの液体）は誤嚥しやすい

　安全そうなものから評価を行い，評価の結果が良好ならばその形態の食品を許可し，数日後に（何回も飲み込むことで嚥下機能が練習され，改善してきたら）次の形態のものをトライする，という手順をふむ．

6 嚥下訓練は誰に頼むか

　一般的には言語聴覚士にリハ処方する．言語聴覚士がいないときには，看護部門がそれを担う場合がある．嚥下認定看護師がいる場合には，専門看護師として病棟看護師への指導や，評価などで頼りになる存在となる．言語聴覚士にリハビリテーションを処方する場合，看護師との業務分担調整が必要である．間接訓練（食品を用いない訓練）も言語聴覚士だけよりも他の職種が加わったほうが実行頻度が高くなるし，また，直接訓練（食品を用いる訓練）も，看護師でもできる場合も多い．3食の食事が出るようになると，看護師の介助ある

いは観察技術のよしあしが誤嚥の頻度を左右することになるので，言語聴覚士任せにならないように調整し，双方の技術を高めていく必要がある．

7 理学療法士への処方を

　理学療法士に「喀出・排痰訓練」「体力向上」「頸部前面筋力の向上」を処方することも忘れない．誤嚥しても喀出できるためには，呼吸喀出体力系の向上が欠かせない．また，嚥下に関与する頸部の前面の筋群は，誤嚥性肺炎の高齢者では低下している場合が多い．臥位からの頭部挙上訓練は，高齢者の嚥下障害にエビデンスのある訓練手法であり，理学療法士の動員が重要である．

8 施設に段階的な嚥下調整食があるか確認する

　栄養科に確認し，なければつくってもらうとよい．段階的な嚥下調整食（嚥下食）の代表的なものが嚥下ピラミッドであり，その他，施設の患者層に応じて，3～5段階のものが用意されていることが多い．一般的には，介助の手間を考え，昼1回から開始，などの指示が現実的である．各病棟で，だいたいのプロトコールを作っておくと便利である．食事の段階をあげるには，その食形態で「摂食できているか」「誤嚥していないか」の2要件を満たすことを確認したい．すなわち，2，3日様子をみてランクアップを検討する．嚥下障害が重度の，虚弱な症例では週2回（月・木）が現実的であり，明らかに軽症の症例では2日ごとのアップ，などとなる．たいてい介助者の確保しやすい昼からアップし，昼の様子をきいてあまりむせているようならすかさず夕食には戻す必要がある．主治医は定期的に採血結果・発熱の有無・痰の増加がないかどうか・摂食状況を確認し，段階的に食形態をあげていく．

9 摂食・嚥下リハビリ処方後のフォローアップ

　最低でも週に1回は，進行状況を，療法士・看護師それぞれに確認する．順調に回復している場合には，そろそろ退院の話を詰める段階に進む．順調でない場合には，その理由を相談し，対策を協議する必要がある．医師はともすると報告がないと，順調に進んでいるものと考えがちだが，コメディカルスタッフには医師への報告や連絡を気軽にすることができないこともある．必ず，「状況はどうか」「なぜそうなっていると考えるのか」「他に可能性はないのか」「医師に何をしてほしいか」を確認する．もちろん他の職種・関係者の意見を聞いたうえでのことだが，残念ながら目標をダウンさせなければならない場合もある．ゴール・方針の変更は医師の責任で，最終決定し周知させる．

（藤谷順子）

17 亜急性期の呼吸リハ（座位）

1 はじめに

　早期離床をはかり座位での呼吸リハへ移行するためには，スタッフ間の意思統一と同時に，患者・家族への説明が欠かせない．そのうえで，臥位から座位への起こし方・起き方指導，ベッド柵（図1）を利用した安定した端座位，ポータブルトイレの選択（図2）などの工夫も取り入れて進めていく．

2 一般事項

　ギャッチアップ，リクライニング式車椅子，端座位，普通型車椅子，椅子などを利用し，状況に応じて早期離床を進める．
　酸素投与，点滴，尿カテーテル等があっても，離床を控える理由にはならない．しかし，離床を阻害する要因にはなりうるので，可能な範囲で整理する．酸素投与中であれば，チューブ延長や酸素ボンベ搭載可能な車椅子利用，酸素ボンベカート利用で対応する．点滴はヘパリンロックの利用，尿カテーテルはポータブルトイレ，尿器，リハビリパンツなどの利用や定時の排尿誘導，夜間のみの尿カテーテル利用などで，早期抜去を目指す．
　リクライニング式車椅子を使用すれば，端座位や普通型車椅子乗車が困難なケースでも早期から離床を進めることができる．四肢・体幹筋力強化だけではなく，病棟ロビーなどで過ごすことで日中覚醒，認知症進行予防などにも役立つ．
　端座位は背もたれがないのでベッド柵の利用（図1参照）やベッド高の調整などで安定した姿勢がとれるように調整する．
　普通型車椅子乗車が可能なら，病棟トイレや病棟ロビーへの移動，車椅子からの立ち上がり訓練，車椅子座位での上下肢訓練などが実施可能である．このとき，クッションを利用するなどして褥瘡を予防したり安楽な姿勢を確保するのも大切である．

3 亜急性期の呼吸リハ（座位）

1）呼吸法

　肺炎に伴う呼吸苦がある場合，浅く速い呼吸パターンのことが多く，大きな

図1 ベッド柵
端座位保持，立ち上がり，車椅子への移乗などに有利

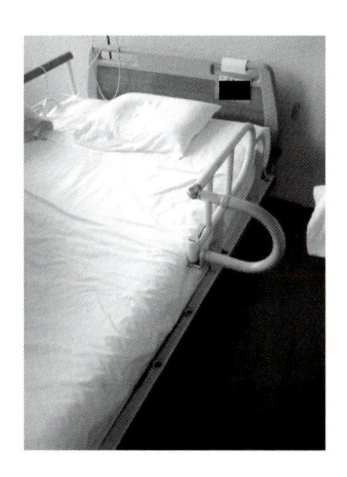

図2 ポータブルトイレ
背もたれ・肘掛けつき，高さ調整式であれば，移乗動作が楽で座位が安定する．

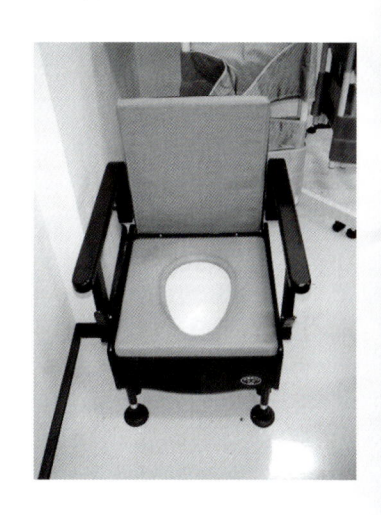

ゆっくりとした呼吸を促すことが大切である．
- 口すぼめ呼吸（p.22 参照）
- 腹式呼吸（p.22 参照）

2) ハフィング・咳練習（p.23 参照）
3) シルルベスター法（p.37 参照）
4) 座位での体操（図3）

① 患者・家族への説明を詳しく行う
- 呼吸訓練の原理：呼吸コストの節約および換気効率の改善．
- 運動療法と呼吸訓練の目的：労作時の呼吸困難感の改善，労作能力の拡大，心不全の改善等を通して，運動能力維持・向上，ADL 向上，QOL 向上を目指す．

② 酸素流量調整とパルスオキシメータ利用

最も正確なのは血液ガス分析であるが，ベッドサイドで簡単にリアルタイムで確認できるのはパルスオキシメータであり有用である．運動負荷による SpO_2 の変動を PR の変動とともに確認して，心負荷の程度や予備能力を推測する．運動負荷後の SpO_2 低下（酸素負債）と回復までの時間なども参考になる．

図3 車椅子座位での体操

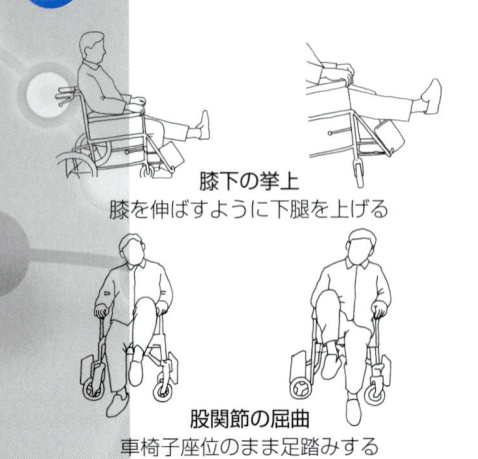

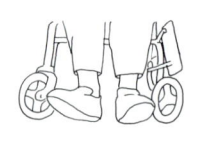

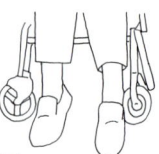

膝下の挙上
膝を伸ばすように下腿を上げる

股関節の屈曲
車椅子座位のまま足踏みする

足関節の底背屈

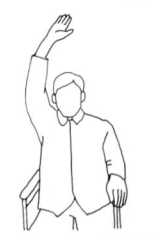

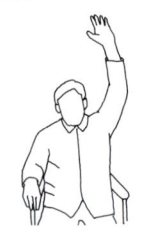

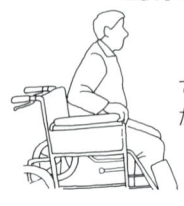

上肢挙上（片手ずつ）
できれば背もたれに寄りかからずにできるようにする

（藤本雅史）

18 認知症進行予防

1 はじめに

誤嚥性肺炎の中枢性機序は，仮性球麻痺によるものが多い（図1）．

誤嚥性肺炎は寝たきりの状態で起きることが多いため，廃用症候群と認知機能・情動の低下の関連を知っておく必要がある．

廃用症候群では，誤嚥以外に多くの老年症候群を同時にもつことが多く，薬剤投与の機会が増えるだけでなく，併存する老年症候群による認知機能の低下に気を配る必要がある．

2 認知症の進行予防の戦略

まず，全身の診察・検査所見から改善すべき病態があるかどうかをチェックする（表1）．

寝たきりでは，昼夜逆転・不眠が起き，睡眠薬を投与されたり，譫妄のために抗精神病薬を投与されているケースも多い．これらは，覚醒障害・注意力障害を起こし，認知症の見掛け上の悪化をもたらす．誤嚥により，経管栄養・胃瘻栄養となっているケースも多いが，ナトリウムの量が塩化ナトリウムを加えないかぎり3g以下になっていたために，低ナトリウム血症によって，傾眠傾向になり「ぼけがすすんだ」と家族に思われているケースも少なくない．誤嚥性肺炎は発熱疾患で，サイトカインが中枢のプロスタグランディン産生を介して，抗利尿ホルモンの分泌を充進させ，SIADHを起こすことがあるが，軽度の低ナトリウム血症は，発熱症例の半数にみられる．高齢者では，TSHが高いがT3が正常な，臨床的には不顕性な甲状腺機能低下症が少なくない．

低栄養が加わるとさらにT3が低下し，反応性の低下，認知機能の低下がみられる．甲状腺機能も検査する必要がある．

中枢性の機序で，最も誤嚥を認める頻度の高いものは脳血管障害であるが，脳血管性認知症は，本来適切なリハビリテーションによって，新たな脳血管障害が起きないかぎり，進行は非常に緩やかであり，誤嚥性肺炎後に進行した場合は，上記の治療可能な病態を見のがしているか，リハビリテーションを行わずに寝かせきりにしている廃用性の前頭葉血流低下に起因する．脳血管障害では，前頭葉血流の低下は共通に存在し，意欲の低下，無力感をPost Stroke

図1 嚥下障害の中枢性機序

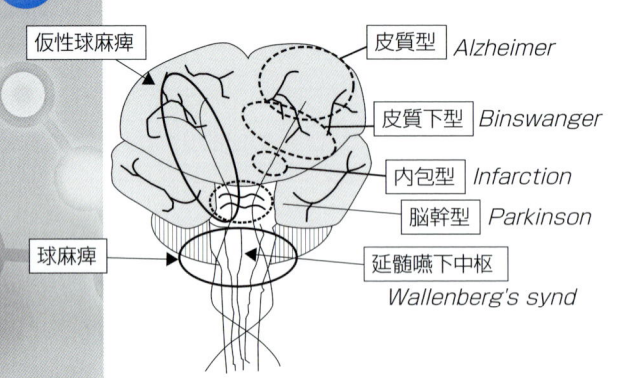

仮性球麻痺
皮質型 Alzheimer
皮質下型 Binswanger
内包型 Infarction
脳幹型 Parkinson
球麻痺
延髄嚥下中枢
Wallenberg's synd

球麻痺：延髄の舌咽，迷走，舌下神経の運動神経核障害
　　　　発声，発語，嚥下，呼吸障害
仮性球麻痺：延髄神経核の上位神経障害による

表1 治療可能な認知症様病態

D：Drug（薬；睡眠薬，抗ヒスタミン剤，麻酔薬，リドカイン），Depression（うつ）
E：Environment（術後譫妄，ICV 症候群）
M：Metabolic（高血糖，低血糖，甲状腺機能低下，ビタミン B 欠乏，肝不全，腎不全，低 O_2）
E：Electrolytes（脱水，低ナトリウム，高ナトリウム，高カルシウム，アルカローシス）
N：Neoplasma（悪性腫瘍，脳腫瘍），Neurological（脳血管障害，くも膜下出血）
T：Toxic（CO_2 ナルコーシス），Trauma（頭部外傷）
I：Infection（肺炎，敗血症，髄膜炎，尿路感染，インフルエンザ）
A：Alcohol

　Apathy または Post Stroke Depression と呼ぶ．これらの脳血流低下に対しては，塩酸ニセルゴリン（サアミオン）や塩酸アマンタジン（シンメトレル）が脳血流増加や意欲の向上に効果があることが示されている．塩酸アマンタジンは，誤嚥性肺炎の予防効果もあり，より使用しやすい薬剤である．100mg の少量で効果が期待できる．

　パーキンソン病やレビー小体型認知症は，脳幹部病変を介して誤嚥をきたし，皮質病変や辺縁系病変を介して認知症やうつ，注意力障害をきたす．レビー小体型認知症では，アセチルコリン系の関与が高いため，塩酸ドネペジル（アリセプト）がよく効く．また，アマンタジンも幻覚に注意しつつ，併用すべきである．

　レビー小体型認知症で，幻視や興奮を伴う例には，抑肝散の併用が ADL を下げずに効果がある．

　1 日 7.5g 分 3 であるが，服薬介助の負担を考えて 5g 分 2 でもよい．

　中枢性の誤嚥性疾患では，身体のリハビリテーションは必須である．リハビ

表2 周辺症状下位項目の前後の値の有意差

	対照群 (n=63，平均86.1歳)	認知リハ群 (n=203，平均84.6歳)
HDSR	17.8 ± 6.8	17.3 ± 5.9
脳血管性認知症	44%	32%
物をなくす	ns	p = 0.003
昼間寝てばかり	ns	p = 0.0023
介護拒否	NA	p = 0.0072
何度も同じ話	ns	p = 0.022
暴言	NA	p = 0.0097
言いがかり	NA	p = 0.0006
場違いな服装	NA	p = 0.0023
ため込み	ns	ns
無関心	ns	p = 0.0072
昼夜逆転	ns	p = 0.0593
常同行動	p = 0.08	ns
散らかし	ns	ns
徘徊	ns	ns

リテーションは嚥下反射，咳反射に重要なサブスタンスPの産生を亢進させるが，これは同時に脳内のアセチルコリンの分解を抑え，アミロイドのクリアランスも促進する．

認知機能に直接働き掛ける「認知症短期集中リハビリテーション」は認知機能の回復に有効である．

これは，老人保健施設，療養型病床の入所・入院から3か月に限って施行可能である．

現在老人保健施設の20％程度が行っているので，全国老人保健施設協会のホームページ（http://www.roken.or.jp/）から検索し，急性期後の退院支援に役立ててほしい．

認知症短期集中リハビリテーションは実施群で長谷川式簡易知能スケールの1点程度の改善（対照群は悪化），多様な周辺症状の改善がみられる（表2）．

3 おわりに

誤嚥を来す病態は，「食べる」という最後に残される日常生活活動度（ADL）が奪われる状態である．ADLの全般的改善なしに誤嚥のみ改善することは長期的に不可能である．薬物療法だけでなく，リハビリテーションを早期にとりいれることが，誤嚥予防と認知機能低下予防に共通した対策であることを改めて強調したい．

（鳥羽研二）

19 安全な経鼻経管栄養の方法

1 はじめに

　誤嚥性肺炎の治療に際し，「経口摂取禁止」が指示されることは珍しくない．その場合，何らかの方法で栄養や水分の管理を行うこととなる．栄養管理法（代替栄養法）には，大別して経腸栄養法（enteral nutrition；EN）と経静脈栄養法（perenteral nutrition；PN）がある．それぞれに利点と欠点があり，使用する時期や期間，経口摂取可能な量により，最も適した方法を選択する．誤嚥性肺炎後の患者では，管理の行いやすさのみを考えるのではなく，患者の嚥下機能を阻害（嚥下障害を助長）しないような栄養管理法を選択することが重要である．
　ここでは，最も用いられることの多い，経鼻経管栄養について述べる．

2 経鼻経管栄養のメリット・デメリット（表1）

　NST（Nutrition Support Team）の稼働により，患者の栄養状態の評価・管理のみならず，「腸管の使用」の重要性も浸透しつつある．経腸栄養法は従来，手技や管理が簡便であるという利点から広く用いられてきた．近年では，消化管のもつ各機能（吸収，免疫，内分泌，バリア）の維持や，ストレスに対する代謝反応亢進の緩和などの利点が注目され，消化管の使用に問題がない場合は早期に経腸栄養が開始されるようになった．なかでも，経鼻経管栄養法は，施行者側が手技に慣れており，安価で簡便に行えることから，最も頻繁に行われる栄養法である．
　一方で，経鼻経管栄養法には，チューブの誤挿入による種々のトラブルや，消化器合併症などの問題点がある．また，経鼻的にチューブを留置することでのデメリット（咽頭部の違和感，嚥下運動の阻害，自己抜去防止のための抑制など）も軽視できない．チューブが嚥下運動を阻害している場合には，チューブを留置していること自体が嚥下障害の原因となる可能性がある[1〜3]．したがって，チューブ留置の状態での嚥下評価は，チューブのために空嚥下ができない，むせやすい，食べたがらないなどの症状が出現している可能性があることを認識したうえで行う．
　また，チューブの刺激により咽頭の分泌物が増加することや，異物である

表1 経鼻経管栄養のメリット・デメリット

> メリット
> ①頻用されているため医療者が手技に慣れている
> ②安価で管理が簡便
> ③消化管の持つ各機能（吸収，免疫，内分泌，バリア）の維持
> ④ストレスに対する代謝反応亢進の緩和
>
> デメリット
> ①チューブ誤挿入に伴うトラブル
> ②下痢・嘔吐などの消化器合併症
> ③チューブ留置に伴う咽頭部違和感，嚥下運動阻害
> ④胃食道逆流の誘発
> ⑤自己抜去防止のための抑制

チューブの周囲に痰や細菌が付着し咽頭が不潔となりやすいこと[4]，胃食道逆流を起こしやすくすることなどから，誤嚥性肺炎予防の観点からも注意を要する．

3 チューブの選択

1) 材質

ポリ塩化ビニル，シリコン，ポリウレタンなどが使用されている．経鼻経管栄養では，鼻腔から咽頭を経由してチューブを一定期間，胃や小腸へ留置するため，留置時の違和感や粘膜への刺激ができるだけ少ない材質が望ましい．シリコン，ポリウレタンのチューブは比較的柔軟であり違和感は少ないが，コシがなく挿入にガイドワイヤーを必要とすることがある．ポリ塩化ビニルのチューブは安価で挿入も比較的行いやすいが，消化液により硬化するため長期の留置には向かない．

2) 外径

チューブへの違和感や嚥下運動への影響をできるだけ少なくするためには，細いチューブの使用が望ましい．経管栄養剤の注入には，チューブの太さが8Frあれば十分である．しかし実際の臨床場面では，14Fr以上のチューブが留置されている患者にしばしば遭遇する．消化管の減圧や排液などを目的に使用するチューブと混同しているものと思われるが，チューブの使用目的を考えない太さの選択は，医原性嚥下障害の原因となる．また，チューブの種類によって外径と内径の比率に違いがあり，外径が同じでもチューブ閉塞のリスクが異なることにも留意する．

注入する栄養剤（特に自然食品流動食）や薬剤によっては，8Frでは閉塞することもあり，実際には8-12Frのチューブを使い分ける．特に，半固形の栄養剤の注入には10-12Frを用いることが多いが，増粘剤を混ぜてから粘度が

19. 安全な経鼻経管栄養の方法

上がる前に急速注入する方法や，胃内で半固形化する方法[5]を用いれば，8Frのチューブが使用可能な場合もある．

4 挿入時の注意

1）誤挿入を防ぐ

　気道への誤挿入は，死亡事故に直結するため，チューブの先端位置の確認はきわめて重要である．先端位置が確認できない場合は栄養剤の注入を開始すべきでない．

　先端位置の確認は，通常，水泡音の聴取（チューブに空気を注入しながら心窩部を聴診）により行う．併せて，胃液の吸引とpHチェックを行うことが望ましいが，先端が胃に入っていても胃液が吸引されない場合や，制酸剤の内服でpHが変化している場合などがある．確実に確認するにはX線撮影を組み合わせるが，被曝の問題もあるため，頻回な撮影は避ける必要がある．

2）挿入困難への対応

　チューブ挿入の途中で先に進まなくなった場合，特にガイドワイヤーを使用するときには，無理に押し込むと食道粘膜の損傷や潰瘍形成，穿孔の危険があるので注意する．

　鼻孔から20 cm前後のところで入りづらくなった場合，食道入口部でつかえているか，先端が喉頭へ向いてしまっている可能性がある．無理にチューブを進めず，唾液を飲み込むよう指示しながら，嚥下運動とタイミングを合わせてチューブを進める．また，後述する頸部回旋法を用いると，スムーズに挿入できることが多い．

　鼻孔から40～50 cmくらいのところでつかえた場合は，食道と胃の接合部の形状（食道から胃に移行する部分が鋭角に曲がっているなど）が原因になっていることが多い．座位から臥位，仰臥位から側臥位など，体位を変えてみるとチューブが進むようになることがある．また，空嚥下を促す，チューブから空気を注入するなどして食道蠕動を誘発すると挿入できることがある．

3）咽頭での交叉を防ぐ（頸部回旋法）[6]

　留置されたチューブが咽頭を左右に横切るように挿入されている，すなわち，挿入された鼻孔と反体側の梨状陥凹をチューブが通過している場合，嚥下に影響を与えることが指摘されている[1]．特に，径の太いチューブが咽頭で交叉していると，喉頭蓋の反転が妨げられ，気道防御機構の障害により誤嚥の危険が高くなることがある（図1）．

　チューブが，挿入した鼻孔と同側の梨状陥凹を通過するように挿入するには，挿入した鼻孔と反対側に頸部を回旋し（右の鼻から挿入する場合は左を向く），対側の咽頭壁を滑らせるようにするとよいことが報告されている（頸部回旋法

図1 留置されたチューブによる喉頭蓋の圧迫（内視鏡所見）

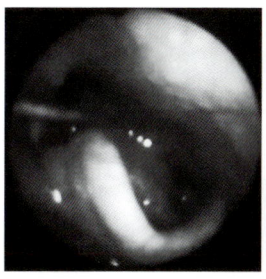

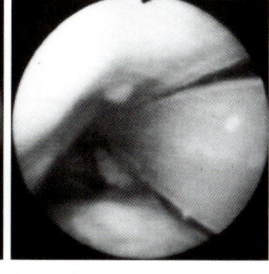

左：8Fr のチューブが右の鼻孔から右の梨状陥凹へ挿入されている．
右：径の太いチューブが左の鼻孔から右の梨状陥凹へ挿入され，咽頭を横切って喉頭蓋を圧迫している．

図2 頸部回旋法

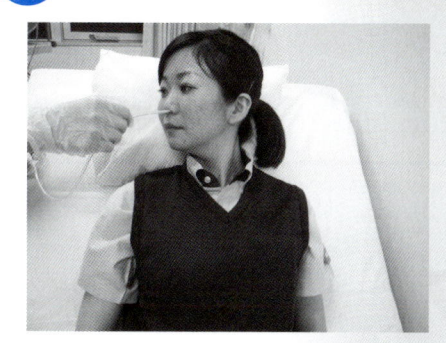

チューブを挿入する鼻孔と反体側へ顔を向けながら挿入する．

図3 頸部回旋時の咽喉頭の様子

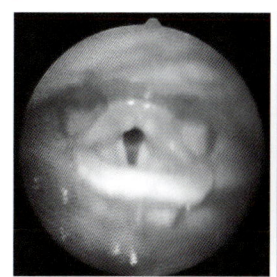

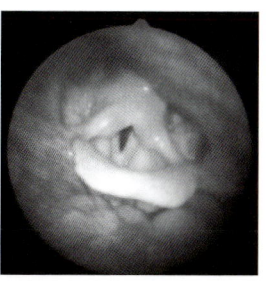

頸部回旋により，喉頭蓋が回旋方向（側）に偏位し，反対側の咽頭壁と喉頭蓋の間が広がることで回旋と反対側（側）の梨状陥凹が広がっている．

（図2）．
　頸部回旋により，喉頭蓋が回旋方向に偏位し，反体側の咽頭壁と喉頭蓋の間が広がることで回旋と反対側の梨状陥凹が広がる[7]．また，食道入口部静止圧も回旋と反体側で低下する[8]．これにより，回旋と反対側（顔を向けた方と反対側）の梨状陥凹をチューブが通過しやすくなると考えられている（図3）．
　頸部回旋法は，チューブの咽頭での交叉を防ぐだけでなく，チューブ挿入時の患者の苦痛も軽減できる．医療者側も，挿入に手間取ることでかかる負担を減らすことができるなど，メリットが多い．ぜひ試してもらいたい手技である．

5 経腸栄養剤について

　経腸栄養剤は，自然食品流動食と人工濃厚流動食とに大きく分けられる[9]．流動食とは，種々の原因で生じた消化吸収能低下状態に投与することを目的と

し，易消化性，易吸収性を備えた治療食の総称である．

1）自然食品流動食

自然食品流動食は，① 重湯，野菜スープなどの普通流動食，② 経口的に摂取する食事をミキサーにかけたミキサー食，③ 天然物由来の原料を使用してつくられた市販の天然濃厚流動食に分類される．最近では，各種人工栄養剤の普及により，一般病院で①，②が臨床的に使用される機会は減った．しかし，在宅においては，家族と同じものを食べているという満足感が得られやすく，経済的負担も少ないため，用いられることがある．

2）人工濃厚流動食

天然の栄養素材の人工的処理によって生成された栄養剤，あるいは窒素源としての合成アミノ酸や低分子ペプチド，糖質としてのデキストリンや，脂質，ビタミン，ミネラルなどを加えた栄養剤であり，自然食品流動食に対する用語として用いられる．人工濃厚流動食には，成分栄養剤，消化態栄養剤，半消化態栄養剤がある．

成分栄養剤は，糖とタンパク質がデキストリンとアミノ酸のみで構成されており，消化態栄養剤は，デキストリンとアミノ酸やペプチドで構成されている．したがって，これらはほとんど消化を要さずに吸収されるため無残渣であり，消化吸収機能の障害を有する症例に用いられる．成分栄養剤，消化態栄養剤はいずれも医薬品であり，食事としてではなく，医師の処方に基づき提供される．

一方，半消化態栄養剤は最終段階まで分解されていない成分からなるため，腸管である程度の消化を必要とし，残渣が残る．誤嚥性肺炎により一時的に経口摂取中止となり，経管栄養は必要だが腸管に問題がない場合は，半消化態栄養剤を用いることが多い．医薬品扱いの製品と，食品扱いの製品とがあるが，内容は大きく変わるものではない．特に在宅に移行する際など，医薬品タイプと食品タイプのどちらが入手しやすいか，患者・家族と相談しておくと継続がスムーズに行える．

6 経管栄養開始時の留意点と注入速度

経管栄養開始時の栄養剤の選択，量・注入速度の設定は，消化器系の合併症を回避するために重要である．開始時には少量・低速度から開始し，徐々に量・速度を上げていくことが多い．特に1か月以上消化管を使用していなかった場合や高齢者では配慮が必要である．

直前まで消化管を使用しており，消化器に問題のない患者では，半消化態栄養剤を40〜50 mL/時から開始し，1週間前後で通常の量や速度まで徐々にステップアップする．長期にわたって消化管を使用していないなど，消化器合併症が懸念される患者の場合は，栄養剤を0.3〜0.5 kcal/mL程度の低濃度

に薄め，かつ20mL/時という低速度で開始することが推奨されている[10]．

　最終的には1,000〜2,000mL/日の注入を行うことになるが，それでは通常の注入速度とはどのようなものか．成書では，「ゆっくり」と書かれていたり，「100mL/時以下」から「200mL/時前後」まで幅があったりと，統一された基準がない[11,12]．しかしいずれにしても，1回に500〜600mLを注入するとすれば3〜6時間もかかってしまう速さである．

　一方，日常の食事スピードを考えると，非常に大まかではあるが，500〜700g程度のものを10〜30分ほどで食べていることが多い．普通の食事を咀嚼し，味わいながら摂取する速さと，経管栄養の速さを一概に比較することはできないが，これは時間あたり最高で4,200gを摂取するスピードに当たり，注入速度の100mL/時間と比較すると桁違いに速いことになる．

　100mL/時間という速度は，高齢者や全身状態の不安定な患者にとってもある程度安全と思われる速度設定である．もっとも，下痢や嘔吐があれば速度を下げるのは当然のことだが，必要以上に注入に時間をかけることは，患者の拘束時間を長引かせ，生活のリズムにも影響を与える．肺炎治療に伴う廃用症候群を防ぐためにも，早期に離床を促し，身体を動かさなければならない．そのためにも，患者の状態を注意深く観察しながら可能であれば注入速度を適宜調節していく必要がある．

7　注入時・注入後の姿勢

　注入した栄養剤の逆流や嘔吐を防ぐため，できるだけ座位に近い状態で注入を行い，終了後も最低30分，可能であれば1時間は臥床しないよう指導する．特に，胃食道逆流が疑われる症例では，2時間以上起きているよう勧めている．その場合，必ずしも座位（90度）を継続する必要はなく，ベッド上でのリクライニング位（30度以上）でかまわない．

8　間歇的経管栄養法（Intermittent Tube Feeding, ITF）

　最後に，間歇的経管栄養法（以下 ITF）について触れる．ITF は，栄養剤を注入するときのみチューブを挿入し，注入が終われば抜去する，という経管栄養法である[13,14]．嚥下障害患者に対する代替栄養法として有用であることが報告され，おもにリハビリテーションの分野で導入されている．しかし，1日3回のチューブ挿入には手間がかかる，誤挿入のリスクが増える，などの理由で，広く一般の病院で用いられるには至っていない．

　前述のように，チューブを留置することによる嚥下への悪影響は少なくない．誤嚥性肺炎で経口摂取をいったん中止していても，いずれは経口摂取の再開をめざすこととなるが，その際，留置チューブは摂食訓練の妨げとなる．しかし，

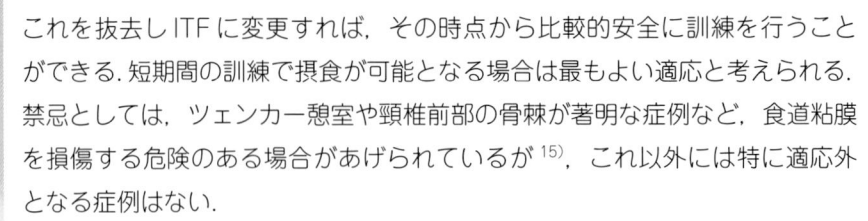

これを抜去しITFに変更すれば，その時点から比較的安全に訓練を行うことができる．短期間の訓練で摂食が可能となる場合は最もよい適応と考えられる．禁忌としては，ツェンカー憩室や頸椎前部の骨棘が著明な症例など，食道粘膜を損傷する危険のある場合があげられているが[15]，これ以外には特に適応外となる症例はない．

　ITFは，チューブ留置に伴う問題点の解決に有用であり，今後一般の病院でも導入してもらいたい方法であるが，看護部門の協力や，チューブ先端位置の確認方法のマニュアル化，挿入時の頸部回旋法の活用など，誤挿入への対策が不可欠である．

（大熊るり）

文献

1) 大野綾ほか：経鼻経管栄養チューブが嚥下障害患者の嚥下に与える影響．日摂食嚥下リハ会誌，10 (2): 125～143, 2006.
2) 野原幹司ほか：経管栄養チューブ挿入にともなう嚥下頻度の変化．日摂食嚥下リハ学会誌，9 (1): 51～55, 2005.
3) 西将則ほか：経鼻経管栄養チューブが嚥下に与える影響　嚥下回数，食塊残留・逆流への影響．リハ医学，43 (4): 243～248, 2006.
4) 高橋福佐代ほか：経鼻経管栄養チューブの外壁汚染についての細菌学的検討．日摂食嚥下リハ会誌，9 (2): 199～205, 2005.
5) 稲田晴生ほか：胃食道逆流による誤嚥性肺炎に対する粘度調整食品REF—P1の予防効果．JJPEN, 20 (10): 1031～1036, 1998.
6) 藤森まり子 ほか：経鼻胃経管栄養法における新しい胃チューブ挿入技術としての頸部回旋法．日本看護技術学会誌，4 (2): 14～21, 2005.
7) 武原格ほか：嚥下における頸部回旋の運動学的検討．リハ医学，36: 737, 1999.
8) 柴本勇ほか：頸部回旋による食道入口部静止圧の変化．総合リハ，29: 61～64, 2001.
9) 佐々木雅也：経腸栄養剤にはどんな種類があるか．NSTのための経腸栄養実践テクニック，佐々木雅也 編，照林社，東京，p.p.24～32, 2007.
10) 宮澤靖：高齢者の栄養管理　そのポイントと up to date. 経腸栄養，静脈経腸栄養，22 (4): 455～463, 2007.
11) 松田たみ子ほか：検証・経管栄養の技術―温度と速度について①経験的知識．ナーシング・トゥデイ，10 (10): 34～37, 1995.
12) 松田たみ子ほか：検証・経管栄養の技術―温度と速度について②科学的分析．ナーシング・トゥデイ，10 (12): 34～37, 1995.
13) 大熊るりほか：摂食・嚥下障害患者に対する代替栄養法―間歇的経管栄養法の利点と適応．Medicina, 38 (4): 692～698, 2001.
14) 木佐俊郎：リハビリテーション技術　間欠的口腔カテーテル栄養法．Journal of Clinical Rehabilitation, 14 (7): 653～655, 2005.
15) Campbell-Taylor I, et al.: Oro-Esophageal Tube Feeding. An alternative to nasogastric or gastrostomy tubes. Dysphagia, 2: 220～221, 1988.

14) 藤島一郎 監修：嚥下障害ビデオシリーズ 4 嚥下障害における経管栄養法, 医歯薬出版, 東京, 1998.

20 経管栄養の合併症

1 経管栄養全般にみられる合併症

　経管栄養全般にみられる合併症を，表1に示す．このなかでも，特に臨床上問題となるのは，下痢や嘔吐などの消化器合併症と，胃食道逆流，誤嚥性肺炎である．誤嚥性肺炎と胃食道逆流は密接に関連している[1,2]．以下，それぞれに対策を含めて述べる．

1）消化器系合併症

　腹部膨満感，嘔吐，腹痛，下痢などがみられる．なかでも下痢は最も頻度が高く，対応に難渋する合併症であるため，「経腸栄養の成功の鍵は下痢をさせないこと」ともいわれる．下痢の原因としては，1）投与速度が速い，2）栄養剤の浸透圧が高い，3）栄養剤の温度が低い，4）脂肪含有量が多い，5）乳糖不耐症患者への乳糖含有製剤の投与などがある．以前は浸透圧が下痢発生の主要因と考えられていたが，最近では浸透圧が高い成分栄養剤でも，投与速度等の調節により，下痢の発生を防げるとの考え方にかわってきている[3]．

　浸透圧と関連した下痢は，「腸管内に入った物質が吸収されにくいと，腸管内の浸透圧が高くなり，体液浸出で腸内溶液が増加する」ことが原因と考えられている．非吸収性塩類下剤（酸化マグネシウムなど）が，腸管内に水分を移行させて便通促進効果を現すのと同じ原理である．しかし，濃厚流動食品は通常，消化管内で速やかに消化吸収されうる成分で構成されている（p.90以降参照）．であるならば，適切な摂取量・投与速度の場合，「腸管で吸収されなかった物質が高濃度で腸管に滞留する」ことは起こりにくいはずであり，下痢の要因としては，栄養剤の浸透圧の影響は小さいと考えられる．

　下痢防止には，投与初期に十分な馴化期間を設けることや，その後の投与速度への注意が重要である．標準濃度（1.0kcal/mL）で100mL/hrの投与速度であれば，下痢発現率は低頻度とされる．しかし，この速度で1,600kcalの栄養を入れようとすれば，日中のほとんどの時間は経管栄養を行うことになってしまう．必要以上に注入に時間をかけることは，患者の負担となることも忘れてはいけない．下痢の原因の検索を十分に行うのはもちろんのこと，栄養剤の変更や食物繊維の添加など，さまざまな角度からアプローチを行うことが重要である（表2）．

表1 経管栄養全般にみられる合併症

1) 消化器合併症（下痢，嘔吐，腹痛，腹部膨満感など）
2) 誤嚥性肺炎
3) 胃食道逆流
4) 代謝に関連する合併症
5) チューブの閉塞・汚染

表2 下痢への対策

1) 注入速度の調整
2) 栄養剤の濃度（浸透圧）を下げる
3) 栄養剤の変更
4) 感染性腸炎のチェックと治療
5) 乳酸菌製剤や食物繊維の投与

嘔吐も，対応に苦慮する症状の一つである．嘔吐への対応も，下痢と同様，栄養剤の投与速度の調整が鍵となる．また，次の項で述べる栄養剤の半固形化も，嘔吐予防に寄与すると考えられている．

2）胃食道逆流と誤嚥性肺炎

胃食道逆流を認める経管栄養患者では，誤嚥性肺炎のリスクが高い[1]．したがって，胃食道逆流の有無をチェックし，これを防ぐ対策をとることが，誤嚥性肺炎の予防につながる．

チューブの先端を胃内に置くと，胃の貯留機能があるためbolus投与（注入速度を上げること）ができるが，栄養剤の逆流による誤嚥性肺炎の懸念がある．特に，胃の蠕動運動低下の可能性がある重症患者では，逆流の危険が高くなる．これは，経鼻経管栄養時のみでなく，胃瘻患者についても同様である．経鼻胃管の留置では，胃食道接合部で食道と胃底部のつくるHis角をチューブが鈍角化させ，下部食道括約筋（LES）圧を低下させることにより逆流を助長する．胃瘻の場合，胃を腹壁に癒着させるため胃が固定され，これによりHis角や蠕動に影響する可能性がある．

チューブ先端の留置部位により，胃食道逆流のリスクは異なる．チューブを胃内に置く幽門前ルートでは，胃食道逆流を起こしやすい．幽門後ルートはチューブ先端を幽門輪以遠，できればトライツ靱帯以遠の小腸へ留置する．幽門後ルートでは逆流の機会が減るが，bolus投与をすると下痢が頻発したり，胃切除後ダンピング症候群様症状が出るため，ポンプを用いた持続的な一定速度での投与が必要となる[4]．また，チューブの留置が技術的に難しい，という問題もある．胃瘻患者の場合には，胃瘻の瘻孔を利用して細径のカテーテルを通

し空腸栄養を行う．経胃瘻的空腸瘻（PEG-J）も検討できる（図1）．

胃食道逆流の予防には，栄養剤の半固形化も有効である[5]．通常，経管栄養剤は流動性が高く逆流しやすい．これに対し，栄養剤の半固形化により胃内容物の流動性を減少させることで，噴門通過性を低下させて逆流を予防する．胃瘻などチューブの径が太い場合には市販の半固形化栄養剤を用いることも多い．在宅では寒天を用いた半固形化もしばしば用いられる．また，径の細いチューブの場合でも，市販の増粘剤を混ぜてから粘度が上がる前に急速注入する方法[6]や，ペクチンを用いて胃内で半固形化する方法[7]を用いることにより，栄養剤の半固形化は可能である．さらに，注入時の体位設定も重要である．経管栄養は座位あるいはリクライニング座位で行うこととし，注入が終了したあとも30分以上，できれば2時間程度は仰臥位になることを避ける．その際，リクライニングの角度が90度に近い必要はなく，30度でも効果はある．

もう一つ，肺炎の予防に重要なのが，口腔ケアの徹底である[8]．口腔内の衛生状態の悪化が誤嚥性肺炎と関連していることが指摘されているが，経口摂取を行っていない患者に対しては口腔への注意が向きにくく，清潔保持が不十分となることが多い．経管栄養施行中の患者にこそ，口腔ケアが必要である．

3）代謝に関する合併症
① 高血糖

高血糖は高カロリー輸液の際に問題となりやすいが，経管栄養でもしばしばみられる．特に重症感染症患者では，糖尿病の有無にかかわらず高血糖状態になることが多く，経管栄養を行う際には配慮が必要である．

経管栄養剤を注入すると，投与速度が緩徐であっても血糖値は早い時間にピークを迎え，血糖値自体も高値となりやすい．経管栄養による高血糖の発現は29％と高率であり[9]，たとえ軽症の2型糖尿病であっても高カロリーの栄養剤の反復投与により比較的に容易に著明な高血糖をきたしうる．また，高齢者では口渇など自覚症状が乏しいうえに，経管栄養者では通常，飲水行動が制限されているため高血糖高浸透圧昏睡に至りやすい[10]．また，400 kcalの半消化態栄養剤を経管栄養法により200 mL/hr（2時間）〜600 mL/hr（40分）で注入すると，同カロリーの普通食を15分で経口摂取するときよりも血糖値のピークは遅れて現れ，その後の下降は遷延し，値は摂取前に測定した空腹時血糖より低値を示すことが報告されている[11]．この血糖値の推移は，半消化態栄養剤の急激な糖吸収による高血糖，それに惹起される高インスリン状態，引き続く低血糖状態を表していると考えられる．このため，高血糖のみでなく，低血糖にも注意が必要である．

血糖抑制に有用とされる特殊栄養素と3大栄養素を適切な割合で含有した糖尿病用経腸栄養剤は，現在3種類（グルセルナ：アボットジャパン，タピオ

図1 経胃瘻的空腸瘻

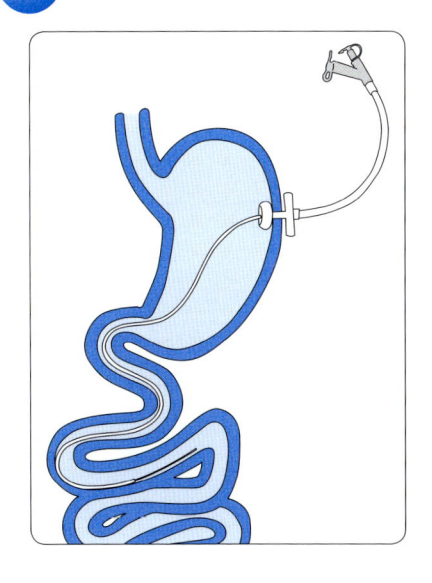

ン：テルモ，インスロー：明治）が市販されている．栄養素はいずれも類似しており，特徴は ① エネルギー比率で脂質含有量が多い，② 脂質のなかでも一価不飽和脂肪酸（MUFA）であるオレイン酸の含有比率が高い，③ 食物繊維が含まれている，などである．高血糖が懸念される患者には，これらをうまく活用する[12]．

② 微量元素欠乏症

　微量元素欠乏症は，長期的に経管栄養剤を投与されている患者に生じる．経腸栄養剤には，医薬品に属するものと，食品に属するものがある．食品に属する濃厚流動食は食品衛生法の規制により，硫酸亜鉛や硫酸銅などの化合物の添加による亜鉛や銅の強化を禁止されている．このため，食品の流動食を長期にわたって使用している場合，亜鉛や銅などの微量元素の欠乏状態に陥るケースがあることが指摘されている[13]．各種微量元素の血中濃度の低下は，3～6か月で生じてくるとの報告もある．定期的な微量元素のモニタリングが必要と思われるが，測定が保険適応になっていない微量元素（クロム，セレンなど）もある．実際的な対処法としては，微量元素の含有量が製品によってかなり異なることもあり，① 微量元素の強化されている製品を選択し，② 数か月ごとに異なる組成の製品に変更する，といったことも，特定の微量元素の不足・過剰を防止するために有用とされている[14]．

③ 電解質異常

　市販の栄養剤はナトリウムの含有量を低めに設定しているものが多い．また，嘔吐や下痢を起こしている場合，電解質異常には特に注意が必要である．

4) チューブの閉塞・汚染

　チューブが閉塞すると，再開通やチューブ交換に手間と時間がかかり，患者の負担も増える．8Frのチューブでも，濃厚流動食の注入にはまったく支障ない．しかし，自宅でミキサーにかけたものを注入する場合や，投与している薬剤によってはチューブが詰まることがある．これを防ぐためには，適切なチューブ径の選択や，注入後のフラッシュ（20mL程度の湯を流す）やカテーテル洗浄，定期的な交換などが有効である．

　薬剤に関しては，簡易懸濁法の利用が奨励される[15]．簡易懸濁法は，錠剤やカプセル剤をそのまま約55度の温湯に入れて攪拌し，最長で10分間放置して薬を崩壊・懸濁させる方法である（図2）．従来，経管栄養を行っている患者に薬剤を投与する場合，散在を用いるか，錠剤やカプセル剤をあらかじめ粉砕するよう指示を出すことが多かった．しかし，粉砕すれば水や湯に溶けやすくなるというわけではないため，チューブ閉塞の原因となりやすい．また粉砕には，薬の安定性が失われる，配合変化が起こる，薬品の量がロスする，調剤業務が煩雑になるなど，多くの問題点がある．簡易懸濁法では薬剤を粉砕する必要がないため，これらの問題が生じない．

　倉田らは，一般的な薬剤の一つひとつについて，温湯に入れたときにどうなるか，チューブや胃瘻の通過性はどうかなどについて実験しており，その結果をまとめている[16]．これを参照することで，経管投与できる薬剤が増え，粉砕の手間も省くことができる．また近年，錠剤の種類として速崩錠（OD錠）が増えつつある．速崩錠は，嚥下障害のある患者の経口での内服にも，経管での投与にも適しており，活用したい．

2　経鼻経管栄養に伴う合併症

　経鼻経管栄養を行う際に注意を要する合併症は，チューブ挿入時のトラブルと，留置によるトラブルとに分けられる．

　最も危険な合併症は，気道へのチューブ誤挿入や，チューブによる穿孔である．これらは致命的な事故となるため，無理な挿入を行わないこと，チューブ先端位置をしっかり確認することが必須である．

　チューブ留置によるトラブルとしては，嚥下運動への悪影響，胃食道逆流の誘発（前述），固定に伴う皮膚，粘膜のびらんや潰瘍形成などがある．固定に伴う皮膚・粘膜のトラブルについては，1か所を圧迫しないような固定方法の工夫や，チューブ交換時に挿入する鼻孔を変える，などで対応する．

　チューブ挿入時の注意点や，チューブ留置による嚥下への悪影響については，「安全な経鼻経管栄養の方法」の項を参照してほしい（p.86参照）．

図2 簡易懸濁法による薬剤の崩壊・懸濁

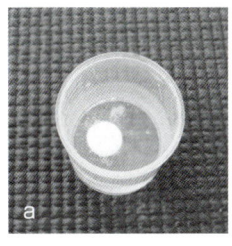

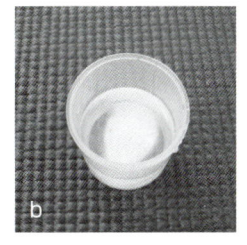

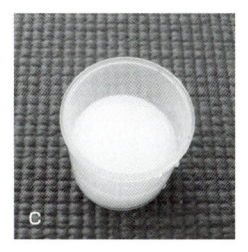

錠剤を約55度の温湯に入れると（a），数分で崩壊する（b）．これを軽く攪拌するだけで容易に懸濁する（c）．

表3 胃瘻の合併症

＜造設術直後〜早期の合併症＞
1. 出血
2. 誤穿刺，誤挿入による大腸，小腸，肝臓などの損傷
3. 腹膜炎，瘻孔部感染
4. 誤嚥性肺炎（造設時の内視鏡操作に伴う誤嚥）
5. 内視鏡操作中の喉頭痙攣

＜後期（維持期）の合併症＞
1. 誤嚥性肺炎
2. 胃食道逆流，嘔吐
3. 下痢
4. チューブの閉塞，汚染
5. 自己抜去に伴う合併症
6. 瘻孔部からの漏れ，スキントラブル

3 胃瘻に伴う合併症

経皮内視鏡的胃瘻造設術（percutaneous endoscopic gastrostomy；PEG）が行われるようになったことで造設時の侵襲が少なくなり，この10年で用いられる機会が格段に多くなった．大きな合併症が少ないといわれる胃瘻であるが，致死的な合併症もあり，注意を要する[17,18]．合併症が起きる時期によって，1）造設術直後〜早期の合併症，2）後期（維持期）の合併症，3）胃瘻交換時の合併症に分けて考える．

1）造設術直後〜早期の合併症

造設時の消化管の誤穿刺，腹腔内出血や，麻酔・鎮静と内視鏡操作に伴う誤嚥性肺炎，術後の創部感染などがある（表3）．これらは造設手技そのものに関連が深いため，詳細は成書に譲る．

2）後期（維持期）の合併症

1）誤嚥性肺炎，2）胃食道逆流，嘔吐，3）下痢，4）チューブの閉塞，汚染，5）自己抜去に伴う合併症，6）瘻孔部からの漏れ，スキントラブルなどがおもな合併症である．1～4）についての対策は，前述のとおりである．胃に直接栄養剤を注入するからといって，胃食道逆流や嘔吐に伴う誤嚥の危険がなくなるわけではない．注入時，注入後の姿勢や注入速度に配慮が必要である．

自己抜去（事故抜去）による合併症のリスクは，胃瘻造設からの期間により異なる．通常，瘻孔が完成するまでに2～3週間を要する．瘻孔完成前の抜去では，胃液や栄養剤が腹腔内へ漏れることにより腹膜炎を起こし，生命にかかわることもある．瘻孔完成後の自己抜去の場合，腹膜炎の危険はほとんどないが，数時間で瘻孔が閉鎖してしまうため，早期に瘻孔を確保することが必要である．

また，胃瘻のタイプにより抜去の危険性に差がある．バルーン型の場合は，バルーンの破損や虚脱により抜去の危険性が高くなる．バルーンの固定水（注射用蒸留水）の定期的なチェック（1～2週間に1回）は必須である．また，胃瘻外部の形状としては，ボタン型よりチューブ型で自己抜去が起きやすい．抜去の防止策として，胃瘻部をカバーする方法（腹帯で胃瘻部を覆う，など）の検討も必要である．ミトン型手袋などによる抑制は，胃瘻の二次的な合併症ともいえるため，抑制は極力行わないよう工夫したい．

スキントラブルは，最も頻度の高い胃瘻の合併症である．早期に発見して対処するためには，毎日の観察が何よりも重要である．注入を行う際に，瘻孔部からの漏れや，瘻孔周囲の発赤，腫脹，熱感，不良肉芽などをチェックする．スキンケアの方法としては，入浴・シャワーが最適であり，これができるのが胃瘻のメリットの一つである．しかし，状態によって入浴が難しい場合は，微温湯での洗浄をこまめに行う．瘻孔部からの漏れがあるとスキントラブルを起こしやすい．これに対しては，栄養剤の半固形化，カテーテルサイズの変更，定期的なカテーテルの交換が有効である．

3）胃瘻カテーテル交換時の合併症

誤挿入や疼痛，出血など，カテーテル交換時の合併症は稀ではない[19]．疼痛や出血については，無理な抜去はしない，局所麻酔を使用する，などの対応を行う．誤挿入は，気づかずに栄養剤を注入した場合，腹膜炎を起こし命にかかわる可能性が高い．カテーテルのメーカー・種類を確認し，不明な場合，無理な抜去は行わないのが鉄則である．特に，バンパータイプは要注意である．事故を防ぐためには，内視鏡やX線撮影（少量の造影剤注入→腹部X線）で確認することが望ましい．しかし，在宅患者に往診で対応している場合など，機器を用いた確認が難しいことも多い．カテーテルが胃内にあることを確認す

る方法として，交換後に胃液を吸引してpHをチェックする，交換前に着色水を注入しておき交換後にそれを吸引するなど，工夫がなされている．

（大熊るり）

文献
1) 稲田晴生：高齢者と嚥下障害　胃食道逆流症と誤嚥性肺炎．日本医師会雑誌 138（9）：1789～1791, 2009.
2) 西脇伸二ほか：経皮内視鏡的胃瘻造設術（PEG）の適応と長期管理　誤嚥性肺炎の防止のために．消化器の臨床 9（6）：685～690, 2006.
3) 岩佐幹恵ほか：経腸栄養施行中にみられる消化器に関連した合併症．日本臨床，59（5）：349～354, 2001.
4) 小谷穣治：経腸栄養　重症病態における経腸栄養．臨床栄養，114（6）：666～675, 2009.
5) 合田文則：胃瘻からの半固形短時間摂食法ガイドブック　胃瘻患者のQOL向上をめざして．医歯薬出版，東京，pp9～18, 2006.
6) 三鬼達人ほか：最新のケアがまるごとわかる！　Advanced Nursing　栄養・嚥下ケア　細いチューブでも検討できる半固形化栄養法．Expert Nurse, 25(9)：32～37, 2009.
7) 稲田晴生ほか：胃食道逆流による誤嚥性肺炎に対する粘度調整食品REF-P1の予防効果．JJPEN, 20（10）：1031～1036, 1998.
8) 植田耕一郎：高齢者と嚥下障害　誤嚥性肺炎を防止する口腔ケア．日本医師会雑誌 138（9）：1785～1788, 2009.
9) 正田良介ほか：経腸栄養施行中のトラブルとその対策　代謝障害と電解質異常．JJPEN, 21（6）：415～419, 1999.
10) 金崎淑子ほか：経管栄養中に高血糖高浸透圧昏睡を発症し，播種性血管凝固（DIC）を併発した高齢者2型糖尿病の1例．徳島赤十字病院医学雑誌，14（1）：62～65, 2009.
11) 山崎好美ほか：経管栄養剤の注入速度と血糖値の推移．日本看護技術学会誌，6(2)：18-22, 2007.
12) 櫻井洋一ほか：経腸栄養　外科的侵襲期に有用であると考えられる新しい経腸栄養剤に含有される栄養素と経腸栄養剤の臨床的効果．臨床栄養，114（6）：638～644, 2009.
13) 津川信彦ほか：胃瘻による経腸栄養法の評価と問題点―血中微量元素に関する検討．消化と吸収，18（1）：41～43, 1995.
14) 河合勇一ほか：経腸栄養　濃厚流動食と銅欠乏症　濃厚流動食による胃瘻栄養中に貧血と白血球減少症で発症した亜鉛製剤ポラプレジンク投与による銅欠乏症の一例を通して．臨床栄養，114（6）：676～680, 2009.
15) 倉田なおみ：薬の投与に有効な"簡易懸濁法"．NSTのための経腸栄養実践テクニック，佐々木雅也編，第1版，照林社，東京，pp99～104, 2007.
16) 藤島一郎 監修，倉田なおみ 編：内服薬　経管投与ハンドブック第2版―簡易懸濁法可能医薬品一覧―．じほう，東京，2006
17) 鷲澤尚宏：PEGの合併症とその予防・治療．臨床栄養，106: 320～326, 2005.

18）石田玄：神経疾患の摂食・嚥下・栄養を考える　経皮内視鏡的胃瘻造設術（PEG）の現状と問題点　神経筋政策医療ネットワーク構成施設における現状．医療，61: 118-121, 2007.
19）百崎良ほか：リハビリテーション医学会研修施設における胃瘻カテーテル交換に対する実態調査．リハ医学，45（5）：291〜295, 2008.

21 胃瘻の判断と本人，家族への説明と同意

1 はじめに

　嚥下障害があり誤嚥性肺炎を繰り返す患者では，急性期の肺炎治療後，経口摂取が可能であるかどうか，まず嚥下機能を評価（表1）し，それに基づき摂食・嚥下リハビリテーションを行い，経口からの栄養摂取を試みる．経口的に食事を摂ることは生理的な栄養摂取の方法であり，食欲の充足，咀嚼による大脳の刺激，さらにQOL（生活の質）の点からも望ましい．患者に口腔ケアを行い，適正な摂食姿勢をとらせ，食事に意識を集中させるように環境を整え，介助者も介助の仕方や一口の量，食べさせる間隔，食事時間などについてトレーニングを受け，適切な援助が行えるようにする．しかし，このような訓練を行っても経口摂取が困難，あるいは経口摂取のみでは十分に水分や栄養が摂れない患者もいる．このような症例では経口摂取以外の栄養補助治療を検討する必要が出てくる．

2 胃瘻導入の判断

　栄養補助治療の選択は，まず患者の栄養状態を評価することから始まる．症例ごとの必要栄養量や水分量を算出し，消化管が機能しており消化吸収が可能ならば経腸栄養で，障害されている場合は経静脈栄養で必要栄養量や水分を補給していくことになる．ASPEN（American Society for Parenteral and Enteral Nutrition）の提唱するガイドラインによれば，経口摂取できない期間が短期間であったり，消化管の機能が障害されている場合は経静脈栄養が，消化管が機能しており経腸栄養を行う期間が短期間（通常4週間以内）であれば経鼻経管栄養が，4週間以上の長期に及ぶようであれば瘻管栄養（胃瘻や腸瘻）が選択される（図1）．瘻管造設法には経皮内視鏡的胃瘻造設術（percutaneous endoscopic gastrostomy；PEG）や腹腔鏡的胃瘻造設術，開腹胃瘻造設術などがあるが，最も一般的なのはPEGであり，以下PEGについて述べていく．

3 PEGの適応

　表2，3に，PEGの適応と禁忌について日本消化器内視鏡学会のガイドラ

表1　おもな嚥下機能評価法

名称	方法
1）反復唾液嚥下テスト	空嚥下を30秒間繰り返し何回できるか測定する
2）水飲みテスト	30mL（窪田式）等の水を一気に嚥下．むせずに飲めれば正常
改訂水飲みテスト	冷水3mLを嚥下させる
3）嚥下誘発テスト	鼻腔から小児栄養カテーテルを中咽頭に挿入し，少量の水（5％ブドウ糖）を注入して嚥下反射までの時間を測定
4）嚥下造影（VF）	バリウムを混ぜた食物，飲料の嚥下をX線透視撮影し，ビデオに記録する
5）フードテスト	小さじスプーン1杯のプリンを摂食，空嚥下を追加し30秒間観察する
6）嚥下内視鏡検査（VE）	鼻咽腔喉頭内視鏡下で食物の嚥下を観察する

図1　ASPEN 栄養補給の投与経路

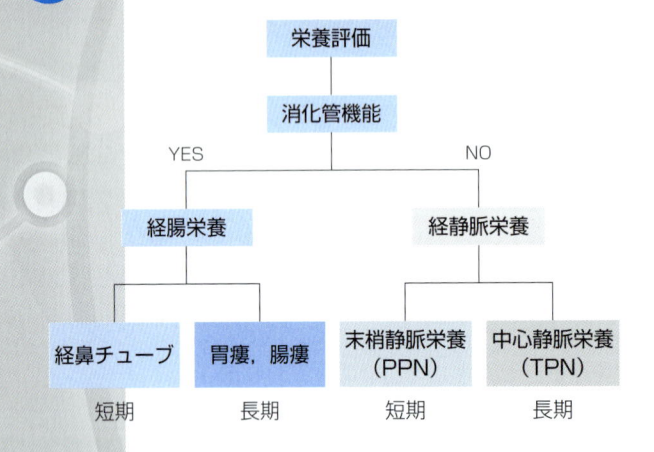

```
              栄養評価
                │
             消化管機能
         YES ─┴─ NO
          │        │
        経腸栄養   経静脈栄養
        ┌─┴─┐    ┌─┴─┐
      経鼻   胃瘻，  末梢静脈  中心静脈
      チューブ 腸瘻  栄養      栄養
                    （PPN）   （TPN）
       短期   長期   短期      長期
```

表2　胃瘻の適応（日本消化器内視鏡学会）

1. 経腸栄養のアクセスとしての胃瘻造設
   - 脳血管障害，認知症などによる自発的な摂食困難例
   - 神経筋疾患などによる嚥下不能・困難例
   - 頭部・顔面外傷による摂食不能・困難例
   - 咽喉頭，食道，幽門狭窄例
   - 食道穿孔例
   - 成分栄養療法を必要とするクローン病症例

2. 減圧ドレナージ目的
   - 幽門狭窄
   - 上部小腸狭窄

3. 誤嚥性肺炎を繰り返す例
   - 摂食できてもしばしば誤嚥する例
   - 経鼻胃管留置に伴う誤嚥

4. その他の特殊治療目的

表3　胃瘻の絶対的禁忌と相対的禁忌（日本消化器内視鏡学会）

絶対的禁忌	相対的禁忌
・通常の内視鏡検査の絶対禁忌 ・内視鏡が通過不可能な咽頭・食道狭窄 ・胃前壁に腹壁を近接できない ・補正のできない出血傾向 ・消化管閉塞（減圧ドレナージ目的以外の場合）	・大量の腹水貯留 ・極度の肥満 ・著明な肝腫大 ・胃の腫瘍性病変や急性粘膜病変 ・横隔膜ヘルニア ・出血傾向 ・妊娠 ・門脈圧亢進 ・腹膜透析 ・癌性腹膜炎 ・全身状態不良 ・生命予後不良 ・胃手術既往 ・説明と同意が得られない

インを示す．表1に示した疾患によって，経口摂取が不能あるいは困難となった症例でかつ表2の絶対禁忌とならない症例がPEGの適応となる．図2に示したように生命予後が1か月以上あり，全身状態がPEGに耐えられる（極度の低栄養や貧血，感染症の併発がない）状態であれば，医学的にはPEGの適応となる．しかし医療，介護，福祉の場でPEGが広く普及してきた現在では，PEGによる栄養状態やQOLの改善など有用性が認められる一方で，患者によってはPEGが単なる延命手段となってしまい生活の質の改善にはつながらず，人間としての尊厳が保たれていないのではないかというようなPEGを疑問視する意見も出されるようになってきている．このような現状を考えると，疾患からみたPEGの適応だけでなく，造設することで何を目的とするかを踏まえたPEGの適応を検討する必要がある．たとえば，

①早期にPEGを造設し栄養の改善をはかりながら嚥下機能訓練を積極的に行い，経口摂取可能となるまでの手段としてのPEG利用を目的とする．

②完全な経口摂取への移行は無理であっても嚥下訓練や口腔ケア，食事環境を整えることでQOLのため楽しみ程度の経口摂取を目的とする．

③嚥下能力が恒久的に低下し，生命に影響を及ぼすため生命維持として行うPEG（終末期医療），という視点からのPEGの適応，である．

③の場合は本人・家族が終末期をどうとらえるか，PEGをつくらない選択やつくらない場合の対応についても十分本人・家族と話し合ったうえで選ばれる延命処置ということになるだろう．日本消化器内視鏡学会のガイドラインではこのような倫理面を考慮したPEG適応のアルゴリズムも示している（図3）．医学的にPEGの適応となる患者の多くは，脳血管障害後や認知症などで治療選択に対する意思を確認できない場合が多いが，健全な自己判断能力があ

図2　医学的にみた PEG 適応のアルゴリズム

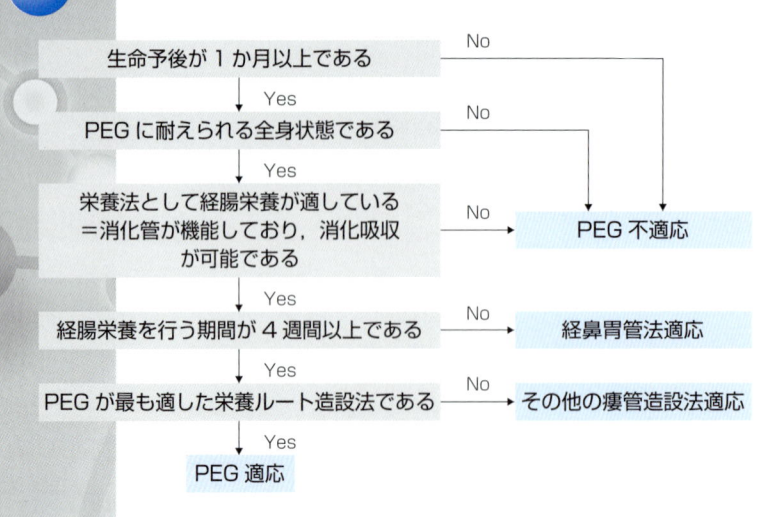

```
生命予後が1か月以上である ──No─┐
    │Yes                          │
PEG に耐えられる全身状態である ──No─┤
    │Yes                          ↓
栄養法として経腸栄養が適している
＝消化管が機能しており，消化吸収 ──No──→ PEG 不適応
が可能である
    │Yes
経腸栄養を行う期間が4週間以上である ──No──→ 経鼻胃管法適応
    │Yes
PEG が最も適した栄養ルート造設法である ──No──→ その他の瘻管造設法適応
    │Yes
PEG 適応
```

図3　倫理面を考慮した PEG 適応のアルゴリズム

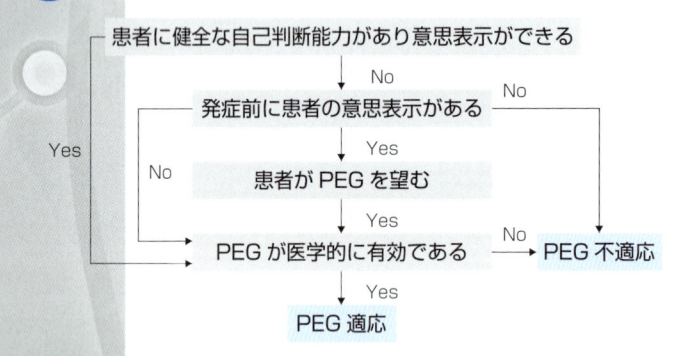

```
患者に健全な自己判断能力があり意思表示ができる
    │No
発症前に患者の意思表示がある ──No─┐
    │Yes                          │
患者が PEG を望む                 │
Yes │     │No                     │
    ↓     ↓                       ↓
PEG が医学的に有効である ──No──→ PEG 不適応
    │Yes
PEG 適応
```

れば本人の意思を，あるいは発症前に意思表示があったらその意思を尊重する．そうでない場合は家族に判断をゆだねることになる．

4　本人・家族への説明と同意

　どのような栄養療法を行う場合にも，導入前に患者や家族に基礎疾患に伴う経管栄養の必要性・方法・合併症について十分なインフォームド・コンセントを行い，同意を得る必要がある．前述のように PEG が適応となる患者は自己判断能力の低下している場合も多く，インフォームド・コンセントは本人に加えて家族や介護者にも行う．その際 PEG のメリット・デメリットを含めた正しい情報の提供をすることが重要である．PEG の造設時には，

　①なぜ PEG が必要なのか
　② PEG の手術内容と合併症（術中・術後早期・術後後期）

③PEGの目的・治療のゴール
④起こりうる偶発症などの危険性

などについて口頭および説明書を用いて説明し，同意書を取りかわすことが必須である．この際，PEG後定期的なカテーテルの交換が必要になることや，在宅に戻る場合は家族あるいは介護者が経管栄養投与の手技やカテーテルのマネジメントを覚える必要があることも説明する必要がある．PEGは造設すること自体がゴールではなく，その後の本人の栄養管理の始まりにすぎない．一般的には，胃瘻造設により栄養状態が良好となり全身状態が改善することが期待できたり，患者によっては，少量の経口摂取が可能となるものもいる．しかし，PEGにより誤嚥性肺炎を完全に回避できるわけではないこと，なかには胃瘻造設したにもかかわらず胃瘻からの栄養剤の漏れ，瘻孔周囲炎，繰り返す誤嚥性肺炎，下痢などのため胃瘻からの経管栄養を断念せざるをえないケースがあることも説明する必要がある．

"食べられなくなった"ということは，患者が終末期に少し近づいたというサインである．その認識のうえに十分な情報提供を行い，栄養補助療法について，「行わない」という選択肢も含めて本人・家族と十分に話し合ったうえでPEGを含めた補助栄養が選択されたら，医療者は本人と家族のこの決定を尊重し，最後まで支えていくことが大切である．

（須藤紀子）

文献
1) PEGドクターズネットワーク：http://www.peg.or.jp/
2) 鈴木裕，上野文昭，蟹江治郎：経皮内視鏡的胃瘻造設術ガイドライン．消化器内視鏡ガイドライン，第3版，pp310-323, 2006.
3) 藤本啓子：胃瘻造設を巡って―TO PEG OR NOT TO PEG―「医療・生命と倫理・社会」（オンライン版）vol 8 No 1/2: www.eth.med.osaka-u.ac.jp/onlinejournal.html
4) Rabeneck L, McCullough LB, Wray NP: Ethically justified, clinically comprehensive guidelines for percutaneous endoscopic gastrostomy tube placement. Lancet, 15: 349: 496-498, 1997.
5) Tube Feeding in patients with advanced dementia: A review of the evidence. JAMA, 14: 282: 1365-1370, 1999.

22 経口摂取の再開

1 はじめに

　安易な経管栄養の使用は，患者自身の咀嚼筋などの廃用を進行させ，本来経口摂取が可能な患者の選択肢を取り除くことにもなる．経口摂取可能か否かの判断や，可能であればその適切なタイミング，食形態の検討は誤嚥性肺炎加療時の絶食期間から徐々に開始していくことが必要である．また，嚥下運動は，口腔・咽頭・食道それぞれの協調運動により食塊が口腔から胃まで運ばれる一連の運動をさしていることから，「先行期」「準備期」「口腔期」「咽頭期」「食道期」の各ステージにおいて問題が生じているか否かを考えていくことが必要である．
　以下，代表的な注意点を述べていく．

2 経口摂取再開のポイント

1）ポイント 1　肺炎の改善

　嚥下障害は多くの場合誤嚥性肺炎の発症で気づかれることが多く，まずは肺炎の治療を優先する．詳細は他項に譲るが，経口摂取の再開には肺炎がコントロールされていることが第一条件である．炎症反応や発熱，呼吸状態，画像所見などで判断していく．呼吸状態は COPD やその他の特別な状態ではない限りは酸素投与から離脱していることが望ましい．上記の指標を良好にコントロールすることで，経口摂取開始することでの異変にいち早く気づくことも可能である．特に不顕性誤嚥といわれるむせが認められない徴候を発見できる．経口摂取後の呼吸数・呼吸音の変化，嗄声の出現などが不顕性誤嚥を認める可能性を示唆する．不顕性誤嚥の存在が疑われるときには VF（嚥下造影）や VE（嚥下内視鏡検査）を用い，嚥下状態を実際に観察する必要がある．それぞれの検査で特徴があり，VF は準備期〜食道期までの流れを観察することができる反面，咽頭喉頭の形態学的異常の発見が難しく，VE は形態学的異常を発見できる反面，嚥下自体の流れを観察することは難しい．両者を組み合わせて施行していくことが重要となる[1]．

2) ポイント2　意識レベル

　食物の取り込みや食塊形成・咽頭への食塊移動には食物を食物と認識し（先行期），嚥下運動を行おうとする意思が必要であり，そのためにはある一定以上の意識状態を保っている必要がある．少なくとも JCS2 桁〜3 桁[2]の患者に対しては経口摂取やその前段階の食物を用いる直接訓練は避けることが望ましい．意識レベルの低下にはさまざまな理由があり，例をあげれば中枢神経疾患では脳血管障害・炎症性脳疾患・変性疾患・認知症の周辺症状等，そのほかとしては低血糖や肝性昏睡，尿毒症などの代謝・内分泌疾患や COPD などの呼吸器疾患，高齢者においては肺炎や尿路感染症等の一見中枢神経とは関連の少ない病態でも生じる．

3) ポイント3　消化器疾患の有無

　経口摂取を含む経腸栄養は，以下の点において経静脈的栄養と比較して優れていることが知られている．① 腸管粘膜の萎縮防止，② bacterial translocation の回避，③ 代謝反応の亢進の抑制，④ 胆汁うったいの回避，⑤ 消化管蠕動運動の維持，⑥ カテーテルによる菌血症の回避，⑦ 長期管理可能，⑧ 廉価，である．よって経口摂取を含む経腸栄養が可能であれば，経腸栄養を選択するのが栄養摂取の大前提であるが，消化管を中心とした消化器臓器に閉塞等の病変がないことの確認が必要である．また，禁食が長くなった患者に対して経口摂取を開始するにあたっては消化管の機能回復を促すために GFO 療法（G：グルタミン，F：水溶性ファイバー，O：オリゴ糖）を行うことがある．そのほかに，誤嚥性肺炎の原因として胃食道逆流症（GERD）がある．経口摂取開始の前に，この疾患の有無を確認しておくことも重要である．GERD は禁食中でも起こりうるが，経口摂取の開始を契機に消化管蠕動が活発になることで症状が顕著化することがある．GERD により胃内容物が咽頭・喉頭まで逆流し誤嚥することが肺炎発症のメカニズムであるが，胃液を含んだ内容物を誤嚥することで，通常の誤嚥性肺炎より重篤なメンデルソン症候群が発症することが知られている．メンデルソン症候群とは胃液による肺組織の化学的な損傷を原因に発症する肺炎症候群であり，通常の誤嚥性肺炎と比較しても症状が遷延し，より重篤となることが多い．乾性咳嗽や臥床後消化器症状が強くなるようであれば，上部消化管内視鏡の施行や PPI テストの検討をする．また，経鼻胃管の挿入も嚥下機能に影響を与える．チューブによる喉頭蓋の圧迫や経鼻胃管による唾液誤嚥が主な原因とされているが，誤嚥性肺炎の予防のためには長期留置は好ましくない[3]．

4）ポイント4　口腔ケア

　肺炎を加療している急性期においては，意識状態の低下や口腔運動の低下などにより粘液性の唾液が優位に分泌され[4]，上皮細胞と交じり合うことで口腔内に付着をするようになる．また，舌苔の発生も認めるようになり，これらを誤嚥することによる誤嚥性肺炎の再発が多々みられる．経口摂取を開始する前の口腔ケアは嫌気性菌の温床となっている．これらの口腔内異物を除去するためにも，その刺激により覚醒を促すためにも，口腔ケアは重要である．

　実際の口腔ケアは歯ブラシ，歯間ブラシ，デンタルフロス等を用いた物理的な清掃と含嗽剤や洗口液を使用した化学的清掃があるが，可能であれば唾液分泌を促す物理的清掃を選択する．唾液には消化作用・洗浄作用・抗菌作用など優れた作用があり，経口摂取の開始後誤嚥性肺炎の予防のためにもその作用は重要な位置を占める．

5）ポイント5　栄養状態

　禁食による栄養状態の低下や高齢者に多い虚弱は，嚥下機能に大きな影響を与える．低栄養による喉頭周辺の筋力の低下は，食塊の移動を遅滞させ誤嚥のリスクを増加させる．また，食べ始めの嚥下は問題なくても，食べ進めることによる疲労が早期に生じ，食事の後半の誤嚥が増加する．よって，経口摂取開始前から患者の栄養状態を把握しておくことが重要となってくる．栄養状態の客観的な指標としては血液検査による血清タンパク（TP，ALb）が一般的であるが，これはともに比較的長期の栄養指標を表すものであり入院中の短期〜中期の栄養指標は急速代謝回転タンパク質（RTP）を使用することが多い．RTPには，プレアルブミン，レチノール結合性タンパク，トランスフェリンがあり，詳細は正書に譲るがそれぞれ2日，0.5日，7日程度の半減期であり，短期間での栄養状態を把握するにはよい指標となる．

6）ポイント6　内服薬

　高齢者は肺炎発症前にすでに複数の内服薬を処方されていることが多いが，内服薬のなかにはその副作用として嚥下機能に影響を与えるものがある．経口摂取の再開にあたっては，内服薬の再検討が必要となることがある．具体的にはトランキライザー（抗精神病薬・抗うつ薬，抗不安薬）は錐体外路異常，パーキンソン症状の出現，意識レベルの低下，口腔乾燥等，筋弛緩薬は精神活動の低下や咽頭筋の低下，コリンエステラーゼ薬はコリンクリーゼの発症のリスクがあるなど，若年者に比較して副作用が顕著に出現することもまれではなく，新たに内服薬を始める場合や量の調整には注意を払うことが重要である．

　以上，経口摂取を再開するうえで特に注意が必要な事柄に関して述べたが，大事なのはその患者に合った栄養摂取の方法を選択することであり，必ずしもすべての栄養を経口摂取にて補う必要はないということである．"When the gut works, use it" という言葉があるように，経腸栄養は経静脈的栄養と比較して経済的にも臨床的にも優れた栄養摂取の方法であることは周知の事実となっており，胃腸を使用した栄養摂取をめざすべきではあるが，経口摂取が比較的厳しいと考える患者には，胃瘻などの投与ルートを補助的に使用することも選択肢の一つとして考えることも必要となることがある．

(塚原大輔，長谷川　浩)

文献
1) 太田喜久夫，岡崎英人，平山良子，才藤栄一：誤嚥性肺炎の予防を中心として．JOURNAL OF CLINICAL REHABILITATION, 14 (5): 410-417, 2005.
2) 戸原　玄：摂食・嚥下障害リハビリテーション，馬場尊，才藤栄一編集，Modern Physician, 26 (1): 2006.
3) 大野　綾，藤島一郎，大野友久，高橋博達，黒田百合：経鼻経管チューブが嚥下障害患者の嚥下に与える影響．日摂食嚥下リハ会誌, 10 (2): 125-134, 2006.
4) 植田耕一郎：口腔ケアによる嚥下性肺炎予防．ICUとCCU, 33 (3): 235-241, 2009.
5) 榎　裕美，加藤昌彦：高齢者の低栄養の要因と栄養障害のパターン．薬局, 58 (6), 2007.
6) 横山通夫：嚥下障害と認知症．老年精神医学雑誌, 20 (7): 750-755, 2009.

23 経口での内服（服薬）
誤嚥性肺炎で禁食にする．でも，薬はどうする？

1　嚥下障害のある症例にとっては，「液体と固体の混合物を飲む」行為は難易度が高い

　嚥下障害のある症例にとっては，「液体と固体の混合物を飲む」行為は難易度が高い．したがって，錠剤や散剤を，特に複数，水で内服するのは，誤嚥・残留の要因となる（図1）．すでに経鼻胃管が入っていたとしたら，そちらから入れるのが安全である．経静脈的に投与したり，貼付剤形，あるいは粘膜経由の剤形があれば選択する（図2）．

　誤嚥の危険があっても経口での内服が必要な場合には，ゼリー状のものと同時に（包んで）内服してもらう（表1）．内服用ゼリー（注①）も市販されているが，病棟でトロミ水を用意してもらう方法もある．必ず「医師指示」で記載する．

　いずれの内服方法にせよ，咽頭や食道への付着を防ぐために，ある程度の量のゼリーやトロミ水を引き続き嚥下する必要があり，それが危険な症例は内服は危険である．

2　服薬時の基本的な注意点

　経管栄養から内服薬を注入する場合，散剤を水に入れて撹拌し，シリンジで吸い込んで注入する方法では，閉塞や付着（チューブの色調変化）の原因となることがある．長期にわたる場合には，簡易懸濁法を検討する．

　簡易懸濁法（注②）は，55度の温湯に錠剤をそのまま入れて溶解させてから投与する方法であり，閉塞のリスクなくスムーズな注入が可能で，事前に散剤にする必要もない．

　高齢者を対象とするときは一般的に，内服薬の処方の時点から，より服薬しやすいもの（注③）を選択（表2）するような配慮も必要である．錠剤が「飲みにくい」との訴えがあると，つい散剤にしがちであるが，散剤にすると量が増え，口中に広がって付着してしまい，かえって飲み込みにくいことがある．散剤にするより割錠にする選択のほうが飲みやすさの点でよい場合もある．

　飲み込みにくい（患者），あるいは注入しにくい（看護師），という訴えはなかなか医師のもとに届かない．医師のほうから訊く姿勢があってこそ実情がわ

注①：内服用ゼリー
「嚥下補助ゼリー」（龍角散），「ペースト状のオブラート」（三和化学）などが市販されている（売店に納入してもらい家族に購入してもらう）．なお小児には各種の味のある「お薬のもうね」（龍角散）なども人気である．ゼリー型スポーツドリンクなどでもいいが包み込み力が少ない．トロミ水をつくる場合にはやや濃い目とする．通信販売で購入したい場合にはヘルシーネットワーク（電話 042-581-2152 またはホームページ）などへ問い合わせを．

図1 嚥下障害患者の服薬

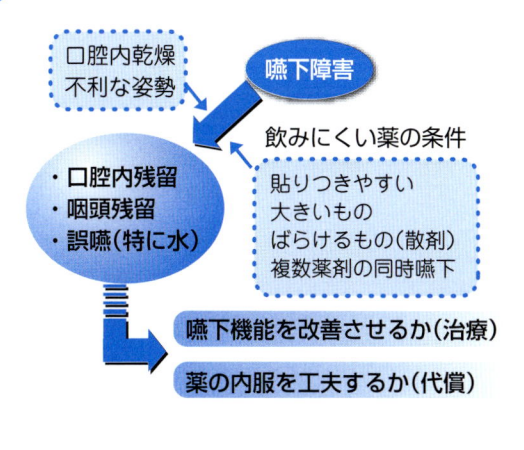

- 口腔内乾燥
- 不利な姿勢

→ 嚥下障害

飲みにくい薬の条件
- 貼りつきやすい
- 大きいもの
- ばらけるもの（散剤）
- 複数薬剤の同時嚥下

・口腔内残留
・咽頭残留
・誤嚥（特に水）

→ 嚥下機能を改善させるか（治療）
→ 薬の内服を工夫するか（代償）

図2 投与方法の選択

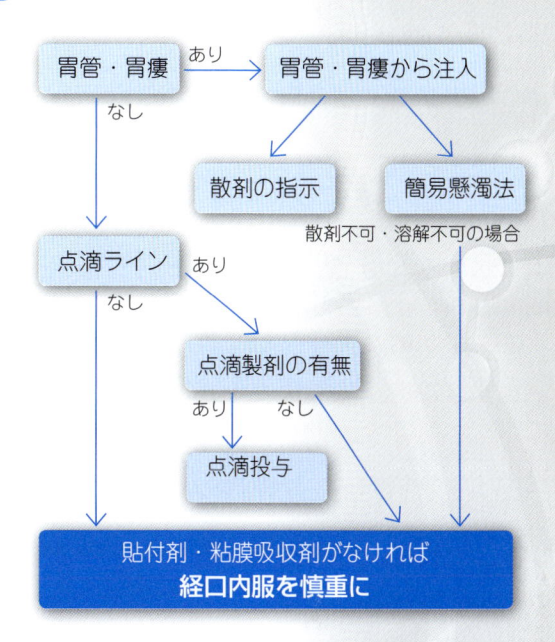

胃管・胃瘻 あり → 胃管・胃瘻から注入
　　↓なし　　　　　　↓　　　　　　↓
　　　　　　　　　散剤の指示　　簡易懸濁法
点滴ライン　　　　　　　　　　　散剤不可・溶解不可の場合
　↓あり
　↓なし
点滴製剤の有無
　あり　なし
点滴投与

貼付剤・粘膜吸収剤がなければ
経口内服を慎重に

表1 服薬時の基本的な注意点

口腔内を湿潤させてからにする
　　　　　　　　　　　（貼りつき予防）
顎をあげない　　　　　（誤嚥予防）
一つずつ飲む　　　　　（誤嚥予防）
飲み込みやすい形態（下の枠内）の
　ものにくるむようにして内服する

- ＊ヨーグルト形態のものなど
- ＊ゼリー状のもの（服薬補助ゼリーも市販されている）
- ＊水にとろみをつけたトロミ水
- ＊オブラートに包んでから濡らすと一過性にゼリー状になる

表2 薬剤選択の段階からの配慮（高齢者共通）

1. 点滴製剤への変更
　　　（ラインが確保されている場合）
2. 貼付剤や坐薬への変更
3. 飲みやすい剤形への変更
　　　（薬剤部に問い合わせを）

- ＊ゼリー型製剤
- ＊小さい剤形・貼りつきにくい剤形を選ぶ
- ＊口腔内崩壊錠を選ぶ
- ＊シロップ（液剤）を選ぶ
- ＊溶けやすい顆粒状または粉末をを選ぶ
- ＊ドロップ・チャアブルタイプを選ぶ

ただし，口腔内崩壊錠の場合，口腔内で溶けただけで残留してしまう可能性はある．
2の場合にも嚥下が最終的に安全に行われるか，口腔内に残留していないかの確認は必要

注②：簡易懸濁法
倉田なおみ著「経管投与ハンドブック」じほう社に，簡易懸濁法の詳細および，適さない医薬品の一覧が掲載してある．

注③：バリアフリー製剤
近年，「飲み込みやすさ」をも考えた剤型が，開発されつつあり，バリアフリー製剤と呼ばれている．まだ品数は少ないが，医師が問い合わせたり処方したりすることでこの領域も成長する．

23．経口での内服（服薬）

表3 ゼリー型製剤一覧表

製品名	一般名	会　社
アシビル内服ゼリー	アシクロビル	テイコクメディックス
アリセプト内服ゼリー	塩酸ドネペジル	エーザイ
メニレット70％ゼリー	イソソルビド	三和化学研究所
アーガメイト20％ゼリー	ポリスチレンスルホン酸カルシウム	三和化学研究所
グラニセトロン内服ゼリー	塩酸グラニセトロン	日医工ファーマ
シロスレット内服ゼリー	シロスタゾール	日医工ファーマ
メドカイン内用ゼリー	リドカイン	メドレックス
ラグノスゼリー	ラクツロース	大蔵製薬
カロリールゼリー	ラクツロース	佐藤製薬

かり，コンプライアンスの向上につながる．

（藤谷順子）

24 適切な食物形態(食事再開直後)食事のオーダー,どのように始める?

1 どのような食物形態があるのか確認する

　所属している施設・病院にはどのような食物形態や食事内容があるのかを知らなくてはならない.オーダーできるすべての食物形態と,その名称をきちんと確認しておくことが大切である.これは,成人用から小児用まで,ひととおり確認することをお勧めしたい.高齢者の場合でも,小児領域の食物形態が合うこともありうるからだ.

　また,なかには名称から受ける印象と出てきた実物が違うことがあるので注意が必要である.代表的な例として「ミキサー食」と「ペースト食」「流動食」などがあげられる.各病院の個性が反映され,残念ながら全国一律ではないので注意を要する.実物をみることができれば,なおよい.試食の機会があれば積極的に参加する.わからなければ,栄養科・管理栄養士に問い合わせ,できれば食種別リストなどをもらい,各種栄養素や水分の含有量を確認することも治療上きわめて有効となる.

2 食事オーダーのルール

　食事の形態が決まったら,栄養科にオーダーする.所属の病院や施設の食事オーダー方法,運用ルールを熟知し,当日の食事変更は何時までにすれば間に合うのか,土日の変更は可能か,年末年始・お盆・連休の特別態勢時のルールをあらかじめ確認しておくなど,こまめにチェックする.

　特に個別対応が必要な患者の特別指示を伝達するには注意が必要である.オーダーしたものと違うものが届き,患者本人が口にしてはならないものが配膳されないようにしなくてはならない.できるだけ口頭のみでの伝達は避けたほうが無難である.栄養科が混乱せず,また煩雑にならないように,病院スタッフがイレギュラーなオーダー方法を控え,ルールを守ることがミスを少なくする.何よりも患者が不利にならずに済む.

　食事も服薬と同じように治療の一貫であることを忘れてはならない.薬剤の処方と同じように食事オーダーにも細心の注意をもってのぞみたい.

3　食事再開日についての注意点は？

　経口摂取を再開するなら，万一誤嚥しても対応できる曜日，つまり週の前半から再開するのが原則である．

　食事を再開する場合，まず「今日は何曜日か」を考える．土日祝日の区別なく平常どおりのスタッフ数で常時稼働している特殊な施設・病院を除いて，よほどの事情がないかぎり週末はスタッフも手薄になり，患者の変化に対応しにくいため，「週末から食事再開」は避け，「週の前半までに再開」するのが望ましい．

　さらに，朝食や夕食から開始するよりも昼食からの開始が望ましい．より多くのスタッフで食事場面の評価が可能となり，食事の注意点などの情報を共有できるからである．

　したがって，具体的に考えると，経口摂取スタート可否の評価は，月曜日か火曜日にすませる．その評価結果をふまえて主治医が食事再開と判断したら指示を栄養科に出すのは月曜日か火曜日，そして火曜日か水曜日の昼食から食事開始，とするのが望ましい．評価を木曜日に実施したのでは金曜日からの食事再開となり万一全身状態に変化をきたした場合に対応しにくいというリスクが伴う．週半ばまでの開始であれば，万一の場合でも十分対応可能であるうえ，さらに順調であれば，水曜日か木曜日にもう1ランク食物形態をアップすることも不可能ではない．再開後第2段階目の形態アップであっても，週末の金曜日の形態変更はできるだけ避けたほうがよい．

　特別な事情で，本来なら実施を避けるはずの週後半に嚥下評価を実施し，経口摂取可と評価された場合，土日は食事再開のオーダーは出さずに，月曜日昼食からオーダーしておく．土日は機能維持・観察のために，少量の氷なめ練習やゼリーを用いた直接訓練などを病棟看護師が実施し，月曜日からの食事に備えることも一つの方法である（図1）．

4　再開の食物形態は？

　食事再開時の食物形態は，よりやさしい形態から開始するほうがよい．再開に向けた直前の評価で，もう少し難易度の高い形態が可能と判断した場合であっても難易度の低い形態を勧めたい．

　その理由としては，まず評価結果と実際の食事場面でのパフォーマンスレベルは必ずしも一致するとは限らないからであり，さらに，誤嚥性肺炎でダメージを受けたうえ，禁食が続いたことを考慮すると，当然リスクもそれなりに想定しておく必要があるからである．よほどの事情がないかぎり，回り道のようであっても，難易度の低い食物形態から慎重に再開することをお勧めしたい．

図1 食事再開の日程の例

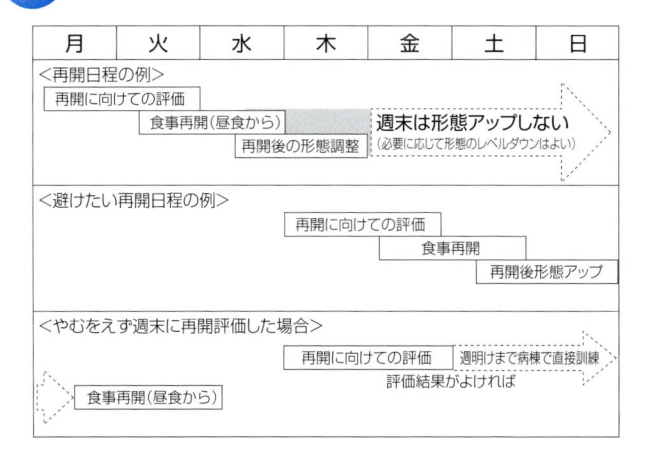

図2 誤嚥性肺炎の前後の形態選択の流れ（例）

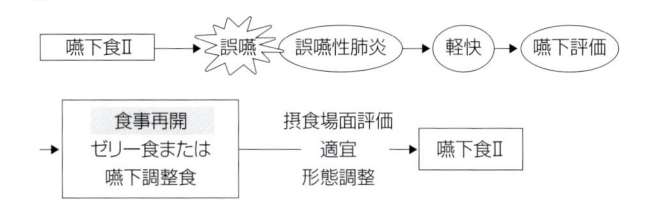

　順調であれば，開始後，早々の食物形態アップを検討すればよい（図2）.
　食事再開に際して，患者本人およびその家族には，もともと食べていた形態よりも下げる理由を十分に説明する必要があることはいうまでもない.

（二階堂和子）

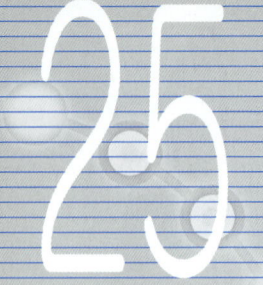

25 食事の姿勢の注意点

1 姿勢調整のポイント―目的別に考えて組み合わせる―

　食事にふさわしい姿勢は，目的を考えながら選択して，組み合わせ，最も適したものを探す．目的別に大きく分けると，① 体幹を安定して支持するための姿勢，② 嚥下機能を代償するための姿勢，③ 胃食道逆流予防のための姿勢，の三つがある[1]．

　嚥下障害がある場合には，嚥下機能を代償するための姿勢を選択することにより，改善がみられることが多い．ただし，その姿勢を選択することは大変有効ではあるが，高齢者で誤嚥性肺炎を発症しているような場合には，脳血管障害，廃用症候群，加齢による姿勢の変化などが背景にあることが多く，そもそも安定して体幹を支持することが困難な場合がある．このような場合は，嚥下機能の代償を目的とした姿勢調整を行う前に，体幹を安定させる姿勢調整が必要になる．

1）体幹を安定して支持するための姿勢

　姿勢調整の基本は，抗重力位における体幹の安定である．体幹が安定するという前提のうえに頭頸部の安定があり，そのうえで嚥下諸筋のよりスムーズな運動が可能となる（図1）．嚥下運動の関係する筋は頸部や体幹に起始・停止するものが多く，体幹が不安定であると，嚥下関連筋の運動に影響する．このことは上肢の運動においても同様であり，体幹が安定していると上肢の運動がスムーズになり，食事動作が可能となる．

　体幹が安定して支持できない例としては，「片麻痺があり麻痺側に倒れている」「円背があり頸部が伸展し，下顎があがり常に開口した状態が続き，口腔内が乾燥している」「座位が不安定で車椅子からずり落ちそうになっている」などがあげられる．また，車椅子の場合，座面や背面のたわみがあることが多いため，普通にフットレストに足を乗せて座るだけで骨盤が後傾する傾向が強い．そのため，クッションを背中に入れる，足を床面につける，などの工夫が必要である．リクライニングと車椅子座位の姿勢調整の例を図2，3に示す．

2）嚥下障害を改善するための姿勢

　姿勢を調整することで，口腔と咽頭の位置関係や咽頭腔の形態を変えることができ，嚥下障害により低下した機能を代償することができる．

図1 体幹と嚥下諸筋の関係（泉谷，藤谷，2006.[1]）を一部改変）

嚥下運動
顔面口腔器官の運動
喉頭周囲筋の運動

頭頸部の安定

体幹の安定

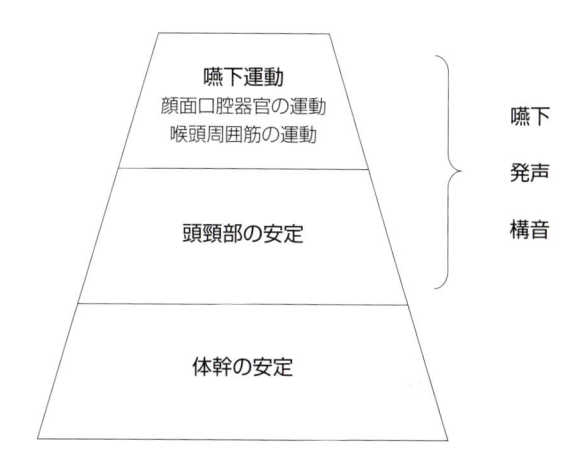

嚥下
発声
構音

図2 ベッド上リクライニングの姿勢調整
30度リクライニング位の場合

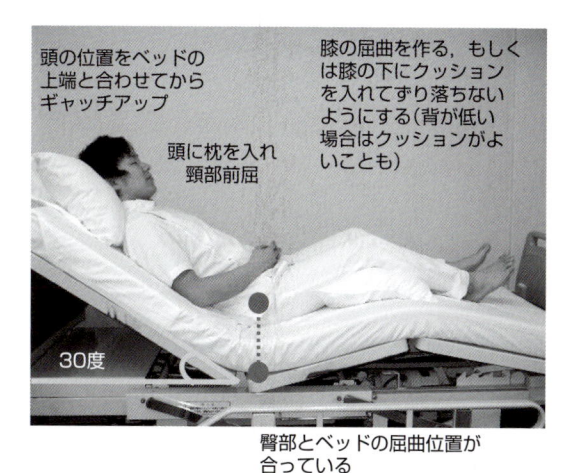

頭の位置をベッドの上端と合わせてからギャッチアップ

頭に枕を入れ頸部前屈

膝の屈曲を作る，もしくは膝の下にクッションを入れてずり落ちないようにする（背が低い場合はクッションがよいことも）

30度

臀部とベッドの屈曲位置が合っている

最初は30度程度から始め，45度/60度と少しずつ角度を上げていく

図3 車椅子の姿勢調整

頸部前屈

目線が下を向き食物を認知しやすい

長い時間座っていられる

自由に上肢を使い食べることが可能

背中にはバスタオルやクッションを入れ，座面には座布団などを入れ支持面を広げると骨盤が安定する．麻痺側へ傾く場合は麻痺側にタオルなどを入れ正中位に座れるようにする．

フットレストから足を下ろし足底を床につける

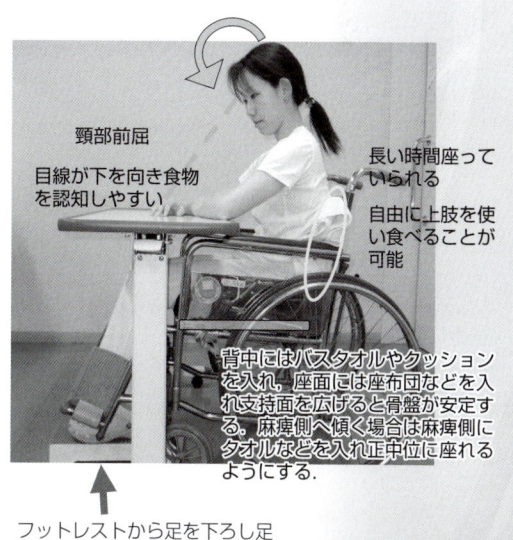

① 30度リクライニング位[2]

　嚥下障害を代償するための姿勢として，30度リクライニング位[2] があげられる（図2）．垂直位では前後の関係にあった気道と食道が，リクライニング位になると気管が上で食道が下になる．このことにより食物が気管ではなく食道に入りやすくなり，誤嚥が起こりにくくなる[2]．また，食物の送り込み障害（口腔期の障害）がある場合にも，重力を利用して送り込みが助けられるといっ

た利点がある．30度リクライニング位では，自力摂取しにくいという欠点もあるが，嚥下障害の改善に合わせて45度→60度と角度を上げていく．それ以上のヘッドアップは軽度リクライニング位として有効な場合もあるが，角度を上げて足を伸ばしたままでは腹部に圧がかかりすぎることもあるので，座位への移行を検討していく．

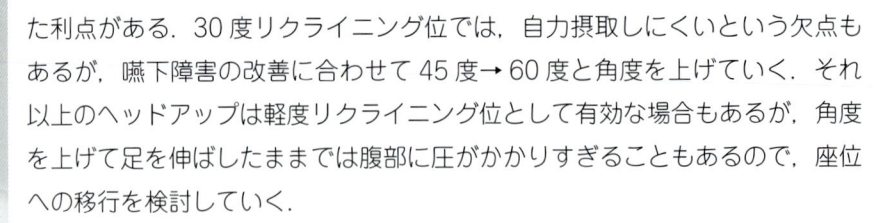

② 頸部前屈位[3]

頸部を前屈することにより，咽頭と気道に角度がついて誤嚥しにくくなる[3]（図4）．また食塊が通る空間，喉頭蓋谷が広がり，食塊と粘膜の摂食面積が大きくなるので嚥下反射が起こりやすくなるとも報告されている．さらに，頸部前屈により頸部の前面にある嚥下諸筋がリラックスし，嚥下運動が行いやすくなるという利点がある[3]．逆に頸部伸展は，咽頭と気道が直線になり，気道が開いて誤嚥しやすくなるので[3]，伸展させないようにするべきである．健常者でも頸部を伸展させると，唾液の嚥下時に喉頭の運動が阻害されて嚥下しにくいことが体感できる．頸部前屈の角度は，前屈しすぎても喉頭周囲筋の運動が阻害されるため，喉頭を触診し，左右方向への動きやすさを確認しながら，前屈のほどよい角度を調整する必要がある．

③ 頸部後屈位[4]

おもに舌の運動低下や舌の部分切除の患者，パーキンソン病などによる口腔期の送り込みの嚥下障害がある場合に有効である．下顎をあげ，頭頸部をやや後屈ぎみにして重力を利用することで，口腔から咽頭への食塊の送り込みを助けることができる．ただし，咽頭期の障害がない場合にのみ有効であり，嚥下時には後屈姿勢をやや前屈に戻せるだけの運動・知的レベルが必要である．

④ 頸部回旋[4]

片側性の咽頭期の障害に有効な方法である．頸部を麻痺側へ回旋させることで，咽頭部をねじって麻痺側の咽頭腔を狭め，結果的に非麻痺側の咽頭腔が広がり食塊が通過しやすくなる．効果的に行われているかVF/VEで評価のうえ，用いるのが望ましい．

3）胃食道逆流予防のための姿勢

胃食道逆流や食道の蠕動不全がある場合には，食後は腹部を圧迫しないようにして，リクライニング位か座位をとるのが望ましい．食後2時間程度が適切[5]といわれている．しかし，臨床場面では，2時間同じ姿勢を保つことは難しく，特に，経管栄養を使用している症例の場合，栄養剤の注入時間と合わせて長時間同じ姿勢をとることになり，疲労しやすい．疲労しないよう，また，褥創にならないように配慮が必要である．睡眠時には，15度ベッドを起こすと，胃食道逆流による誤嚥性肺炎が減少したという報告もある[5]．

図4 頸部前屈（藤島, 1999.[3]）

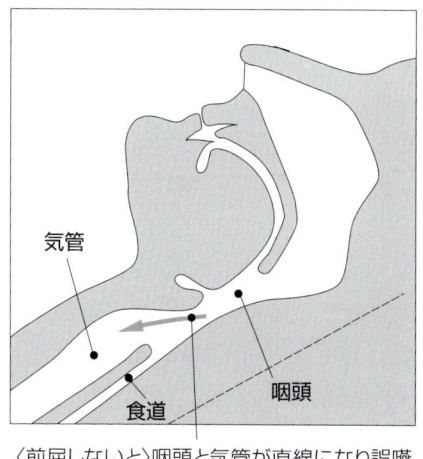

〈前屈しないと〉咽頭と気管が直線になり誤嚥しやすい

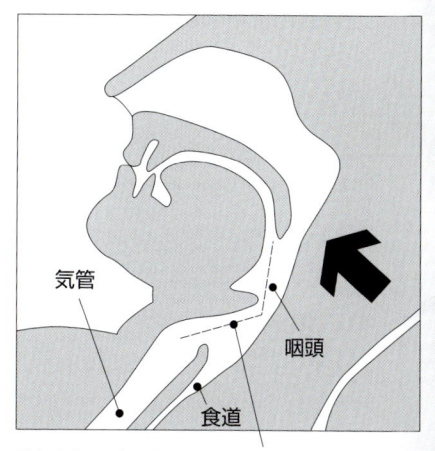

〈前屈すると〉頸部を前屈することにより咽頭と気管に角度がついて誤嚥しにくくなる

図5 食事時の座位の選択―車椅子かリクライニングか―

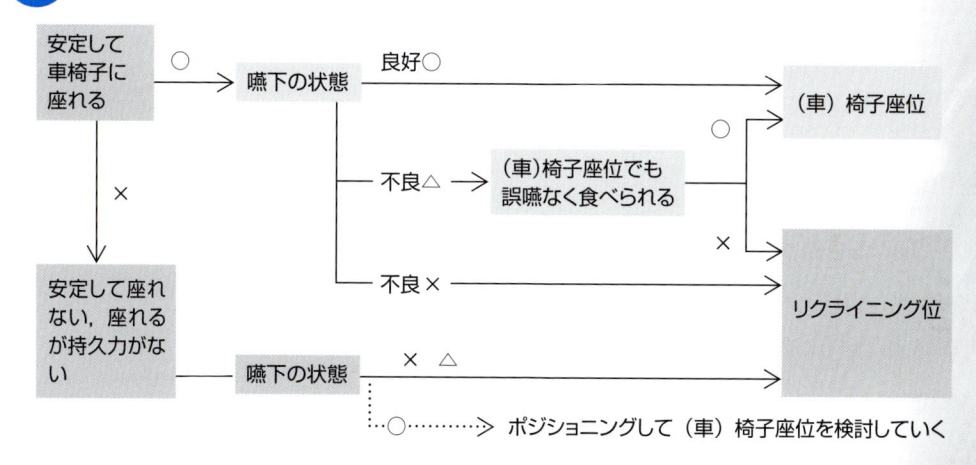

- 安定して車椅子に座れる ○→ 嚥下の状態
  - 良好○ →（車）椅子座位
  - 不良△ →（車）椅子座位でも誤嚥なく食べられる ○→（車）椅子座位 / ×→リクライニング位
  - 不良× → リクライニング位
- ×→ 安定して座れない，座れるが持久力がない → 嚥下の状態
  - ×△ → リクライニング位
  - ○┄┄➤ ポジショニングして（車）椅子座位を検討していく

2 座位の選択─車椅子かリクライニングか？─

　車椅子に座れるなら，車椅子座位で食事をするのが望ましい─．これは，はたして正しいのだろうか．

　たしかに車椅子に座れるなら座って食事をしたほうが食事もよくみえ，食事時の姿勢としては理想的である．しかし，嚥下障害患者の食事の姿勢を考えるとき，一概に車椅子座位がよいとは限らない．ワレンベルグ症候群の一例をあげると，普段は車椅子座位がとれていても咽頭期の著明な嚥下障害があるため，食事時のみリクライニング位にするのが望ましい場合もある．また，舌癌後の嚥下障害などで口腔期の送り込みの機能が低下している場合も，同様にリクライニング位が望ましい．逆に，車椅子に安定して座れない嚥下障害のある症例に対し，無理に座位をとらせた場合，座位が不安定で頭頸部の支持が保てず，頸部を過度に前屈したり過伸展してしまい，誤嚥のリスクが高まる可能性がある．さらに，持久力との関係も考慮する必要がある．食事の最初の10分は安定して車椅子に座れていても，後半になると疲労し，座位が不安定になる場合は，リクライニング位が望ましい．その場合は，あえて食事の時間に合わせて座位の練習をするのではなく，食事以外の時間に座位をとることを考えていく．

　また，介助量と座位との関係についても考える必要がある．自力摂取ができれば望ましいが，嚥下障害がある場合には一概にそうともいえない．たとえば，車椅子座位でも介助で食べると安全に食べることができるが，自力摂取になると姿勢が不安定になりむせがみられる場合がある．その場合は，車椅子座位で介助で食べるか，（軽度）リクライニング位で座位の安定をより高めてから自力摂取を促すかなど，症例に合わせて，安全に食事をとる姿勢を選択していくことが重要である．

　実際，臨床場面ではどちらの座位姿勢を選択するか迷う場面がある．図5のように，まず，体幹の安定性や持久力の観点から安定した車椅子座位が取れるかを考え，そのうえで嚥下障害に有利な姿勢をどう組み合わせていくか，症例ごとに考えていく．

3 食事介助時の注意点─介助者の位置・テーブルの高さ・食器─

　食事介助のよい例と悪い例を，図6に示す．食事介助者の位置に注意が必要である．介助者が斜め後ろ上方から立って介助すると頸部伸展を招きやすいので（図6右），介助者はやや斜め下前方から，頸部前屈を自然に促すような位置で介助するのがよい（図6左）．また，前方から食物をみせることで視覚的・嗅覚的な認知が促され，口唇の取り込みの運動が自然に誘発されやすくな

図6 食事介助　よい例（左）と悪い例（右）（泉谷, 2008.[8] を参考に作成）

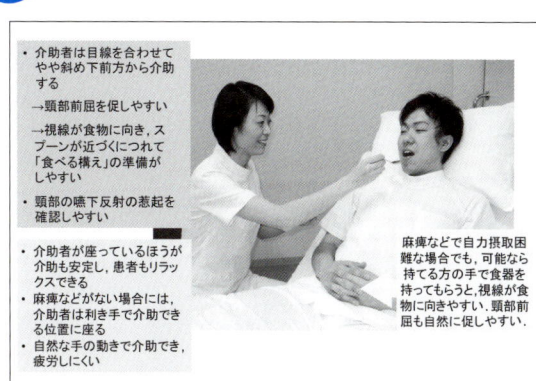

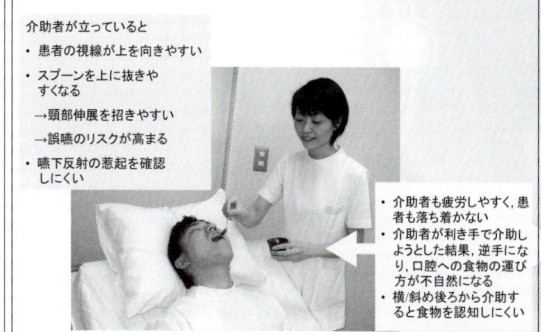

よい例（左）
- 介助者は目線を合わせてやや斜め下前方から介助する
  →頸部前屈を促しやすい
  →視線が食物に向かい，スプーンが近づくにつれて「食べる構え」の準備がしやすい
- 頸部の嚥下反射の惹起を確認しやすい
- 介助者が座っているほうが介助も安定し，患者もリラックスできる
- 麻痺などがない場合には，介助者は利き手で介助できる位置に座る
- 自然な手の動きで介助でき，疲労しにくい

麻痺などで自力摂取困難な場合でも，可能なら持てる方の手で食器を持ってもらうと，視線が食物に向きやすい，頸部前屈も自然に促しやすい．

悪い例（右）
介助者が立っていると
- 患者の視線が上を向きやすい
- スプーンを上に抜きやすくなる
  →頸部伸展を招きやすい
  →誤嚥のリスクが高まる
- 嚥下反射の惹起を確認しにくい
- 介助者も疲労しやすく，患者も落ち着かない
- 介助者が利き手で介助しようとした結果，逆手になり，口腔への食物の運び方が不自然になる
- 横/斜め後ろから介助すると食物を認知しにくい

表1 食事時の正しい姿勢の条件（泉谷, 藤谷, 2006.[1] を一部改変）

1　体幹が安定している
2　嚥下諸筋がリラックスした状態で運動がしやすくなっている
3　誤嚥しにくい
4　口腔の随意的な動きに障害があっても送り込みやすい
5　上肢が使いやすい
6　食事中疲労せず継続可能である
7　呼吸・咳に有利な姿勢である

る．開口が困難な場合は，下唇をスプーンで刺激すると開口しやすい．それでも困難な場合は，K-point 刺激法[6] が有効である．

　麻痺や高次脳機能障害がある場合には，上記以外にも留意が必要である．たとえば，片麻痺で左半側空間無視がある症例は，右側から介助するほうがよい．指示が通りやすい，食物に注意が向く，食物が口腔咽頭の非麻痺側を通過する，といった利点がある[7]．

　そのほか，テーブルの高さや食器などについても考慮する．テーブルが高すぎると，視線が上方を向き頸部伸展を招きやすい．コップの飲水では，残量が少なくなると頸部を伸展して飲む傾向があるため，頸部前屈の維持が可能なストローが有効な場合もある[1]．また，病院では吸飲みが多用される場面をみる．吸飲みは介助者にとって飲ませやすい容器であるが，角度に気をつけながら使用する必要がある．

4　姿勢調整のまとめ

　上記のことを踏まえて，表1に示す食事の正しい姿勢の条件を考慮し，姿勢調整を行う．姿勢調整は，患者ごとに適切な姿勢を選択し，またその日の体

調によっても調整が必要なこともある．理学療法士，作業療法士，言語聴覚士などと相談するのが望ましい．

（泉谷聡子）

文献
1) 泉谷聡子，藤谷順子：4 摂食・嚥下リハビリテーションに必要な全身管理—②食事と姿勢のマネジメント．嚥下リハビリテーションと口腔ケア，藤島一郎・藤谷順子 編，メヂカルフレンド社，東京，p.p.137-146, 2006.
2) 藤島一郎：脳卒中の摂食・嚥下障害，第2版，医歯薬出版，東京，p.p.90-93, 2000.
3) 藤島一郎：嚥下障害 Q & A 新版，中央法規出版，東京，p.p.90-91, 1999.
4) Logemann JA（道健一・道脇幸博監訳）：摂食・嚥下障害，医歯薬出版，東京，p.p.158-159, 2000.
5) 藤島一郎：嚥下障害 Q & A　新版，中央法規出版，東京，p.p.92-93, 1999.
6) Kojima C, et al.: Jaw opening and swallow triggering method for bilateral-brain-damaged patients: K-point stimulation. Dysphasia, 17: 273-277, 2002.
7) 藤谷順子：直接的訓練法．摂食・嚥下リハビリテーションマニュアル JJN スペシャル．才藤栄一他 編，医学書院，東京，p.52, 1996.
8) 泉谷聡子：摂食・嚥下障害患者の看護．統計看護学講座 専門分野Ⅱ 成人看護学 14．小松浩子著者代表，医学書院，東京，p.244, 2008.

26 水分補給―水分はどうやって補給する？

1 患者・家族の「水くらいだったら大丈夫…」が一番危険

　さまざまな食物形態のなかでも，液体の嚥下は，摂食・嚥下障害患者にとって難易度が高い．液体は咽頭を通過する速度が速いため，嚥下反射が間に合わず，誤嚥を引き起こすのである．

　誤嚥性肺炎の発症は，おおむねなんらかの機能低下に起因するものであり，たとえ「発症前には水を飲むのになんら問題はなかった」といった本人や家族からの情報があったとしても，水分の経口摂取を開始するにあたり嚥下機能評価は必須である（Ⅱ編13, 14参照）．

　「水は一番容易に飲めるもの」「まだ食べられないといわれたけれどせめて水くらいなら大丈夫」と思い込んでいる患者や家族は意外に多く，この認識のギャップを埋めることはとても重要になる．

2 「わかりやすい説明」と「病棟の環境」が誤嚥リスクを減らす

　飲食を禁じられている患者・家族に対し，「飲食は危ないのでしばらくやめておいてください」とだけ簡単に伝えてはいないだろうか．どこが危ないのか，なぜ飲食できないのか，よくわからないままでは患者・家族の不安や疑問はいつまでたっても払拭できない．

　せめて病人の願いは叶えてあげたい，何も飲ませてもらえないので可哀そうという周囲の誤った同情から，飲水が禁じられているにもかかわらず，目につかないように患者の求めに応じ，水やお茶を与えてしまうことはなんとしても避けたい．

　飲食を禁じられている患者・家族に対しては，できるだけ早期に丁寧な説明が必要である．説明する内容としては，① 飲み込む力が弱くなっていること，② さらさらの液体（水やお茶）が一番危険であること，③ むせない誤嚥（不顕性誤嚥）というものがあること，④ 水分・栄養分は経口以外から充足していること，⑤ 口渇緩和の具体策，⑥ 今後の飲食についての方針，などである（図1）．

　なかでも，② の液体の危険性を説明する際には，実際に水やトロミ水が傾斜上をすべり落ちる速度の差を患者・家族にみせながら行うと理解を得やす

図1 ベッドサイドでの患者・家族への説明1（口頭）
―さらさらの液体のリスクから今後の方針まで―

口頭説明の例：（文中番号は＜説明のポイント＞番号と対応）

『○○さんは現在，[1]飲み込む力が弱くなっています．このため，まちがって気管（肺）に飲食物が入って肺炎を繰り返す危険があります．こちらが許可するまでしばらく食べ物や飲み物を口から摂ることはお控えください．
[2]少量の水やお茶くらいは大丈夫と思われるかもしれませんが，実はこれが一番危険です．水はのどを素早く落下するので，飲み込みが間に合わないためです．（図2参照）
[3]気管（肺）に入っても，全くむせない場合もあります．したがって，むせないからといって安心とはいえません．のどの渇きや空腹を感じることもあるかもしれませんが[4]水分や栄養は点滴（経鼻管）から十分入っていますからご安心ください．なお[5]口の渇きについてはネブライザーとマスク，渇きを緩和する塗布剤やマウススプレーを使用しできる限り軽減するように努めています．今後，[6]飲み込みの詳しい検査を行ったのち，必要に応じて，飲み込むための練習をしていきましょう．』

＜説明のポイント＞
1. 嚥下機能低下を伝える
2. さらさらの液体が一番危険（図2参照）
3. 不顕性誤嚥の説明
4. 水分・栄養は充足していることを伝える
5. 口渇緩和策の説明
6. 今後の方針

図2 ベッドサイドでの患者・家族への説明2（実演）
―さらさらの液体のリスクを実際にみせながら説明する―

実演説明の例

準備品
1. 水 少量（できれば着色水）
2. トロミ水少量（できれば着色水）
3. ステンレストレー
 （or クリアファイル）

a. トロミなしの水とトロミ水をトレーに置く → b. トレーを傾け流れ落ちるスピードの差をみせる

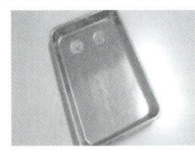

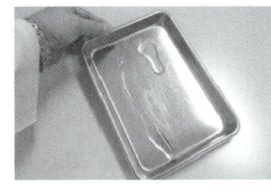

方法
1. ステンレストレーの一端に水1さじ，トロミ水1さじをのせる．
2. ステンレストレーを徐々に傾け，水が先に流れ落ちトロミ水がゆっくり流れ落ちるのを患者・家族に実際に目で確認してもらう．
 説明：「のどを流れ落ちる液体の速度だと思ってください．ご覧のようにトロミがない水は速く落ちるので飲み込みがゆっくりだと間に合いません．気管に入りやすく危険です」などと説明する．

い．このデモンストレーションはベッドサイドでごく簡単に実施でき，何回も口頭説明するよりもわかりやすくコンプライアンスも良好なことが多い（図2）．

　また，患者の口渇感が強い場合に病棟で実施している緩和策（口腔湿潤剤の使用，マスク装着，ネブライザー使用，漱ぎなど）の具体的な説明がなされないことも多い．これを怠ると，患者・家族サイドからは「こんなにのどが渇いたといっているのに病院は何もしてくれない」と医療者への不信感がつのり，「少しくらいなら…」とこっそり水を口にしてしまうことにもつながりかねない．

　さらに，リスク管理の観点からも，その患者にかかわるすべての関係者が「共有したほうがよい注意事項・情報」をわかりやすく提示する．いつやってくるかわからない複数人の家族や親類縁者，見舞者に，もれなく注意を伝えることは困難である．そこで多くの親類縁者や見舞者がみることを想定し，経口摂取ができないことについての注意事項・説明内容を記載した書面をベッドサイドに貼付しておくのも一案である（図3）．ただし，患者のプライバシーには十分配慮する．

　指示の理解が困難な患者では，誤飲を予防するための環境を今一度確認することも大切である．ベッドサイドテーブルの手の届く場所に，義歯を浸け置く水や，歯磨き用の水，痰の吸引用の水などが放置されていないかなどにも注意する．

3　嚥下評価場面では「機能良好」，でも日常すべての摂食場面で「良好」とは限らない

　急性期を脱し，全身状態が徐々に落ち着いてくれば，経口からの摂取の可否について，嚥下機能評価（詳細は他章参照）を実施する．

　たとえ評価場面で「経口可」であっても，あくまでも指示監督下での断片的なものであって，実際の経口摂取場面（食事）とイコールではないことを念頭におく．ほんの数口飲み込んだ評価場面で大丈夫だったからといって，日常の食事や飲水場面でもすべて大丈夫とはいいきれない．実際の食事や飲水となると摂取量は評価場面の何倍にもなる．摂取量が増えれば，それだけ高リスクとなる．体力を消耗し疲労する．姿勢も崩れる．呼吸状態も変化するかもしれない．局所のスキルと日常的なパフォーマンスは違うことを常に忘れてはいけない．また，朝食時と夕食時，食べ始めと食事終了時を比較すると，摂取量や運動量に違いがある．

　そもそも誤嚥性肺炎の既往があるということは，それだけでなんらかの機能低下を疑うことを忘れてはならない．加えて，嚥下評価場面だけでは見きわめ

図3 ベッドサイドの患者・家族への説明（書面）
　　　—ベッドサイドの注意書きの例—

```
                                         日付
○○様・ご家族様
                               ☆☆病棟・担当医
　現在のところ，治療上，お口から召し上がること
を控えていただいております．
　特に液体（水やお茶）は，少量であっても誤嚥（誤っ
て気道に入ること）されやすいため，当面ご遠慮く
ださいますようお願い申しあげます．
　ご質問・詳細につきましては担当医までお申し出
ください．
```

表1 水の摂取量と排泄量（出典：環境省熱中症環境保健マニュアル2009より作成）

摂取量		排泄量	
食事から	1000 mL	尿・便	1300 mL
代謝水	300 mL	不感蒸泄	1200 mL
飲　水	1200 mL		
	2500 mL		2500 mL

図4 水分補給路の選択

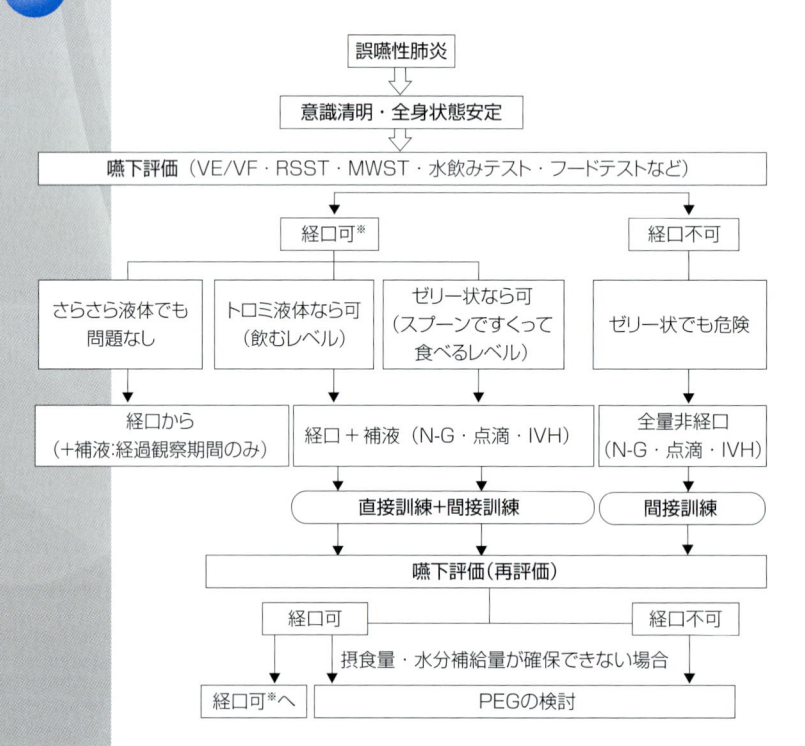

```
                      ┌─────────┐
                      │ 誤嚥性肺炎 │
                      └────┬────┘
                           ▽
                ┌──────────────────┐
                │ 意識清明・全身状態安定 │
                └────────┬─────────┘
                         ▽
    ┌──────────────────────────────────────────────┐
    │ 嚥下評価（VE/VF・RSST・MWST・水飲みテスト・フードテストなど）│
    └──────────────┬──────────────────┬────────────┘
                   │                  │
              ┌─経口可*─┐          ┌経口不可┐
        ┌────┬────┬────┐              │
   さらさら液体でも  トロミ液体なら可  ゼリー状なら可   ゼリー状でも危険
   問題なし      （飲むレベル）  （スプーンですくって
                              食べるレベル）
        │          │          │              │
     経口から    経口＋補液（N-G・点滴・IVH）   全量非経口
   （＋補液：経過観察期間のみ）                （N-G・点滴・IVH）
                   │                          │
              直接訓練＋間接訓練              間接訓練
                   └────────┬─────────────────┘
                            ▽
                    嚥下評価（再評価）
                   ┌────┴────┐
                 経口可        経口不可
                   │    摂食量・水分補給量が確保できない場合
                   ▽              ▽
               経口可*へ        PEGの検討
```

128　Ⅱ編　慢性期前後以降の対応

ることのできない摂食習慣，たとえば飲水における，すすり飲み・あおり飲み・ガブ飲み（一口多量）・連続飲み（ゴクゴク）などの習慣・習癖による問題が潜在していることも考慮する．

4 まず「必要水分量」と「摂取水分量」から「不足水分量」を知る

　健常の成人で，1日の適正水分量と，摂取量についてきちんと把握して生活している人は一体どれくらいいるだろうか．夕方になって，「今日は400 mL程度水分が不足しているから水を飲もう」などと考えながら水分を摂っている人は，いてもごく少数だろう．大半の人が，のどの渇きを感じたときに適当に水分補給するだけで毎日大過なく過ごしている．

　ところが，高齢になるとそう簡単にはいかない．高齢になるほど水分量の適量摂取は重要かつ困難な課題である．加齢により腎臓の保水機能が低下するうえ，口渇感が低下するために，のどの渇かない「脱水」はまれではない．

　特に，圧倒的に高齢者が多い誤嚥性肺炎症例では，脱水が肺炎の予後リスクとなるため，細心の注意を払う必要がある．

　まず把握すべきは，「必要水分量」と「摂取水分量」である．これがわからなければ，一体どのくらいが「不足水分量」なのかが把握できない（表1）．

　所属施設・病院にNSTチーム・ラウンドがあれば，ぜひ積極的に摂取水分量についても相談しチェックしたい．医師・病棟看護師・管理栄養士ら多職種間の評価や情報の共有が，問題点の早期抽出・改善に有効に機能するはずだ．

5 経口以外の水分補給，いつ離脱する？

　評価場面において「さらさらの液体でも安全」であったならば，徐々に経口飲水を開始，増量していくことになるが，トラブルなく経口飲水のみで補給量が充足するか，不顕性誤嚥による発熱などはないか，全身状態は変化しないか，日常場面における様子を観察し慎重に進める．経過が順調であれば，経口以外の水分補給（点滴，経鼻管などから）を徐々に減らしていく．経口飲水許可と同時に一切の水分補給をやめ，いきなり全量「経口飲水」にするのはいささか危惧されるため，経口以外の補助的な水分補給は，水分収支に配慮しながら数日間は継続したままのほうがリスク管理の観点からもよい．

　また，経口摂取が「トロミ液体であれば可」または「ゼリー状であれば可」と条件つきの場合はどうか．ある程度の機能が保たれており，条件つきでなら経口からの水分補給の見込みはある．しかし臨床ではトロミつきやゼリーでの飲水を許可しても，形態的に好まない患者は珍しくなく，飲水量がいっこうに増えないこともよくある．このような場合，経口以外の水分補給は継続することが必要である（図4）．

表2　経口での水分補給時の誤嚥リスク軽減の工夫

工夫	その具体的な方法
1. 水分形態の工夫	・ゼリー状にする→栄養科に相談 ・トロミをつける→看護師・栄養科に相談
2. 姿勢の工夫	・顎をあげずに飲む→看護師・栄養科(食器)・リハビリテーション科(姿勢)に相談 　　湯呑み形状は筒型より朝顔型のほうがよい．[※1] 　　ストローで飲む． 　　スプーンで一さじずつ飲む． ・リクライニング位で飲む→看護師・リハビリテーション科に相談 　　体幹角度の調整により水分が咽頭後壁に沿って食道へ入るため誤嚥しにくくなる場合がある．リクライニング車椅子やギャッチアップベッドでの調節を． 　　(II-25「食事の姿勢の注意点」参照)
3. 摂取の工夫	・一口は少量にする ・連続飲みをしない　→看護師・リハビリテーション科に相談 ・嚥下後咳払いをする

[※1] 顎をあげずに飲める湯呑みも市販されている

図5　嚥下調整食に含まれる水分量の例（国立国際医療研究センター病院）

a. ゼリー食　　　　350 mL（おもゆゼリー＋ゼリー＋トロミ茶）
b. 嚥下訓練食　　　700 mL（おもゆゼリー＋ペーストおかず＋トロミ茶）
c. 嚥下食 I　　　　1400 mL（全粥＋ペーストおかず＋ソフト固形おかず＋トロミ茶）
d. 嚥下食 II　　　　1700 mL（全粥＋ソフト固形おかず＋トロミ汁＋トロミ茶）
e. 嚥下食 III　　　1800 mL（軟飯＋ソフト固形おかず＋具人りトロミ汁＋茶）

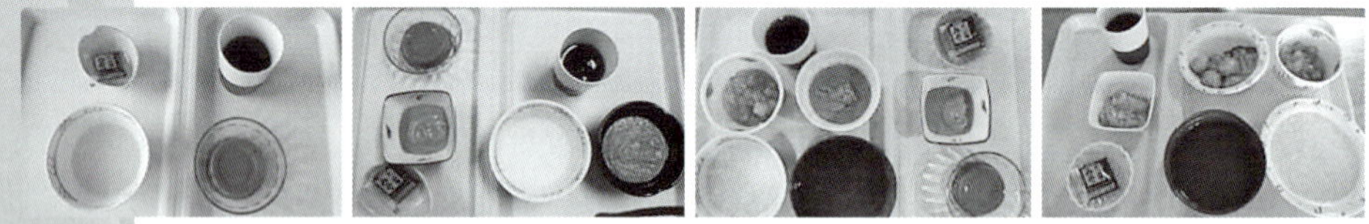

a. ゼリー食　　　b. 嚥下訓練食　　　c. 嚥下食 I　　　d. 嚥下食 II

表3　脱水になりやすい理由

体の保水機能の生理的低下（高齢者：筋肉量減少）
体液量減少（細胞数減少）
相対的排出過多・多尿（腎機能低下）
代謝水減少（基礎代謝量減少）
飲水量減少（発動性低下）
喉の渇きの感覚鈍化（高齢者）
経鼻管・カニューレの違和感や嚥下時の痛みで飲まない
発熱，嘔吐，下痢など水分喪失機会が多い
トイレに行く回数を減らそうとして水分摂取を控える
介護者への配慮
むせや誤嚥を恐れ摂取を避ける
トロミ飲料が嫌い（増粘剤・ゼリーが嫌い）

水分形態をトロミつき，ゼリー状にするといってもさまざまな濃度がある．水分形態の調整の程度はどうか，姿勢はどうか，摂取にはどのような注意が必要か，などについて症例によりそれぞれ個別の工夫が必要となる．看護師，栄養科，リハビリテーション科などに相談するとよい（表2）．

　唾液誤嚥を認めるなど重度の問題があり「経口不可」と評価されれば，当然，水分補給路は点滴・経鼻管・IVHなどからとなる．

6　食事からの摂取水分量を把握しているか？

　施設・病院で提供されるさまざまな食事形態に，それぞれどのくらいの水分が含まれているかわからなければ，ぜひ栄養科・管理栄養士に確認しておきたい．参考までに各嚥下調整食における含有水分量の一例を示す（図5）．嚥下調整食には思いのほか水分が多いことがわかる．みた目の献立と実際の水分量についての感覚の違いがどのくらいあるのか，確認しておきたい．

　水分の多い嚥下調整食を摂取しなくてはならない腎疾患や心疾患などの患者では，食事（嚥下調整食）から摂取する水分も見落とさないように合算し，「水分摂取過多」に留意する．疾患の状態によっては，嚥下には不利であっても少しのリスクを承知で「全粥」から水分量の少ない「米飯」に切り替えることもありうる．

　厳しく水分摂取制限されている患者以外では，病棟での摂取水分量管理は一般的にゆるやかであることが多い．その理由として，水分経口摂取が許可される場合，食事も同時期に嚥下調整食形態で提供されはじめることが多く，摂食量がその日により異なるのはもとより，主食副食ごとに水分含有量もさまざま，一日のうち昼一食だけの食事から様子をみることもあり，水分摂取総量の合算がきわめて繁雑となるからである．しかし，一日の水分量をしっかりと把握しないままでいると，不足量が徐々に積算され，いずれ脱水を起こす場合もあるため注意を要する．

7　水分摂取のコツと技

　経口飲水が許可されても，高齢者が水分を摂取しなくなる理由はさまざまである．むせや誤嚥をおそれるあまり水分摂取を意図的，継続的に避けることもあれば，適切な排泄ケアがなされていない場合や，介護者や病棟スタッフへの遠慮などの理由で，トイレや排泄の回数を減らそうと水分摂取を控えてしまうケースもある．環境的，精神的な側面も見過ごすことのないように十分留意する（表3）．

　前述の内容を考慮したうえで，少しずつでも摂取量をふやし脱水を予防する工夫をすることが大切である．たとえば，飲料を多種準備して味に変化をつけ

図6 水分補給の工夫（経口可の場合）

・細氷片（小指の先程度の大きさ）をなめる
・飲料の味のバリエーションをつける
・摂取する時間を決める
・水分の多い食事やおやつにする（シャーベット，ヨーグルトなど）

表4 さまざまな脱水の症状

発熱（微熱）
尿量減少
尿質変化（色・比重）
口唇・口腔乾燥
皮膚乾燥
食思不振
意欲低下（元気がなくぼーっとする）
意識混濁（脱水性せん妄）
血圧低下
頻脈

る，摂取時間にリズムをつける，食器を変え，みた目に変化をつけるのもよい方法だろう（図6）．

　特にカップの形状については，飲水時の頸部姿勢を左右し，選択によっては誤嚥リスク要因となるため注意したい．多くの入院患者が持参あるいは院内売店などで購入し病棟で使用しているものは，プラスチック製の取っ手つきカップであるが，これは誤嚥リスクのある患者には不向きである．最後まで飲み干すためには下顎を上げないと飲めないため，液体が気道に入りやすくなるからだ．これに対し，アサガオ型の煎茶碗，つまり上部にいくにつれだんだん広がっていくような広口茶碗は，下顎を上げずに最後まで飲み干すことができる．また広口碗であれば患者本人はもとより介助者にとっても，口もとに水分が入っていくのがよくみえて，カップの傾きを加減する場合にも非常に都合がよい．近頃では下顎を上げずに最後まで飲むことができる形状のカップも市販されている．機能的にも優れ，しかも使い勝手のよい商品情報を必要に応じて本人や家族に伝えることも大切である．

（二階堂和子）

27. また熱を出したらどうするか？

1 はじめに

　ヒトの嚥下回数は個人差が大きく，非摂食時30分間で10〜70回[1]，1か月に換算すると15,000〜90,000回にもなる．体力の低下した高齢者では非摂食時1時間あたり10回程度と少ないが[2]，1か月に換算すると7,000回以上となる．これはあくまで非摂食時の平均であり，摂食時を含めた1か月の嚥下回数は，10,000回以上になると予想される．誤嚥性肺炎で入院して治療と食形態の見直しで半月から1か月を要することを考えると，文字通り「万に一つ」でも著しい誤嚥を起こせば肺炎を毎月発症することになり，肺炎での入院生活から抜け出せないことになる．ひとたび誤嚥性肺炎を発症すれば，62％は治療によって早期に改善し，12％は誤嚥後早期に重篤な病態から死に至る．残り26％は一度は改善するものの，その後も誤嚥性肺炎を再発する[3]．経口摂取が可能な場合，胃瘻や経鼻胃管といった経管栄養のいずれであっても，嚥下機能が低下した症例ではしばしば誤嚥を繰り返す．脳血管障害や円背・亀背といった姿勢による誤嚥以外にも，誤嚥の原因の判然としない場合も多い．また健常人でさえも睡眠時には唾液の誤嚥が高頻度にみられることが知られている[4]．

　しかし，われわれ臨床家が常に頭を悩ませるのは，寝たきり状態や胃瘻・経管栄養投与下にある症例で発熱がみられた場合，「発熱の原因が誤嚥によるのか」，「経管栄養をすぐに中止すべきか」，さらに「改善後に栄養投与方法を見直すべきか」などである．そこで，ここでは本項のテーマに従って誤嚥性肺炎の特徴をあげ，さらに慎重に診断すべき見逃しやすい疾患について，臨床で役立つ実践的なポイントを踏まえて解説する．

2 熱の原因を探る—誤嚥か否か—

　食事摂取の最中や食後に発熱をきたすような誤嚥を強く疑わせる例があるが，このような症例でまず行うべきは，発熱の原因検索である．胃瘻や経管栄養投与下にある症例で発熱がみられた場合に疑うべきは，やはり誤嚥の再発であろう．誤嚥による発熱で注意すべき点は，栄養投与後に，昼夜を問わず誤嚥後にみられる高熱，低酸素血症の併発，の2点である．しかし高齢者では必

図1　入院時と入院2日後の胸部X線と胸部CT

胸部X線

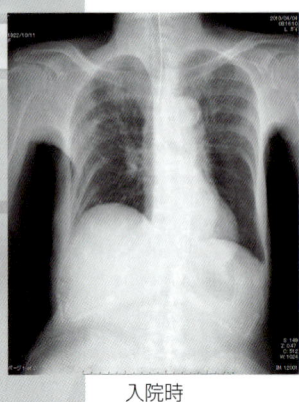

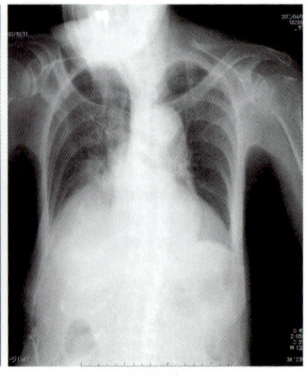

入院時　　　　　　　2日後

意識障害（JCS III-300）で入院の87歳女性．

胸部CT

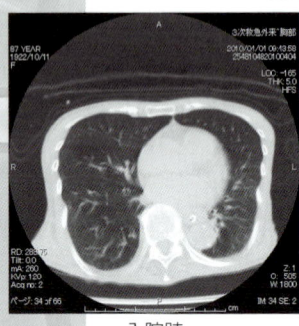

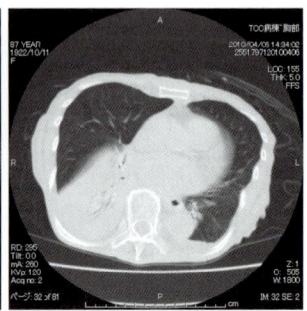

入院時　　　　　　　2日後

点滴による水分投与と抗菌薬投与によって十分に水分を含んだ粘調痰が右下肺野を占拠している．特に入院2日後のCTでは，air bronchogramを伴う肺炎像が顕著である．

ずしも特徴的所見がそろって出現する場合ばかりではない点が，診断を一層困難にしている．

　一般的に，感染性疾患では夕から夜間にかけて発熱のピークをみる場合が多いが，誤嚥による場合は食事中や食後に，程度のさまざまな発熱がみられる．多量の誤嚥から，気道閉塞を伴って肺炎に発展する場合だけでなく，少量の唾液を誤嚥しただけでも高熱を呈することがあり，一過性で翌日以降は解熱している場合もある．したがって，発熱がいつ，どんなタイミングで起こるかは非常に有益な情報となり，繰り返す発熱から誤嚥を疑う場合には，体温記録が参考になる．

　発熱時に低酸素血症を伴えば，熱の原因が誤嚥を含む肺炎によるものである

ことは想像にかたくない．また口唇チアノーゼや頻呼吸の有無など注視すべき所見は多い．低酸素状態が軽度か一過性の場合には，患者診察時に症状が変化していて低酸素を見逃す可能性がある．最も診断に苦慮するのは，初診時の診察では肺雑音や低酸素血症がなかったばかりか，胸部のX線写真やCTでも肺炎を疑わせる所見がない場合である．さらに感染症が重症である場合，血液検査で白血球数増多を伴わないこともあり，病状を過小評価したりウイルス感染症や異型肺炎と診断される可能性もある．所見の乏しさから不明発熱と診断された典型的な肺炎症例を，X線写真・CT画像を交えて図1に示す．

3 「誤嚥」の診断

1）診察

「誤嚥」の診断において重要なのは，何よりもまず十分な診察である．誤嚥したことを他者でも認識しやすい顕性誤嚥では，誤嚥後に胸部を聴診すれば，肺雑音をもとに誤嚥の有無にとどまらず部位の特定も容易なことが多い．しかし，誤嚥が判然としない不顕性誤嚥の場合には，診断が困難になることも多い．さらに時間が経過してから誤嚥を疑うような症例は，患者みずからが異常を知らせることが困難な，いわゆる寝たきり患者である場合も多い．誤嚥性肺炎の好発部位である右下肺野背部での聴診を怠りがちで，発熱によって水分を失った異物や喀痰が肺内での流動性を失うために肺雑音の聴取を一層困難にする．

2）検査

血液検査では，誤嚥によって肺内に入った口腔内雑菌，便秘がもとで起こる嘔吐などでは腸内細菌の流入も起こりうる．いずれにせよ典型例では白血球増多を伴う高CRP血症を呈するが，誤嚥から時間が経過して重症化した例などでは白血球増多反応を伴わないこともある．このようなデータは異型肺炎などでもみられるが，発症時の状況や検査までの経過から，冷静に診断をする必要がある．

また胸部X線写真では，発熱後の経過時間によっては脱水による喀痰の水分含有量の減少から肺野の浸潤影を過小評価してしまって治療が後手にまわることもある．また誤嚥性肺炎の好発部位である両側背部下肺野（S10など）では，胸部X線写真では異常影が描出されないケースも多く，この場合は胸部CT検査が診断の助けになる．

さらに，喀痰検査では喀痰の性状についても知っておくべきことがある．それは培養検体が検体として適しているか，つまり"いい痰"か否か，である．ここでいう"いい痰"の判断には「Geckler分類」や「Miller & Jones分類」を参考にする（表1）．Geckler分類は，感染に伴う炎症の指標となる白血球数と雑菌混入の指標となる扁平上皮数を基準に，「顕微鏡的」に喀痰の品質を

表1 喀痰の分類

「顕微鏡的」分類
Geckler 分類

群	細胞数/視野（100倍）		培養の意義
	白血球	扁平上皮	
1	<10	>25	×
2	10〜25	>25	×
3	>25	>25	△
4	>25	10〜25	○
5	>25	<10	◎
6	<25	<25	×〜○

「肉眼的」分類
Miller & Jones 分類

M1：唾液・粘液痰
M2：粘液痰に少量の膿性痰
P1：膿性痰で膿性部分が1/3
P2：膿性部分が1/3〜2/3
P3：膿性部分が2/3以上

評価する方法である．1〜6群に分類されるが，扁平上皮が多いために喀痰というよりも唾液に近い1群から，上皮成分がわずかで白血球数の多い5群があり，4または5群の痰が良質な検体といえる．これに対してMiller & Jones分類は顕微鏡的な評価（Gecklerの分類）をする前に，「肉眼的」に痰の性状を評価する方法である．検体が粘液性（mucosa）か膿性（purulent）かを判断するもので，M1，M2，P1，P2，P3と5段階に分類する．喀痰検査の結果をもとにした抗菌薬の選択，投与方法については他項に譲る．

4 鑑別すべき疾患―まず考えるべき疾患・見落としがちな疾患―

1）尿路感染症

呼吸器感染症以外では，尿路感染症の潜在，合併に注意が必要である．あえて「潜在」と記載したことには訳がある．敗血症性ショックをきたすような高度炎症患者で発熱の原因を検索した場合でも，喀痰量が少なく低酸素血症もなく，尿沈査でも白血球が少数しか検出されないことがある．このような場合，診断は「不明発熱」となりがちである．腎盂腎炎など，炎症のフォーカスが尿路の高位にある場合，尿沈査で白血球が検出されるためには十分な尿量が必要となるが，高熱により尿量が確保できない脱水時は，十分な補液によって初めて本来の尿沈査所見が得られることがある．このような場合，抗菌薬投与後にもかかわらず，入院翌日の尿沈査で白血球多数と，むしろ尿所見の悪化がみられる場合があるが，これは潜在していた尿路感染症が治療によって顕在化したためであり，抗菌薬投与が有効である場合も多い（図2）．実際に救急検査で多用される尿試験紙法における感度は75％，特異度は66％という報告もあり[4]，判断には慎重を期す必要がある．

図2 「尿路感染症」を見落としがちな尿所見

<初診時>
白血球定性　　（−）
白血球沈査　　未検査
細菌簡易試験　（−）

<翌日>
白血球定性　　　　（＋）
白血球沈査　　50〜99/HPF
細菌簡易試験　　　（＋）

→ 抗菌薬投与
補液による利尿亢進

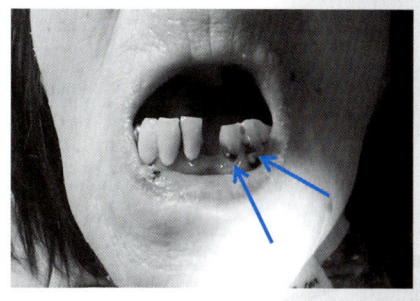

図3 高齢者の口腔内

誤嚥性肺炎で入院した72歳女性．HbA_{1c} 11.2％の重度糖尿病と認知症を合併．やはり認知症のある夫と2人暮らし．重度の歯周炎もあり，残根歯を4本抜歯したが，歯根部が変化して治療を要する歯（矢印）が残っている．
経過中にカンジダ血症を併発したが，歯根部，歯周炎部の培養からもカンジダが検出された．

2）齲歯

　高齢者の不明発熱の原因として忘れてはならないのが，未治療の齲歯や歯周炎による感染症である．誤嚥性肺炎が不潔な口腔内細菌を食物とともに誤嚥することで発症することを考えれば，口腔内清潔を保持することは重要である．歯周病菌である *P.gingivalis* や *Prevotella intermedia* などの黒色集落形成性嫌気性菌，*Fusobacterium nucleatum*，*Eilenella corrodens*，*Actinobacillus actinomycetemcomitans* などのグラム陰性嫌気性菌は，誤嚥性肺炎を引き起こす嫌気性菌として知られている[9〜11]．ADLが低下した寝たきり患者の口腔内を観察すると，歯科医院への通院が困難なために残根歯や未治療の齲蝕歯が放置されているケースがいかに多いかを痛感するはずである．筆者は，誤嚥性肺炎などの内科疾患でADLの低下した症例が入院となった場合，口腔内を注視して異常があれば歯科受診を依頼するよう心がけている．特にADLの低下した症例では，退院後の通院困難を考えて，入院中に積極的に歯科治療を行うべきである（図3）．

3）肝膿瘍

　肝膿瘍も，血液検査のデータや所見の乏しさから診断に難渋する疾患の一つである．40℃に達する発熱がみられ，血液検査では炎症反応が高度であるにもかかわらず，肝疾患を疑わせるASTやALT，ビリルビン値の上昇を伴わないか，軽度であることがあるためである．ALPが肝膿瘍の約70〜90％で上昇するのに対して，より測定頻度の高いASTやALTの上昇は5割程度といわれている[5〜7]．造影CT検査を施行しても診断に至らず，あらかじめ肝膿

図4 肝膿瘍

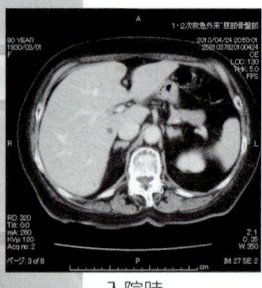

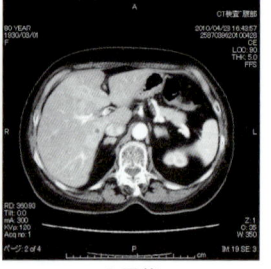

入院時　　　　　　　　　4日後

不明発熱で入院となった80歳女性．
入院時の腹部造影CTでは異常所見はないと思われたが，4日後のダイナミックCTでは辺縁不明瞭な肝内にhigh density areaが散在性にみられ，肝膿瘍と診断された．

図5 偽痛風の関節所見とX線所見

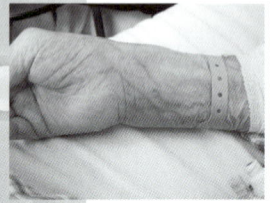

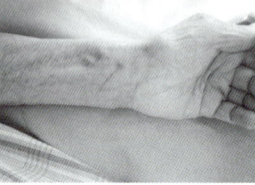

関節所見　　　　　　　　　　　　　　　X線所見

右手関節　　　左手関節

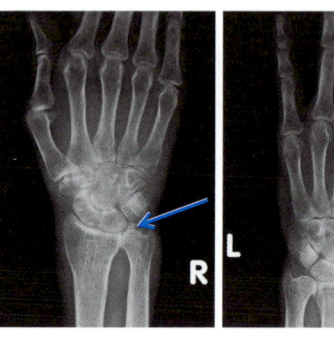

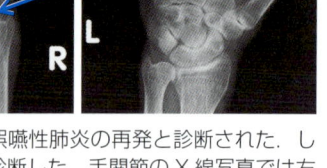

誤嚥を繰り返していた症例．39℃台の発熱，WBC，CRPの上昇があり，誤嚥性肺炎の再発と診断された．しかし慎重な全身診察の結果，右手関節の熱感・発赤・腫脹を認め，偽痛風と診断した．手関節のX線写真では右手関節軟骨の石灰化（矢印の部分）がみられた．

瘍を疑ってダイナミックCTを施行しないと診断できない場合も少なくない（図4）．原因菌としては*E.coli*が多く，他に*Klebsiella*や*Pseudomonas*があり，多発・散在例が半数を占める．感染経路は肝胆道系が最多だが，大腸憩室炎など隣接臓器からの炎症の波及による場合もある．

4）偽痛風

偽痛風は，関節に起こる突然の疼痛，熱感，発赤腫脹が特徴で，痛風発作が足趾をはじめとする小関節に好発するのに対して，膝や肘関節などの中〜大関節に好発する．関節軟骨の石灰化（図5）の原因は様々であるが，ピロリン酸カルシウム結晶もその一つとされ，90歳では約5割に関節軟骨の石灰化がみられる．原因・危険因子としては，関節外傷，血清鉄過剰，低マグネシウム血症，副甲状腺機能亢進症などがある．自覚症状を訴えることができる症例では，

発作を起こした関節の特定は容易だが，失語のある患者などでは全身の関節の視診を怠ったために発作を見落とす可能性がある．病態としては関節内に起こる無菌性の炎症だが，血液検査では白血球やCRPの高値を伴うため，不明発熱と誤診される場合もある．関節穿刺を行って採取した関節液中のピロリン酸カルシウム結晶を顕微鏡で観察すれば，診断は容易である．感染性関節炎の合併が否定はできない場合，関節液の培養から感染が否定できるまで抗菌薬を併用する場合があるが，基本的にはNSAIDsの内服や挿肛を行う．

5 まとめ

本項では，高齢者で高頻度にみられる誤嚥性肺炎の診断において，実際に筆者が留意している点を含めて述べた．鑑別診断としては，同様に高齢者でよくみられる尿路感染症をあげた．そして他書ではあまり扱わないが，見落としやすい疾患と，その診断のコツを中心に紹介した．ここで紹介したのは，筆者が3か月という短期間に直接担当した症例であり，高齢者疾患の多様性を語っている．十分な検索を終えても原因不明な発熱の場合，発症前の患者の状態や生活環境，診察所見を俯瞰することで，最も可能性の高い診断に立ち返ることが重要であると考える．

（杉山陽一）

文献
1) Lear CSC, Flanagan JBJ, and Moorrees CFA: The frequency of deglutition in man. Arch oral Biol, 10: 83-100, 1965.
2) 野原幹司：在宅高齢者における嚥下機能の廃用性萎縮防止プログラムの確立―嚥下回数計を用いたリハビリテーションメニューの開発―．
3) Bynum LJ, Pierce AK: Pulmonary aspiration of gastric contents. Am Rev Respir Dis, 114 (6): 1129-1136, 1976.
4) Huxley EJ, et al.: Pharyngeal aspiration in normal adults and patients with depressed consciousness. Am J Med, 64: 564-568, 1978.
5) Huang CJ, Pitt HA; Lipsett PA, Osterman FA Jr, Lillemoe KD, Cameron JL, Zuidema GD: Pyogenic hepatic abscess. Changing trends over 42 years. Ann Surg, 223 (5): 600-607, 1996.
6) Rahimian J, Wilson T, Oram V, Holzman RS: Pyogenic liver abscess: recent trends in etiology and mortality. Clin Infect Dis, 1; 39 (11): 1654-1659, 2004.
7) Rubin RH, Swartz MN, Malt R: Hepatic abscess: Changes in clinical bacteriologic and therapeutic aspects. Am J Med, 57. 601, 1974.
8) Little P, Turner S, Rumsby K, et al.: Dipstiks and diagnostic algorithms in urinary tract infections/development and validation, randomized trial, economic analysis, observational cohort and qualitative study. Health

Technol Assess, 13: iii-iv, ix-xi, 1-73, 2009.
9) Bartlett, JG, et al.: The bacteriology of aspiration pneumonia. Am J Med, 56: 202-207, 1974.
10) Finegold SM, et al.: The importance of black pigmented gram negative anaerobes in human infections. FEMS Immunol Med Microbiol, 6: 77-82, 1993.
11) Finegold SM, et al.: Aspiration pneumonia. Rev infect Dis, 13: S737-742, 1991.

28 どうしても肺炎を反復する症例

1 はじめに

　嚥下障害のある患者に対して，口腔ケアや嚥下訓練，食形態の工夫，栄養投与方法の変更などさまざまな対策が行われているにもかかわらず，誤嚥性肺炎を繰り返す症例は決してめずらしくない．特に誤嚥性肺炎を短期間で繰り返す症例は入院が長期化するだけでなく，自宅退院が困難となったり，介護施設の入所が困難となるなど，退院後の療養先に制限が生じてくることもある．誤嚥にはむせがみられない不顕性誤嚥もあるため，安全に経口摂取ができているかどうかを日常生活のなかで判断することは難しいことも多い．ここでは，誤嚥性肺炎を反復し経口摂取が困難な症例に対して，さまざまな視点からの対策法を紹介するとともに，栄養投与方法を変更するタイミングについて解説する．

2 経口摂取をあきらめる前に行うこと

1）食物の適切な形態と温度

　より安全な経口摂取を可能にするためには，食物の形態と温度を工夫することが大切である．水分にはできるだけトロミをつけて，まずはゼリーの摂取から始めていき，段階的にペースト状の食事へ変更していく．また食物には最適な温度があり，温かいものは温かいうちに，冷たいものは冷たいうちに口へ運ぶと，嚥下反射が誘発されやすく，嚥下機能の改善に重要である[1]．病院では温かい食事を室温でしばらく放置してしまい，食事が冷めてしまった状態で患者に提供するケースは少なくないが，これは嚥下機能に悪影響をもたらす可能性があるため，避けたい．

2）食事の際には覚醒や集中力を保つ

　たとえ嚥下反射が保たれていても，食事の際に覚醒が不十分であれば誤嚥のリスクは高まる．傾眠状態の患者に対して口腔内に物を入れることは大変危険である．たとえ楽しみ程度の経口摂取であっても，しっかりと覚醒を促して，食事に集中できる環境を整えることは誤嚥の予防に必要である．高齢者では認知症に伴う不穏などの周辺症状に対して鎮静薬や睡眠薬がたびたび使用されるが，過鎮静によって嚥下機能に悪影響を与える恐れがあるため，特に経口摂取の患者では注意が必要である．

3）義歯が嚥下機能に与える影響

　高齢者の場合，義歯が適合しているかどうかを確認する必要がある．健常者でも嚥下の際に，口を開けた状態よりも閉じた状態のほうが容易に行うことができる．自分の歯がなく義歯もない，義歯が合わない，義歯が口腔内で安定していないといった場合には，準備期，口腔期における正常な嚥下機能が損なわれ，誤嚥を招くおそれがある．ペースト食のように咀嚼を必要としないものを摂取する場合でも，義歯の適合は必要である．

　以上をすべて検討してもなお嚥下機能の低下によって経口摂取が困難な場合には，先に述べた嚥下機能評価を行う（II編13，14参照）．これらの結果，嚥下機能が経口摂取に耐えられない場合には，経口摂取を断念することになる．

3　経口摂取を断念した場合の栄養投与方法

　経口摂取以外の栄養投与方法としては，末梢静脈の補液，中心静脈栄養，経腸栄養（経鼻胃管，胃瘻，腸瘻）などがある．どうしても経口摂取が困難な患者に対して他の栄養投与方法を選択するとき，常にその長所と短所を考えなければならない．誤嚥性肺炎を発症した場合には禁食にせざるをえないため，栄養状態の悪化を防ぐためにも早期に一時的な中心静脈栄養の開始を検討する必要がある．ただし中心静脈栄養は長期的な栄養状態の向上が困難であり，常に感染のリスクを視野に入れながら管理を行わなければならない．栄養状態を向上させることが期待できる点においては，中心静脈栄養よりも経腸栄養は優れており，肺炎が改善すれば経口摂取あるいは経管栄養への移行を早期に検討しなければならない．しかし経鼻胃管を用いた経腸栄養の短所としては，① 患者にとって鼻腔や咽頭部の違和感が強い，② 気管への誤挿入や誤嚥を招くおそれがある，③ 鼻腔や咽頭の粘膜に潰瘍を生じる可能性がある，④ 胃内容物の逆流が起こりやすく誤嚥のリスクが高まる，⑤ 経鼻胃管を留置した状態での経口摂取は困難となる，⑥ 留置した管の刺激によって増加した気道分泌物を誤嚥する可能性がある，などさまざま問題点がある．しかも経鼻胃管の管理は決して容易ではないため，介護施設での受け入れが困難になるといった社会的なデメリットを伴うことにもなる．このような短所があるため，経口摂取が困難な患者に対して，経鼻胃管は決して第一選択にはなりえない．経鼻胃管の管理が困難な場合には，他の手段として胃瘻が候補にあがる．しかし胃瘻造設を検討する際にも，その長所と短所を十分に理解しなければならない．胃瘻造設術は経皮内視鏡的に低侵襲な方法で行われることが多いが，胃摘出術の既往がある患者での造設は難しく，この場合には全身麻酔下で開腹による造設術を考慮しなければならない．経口摂取が困難で，かつ経鼻胃管を用いた経腸栄養によって誤嚥性肺炎を招き，さらに胃瘻造設術も困難な場合には，中心静脈栄

養に頼らざるをえない．この場合には，より管理がしやすい中心静脈ポートの埋め込みを検討する．

4 胃内容物の逆流による誤嚥への対応

　食道ヘルニアなど消化管の器質的な異常によって胃内容物が逆流し，誤嚥を招くことがある．このような場合，たとえ胃瘻であっても経腸栄養を続ける限りは，誤嚥性肺炎を繰り返す可能性が高い．胃内容物の逆流を防ぐためには，経管栄養を行う際に上半身を起こした姿勢を保つといった工夫が必要である．姿勢を工夫しても胃内容物が逆流しやすい場合には，使用する経腸栄養剤の粘稠度を高めることが望ましい．多くの経腸栄養剤は流動性が高いため，姿勢によっては胃から食道へ逆流が生じやすくなる可能性がある．半固形状の栄養剤（メディエフプッシュケアなど）への変更や，栄養剤にトロミをつけるなどの工夫により，食道への逆流を防ぐことが期待できる．ただし栄養剤の粘稠度が上がることで胃管の閉塞を招きやすく，シリンジを用いて栄養剤を注入しなければならない．胃の蠕動運動が低下することで胃内容物が食道へ逆流するケースがあり，この場合にはクエン酸モサプリド（ガスモチン）の投与が誤嚥性肺炎の予防に有効である[2]．どうしても胃内容物の逆流が生じて誤嚥性肺炎を繰り返してしまう場合には，経腸栄養の投与量を少量にとどめるか，あるいは経腸栄養を断念して中心静脈栄養への切り換えを考慮せざるをえない．

5 嚥下機能を改善させる薬物

　嚥下反射を改善することによって誤嚥性肺炎を予防する効果がある薬物としては，アンギオテンシン変換酵素阻害薬，ドーパミン作動薬，シロスタゾール[3]，カプサイシンなどが活用されているほか，ブラックペッパー精油[4]，葉酸[5]，半夏厚朴湯，メンソール[6] などが確認されており，基礎疾患に応じてこれらの薬物を使い分ける．ただし嚥下障害のために薬物の経口投与が困難な場合が多く，経鼻胃管や胃瘻からの投与が必要になることも多い．

6 おわりに

　不顕性誤嚥を，日常生活のなかで見つけ出すことは難しい．嚥下造影は，不顕性誤嚥の確認だけでなく，安全な食物形態を設定するうえで有力な情報となる．誤嚥性肺炎を反復するような症例では，抗菌薬もまた反復投与せざるをえないことが多いが，漫然とした長期投与は避けなければならない．常に適正な抗菌薬を選択するためにも，定期的に痰の培養検査を行い，保有している細菌や起炎菌の把握と，抗菌薬の感受性や耐性の把握が必要である．

　経口摂取が困難な場合に長期的な栄養管理を中心静脈栄養で行うのか，ある

いは経鼻胃管や胃瘻による経腸栄養に切り換えるのか，ただちに見きわめが難しいことも多い．より安全で最適な栄養投与方法へ切り換えるために，一度決定した栄養投与方法にこだわらずに，患者本人や家族の理解を得ながら，患者の状況に応じて柔軟に対応することが求められる．

　いっさいの経口摂取を断念し，その他の栄養投与方法へ切り換えたとしても，それだけで誤嚥性肺炎を完全に防ぐことはできない．いかなる栄養投与方法を選択しようとも，嚥下機能が低下しているすべての患者に対して，口腔ケアの継続が誤嚥性肺炎の予防に重要であることを忘れてはならない．

（清水昌彦，長谷川　浩）

文献
1) Watando A, et al.: Effect of temperature on swallowing reflex in elderly patients with aspiration pneumonia. J Am Geriatr Soc, 52: 2143-2144, 2004.
2) He M, Ohrui T, Ebihara T, et al.: Mosapride citrate prolongs survival in stroke patients with gastrostomy. J Am Geriatr Soc, 55: 142-144, 2007.
3) kikuchi R, Watabe N, Konno T, et al.: High incidence of silent aspiration in elderly patients with community acquired pneumonia, Am J Respir Crit Care Med, 150: 251-253, 1994.
4) Ebihara T, Ebihara S, Maruyama M, et al.: A randomized trial of olfactorystimulation using black pepper oil in older people with swallowing dysfunction. J Am Geriatr Soc, 54: 1401-1406, 2006.
5) Ohrui T: Preventive strategies for aspiration pneumonia in elderly disabled persons. Tohoku J Exp Med, 207: 3-12, 2005.
6) Ebihara T, Ebihara S, Watando A, et al.: Effects of menthol on the triggering of the swallowing reflex in elderly patients with dysphagia. Br J Clin Pharmacol, 62: 369-371, 2006.

29 熱がなくても痰が増えたりCRPが上がったらどうするか？

1 はじめに

　嚥下障害のハイリスクグループとしては，表1のような患者があげられる．表中にもあげているが，明らかなむせや咳症状を認める顕性誤嚥と，これらを認めず夜間や仰臥位で気づかないうちに口腔内分泌物や消化管内容物が気管内に侵入している不顕性誤嚥がある．不顕性誤嚥の病態については，表2に示す．

2 検査

　誤嚥を調べる検査には，水飲みテスト，反復唾液嚥下テスト（RSST），嚥下造影（VF），嚥下内視鏡検査（VE）がある．これらはあくまで患者が覚醒していることが必要で，顕性誤嚥の検査に適している．これに対し簡易嚥下誘発試験（以下SSPT）（図1）は，患者の覚醒度にかかわらず施行することができる[3]．

　① 小児用経鼻細管を鼻腔から13〜14cm挿入し，中咽頭へ到達させる．
　② 0.4mLの蒸留水（グルコース液）を3回繰り返して注入し，3秒以内に嚥下反応（喉頭挙上）が観察されれば正常であり，嚥下機能障害の可能性はきわめて低い．
　③ 嚥下反応が認められない場合はさらに2.0mLの蒸留水（グルコース液）を注入し，嚥下反応が認められれば精査必要群となる．この場合は軽度嚥下機能障害を有するため，嚥下造影などを行い，嚥下機能障害の機序を確認する．

　嚥下反応が認められなければ異常群となり，ほぼ間違いなく不顕性誤嚥を生じている．

　以上の検査で正常・異常・精査必要群の3群に分け，その後の対策を立てるのに有効である．

3 熱がなくても痰が増えたりCRPが上昇した際は，状況によって対処の方法が異なる

1）経口摂取再開直後の人の場合

　まずは一時的に禁食とし，SSPTの再検査を検討する．
　SSPTで大きな異常所見を認めなかった場合は，注意深く食事を開始すれば

表1　嚥下障害のハイリスクグループ

- スクリーニング陽性
- 食事中のむせ，食後の長時間の咳き込みがみられる
- 持続する低栄養や脱水がある
- 湿性嗄声がみられる
- 気管切開がある
- 体幹の保持が悪く，長時間座位が保てない
- 脳血管障害で脳幹，あるいは両側性の高位病変がある
- 慢性呼吸器疾患の症例
- 胃食道逆流現象がある
- 口腔ケアが不十分，義歯の不適合がある
- 向精神薬などの嚥下に影響を与える可能性のある薬剤の服用者
- 65歳以上の高齢者

表2　不顕性誤嚥の病態

誤嚥惹起因子	コメント：予防対策を考慮したもの
嚥下反射低下 咳反射低下	加齢そのものによる低下ではなく，大脳基底核梗塞の既往と関連（特に夜間）
ドーパミン低下	レボドパ，アマンタジンで嚥下反射や肺炎発症リスクを改善 ドーパミン産生に関連する葉酸補充の可能性 ドーパミン受容体拮抗作用のある向精神薬を避けること
サブスタンスP (SP) 低下	SPは嚥下，咳反射を起こさせる内因性物質 SPを上昇させるカプサイシン摂取で改善期待 ACE阻害薬による誤嚥性肺炎予防（特に高血圧患者） 漢方薬（半夏厚朴湯）による唾液中SP増加作用
脳血管障害	抗血小板薬（シロスタゾール）による肺炎リスク低減：脳血管障害改善
口腔内常在細菌	口腔ケアによる肺炎発症の減少
食事摂取	嚥下しやすい食物形態，食事および食後の体位の工夫
その他	各種鎮静薬使用の注意 ワクチン接種：インフルエンザ，肺炎球菌，BCGなど 医療関連感染対策：標準および接触予防策，特に手指衛生 嚥下機能訓練・リハビリテーション

図1　2段階簡易嚥下誘発試験（東大法）

蒸留水 0.4 mL または 2.0 mL

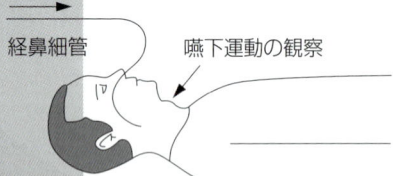

経鼻細管　　嚥下運動の観察

(SSPT：Simple Swallowing Provocation Test)
患者の嚥下障害を大きく正常，異常，精査必要群の3群に分け，その後の対策を立てるのに有効である．WST，RSSTは患者自身の能動的な動作であるが，S-SPTは患者自身の協力を必要としない点で応用範囲が広い．

経口摂取は必ず可能であり，再開する食事形態を1段階下げるなど（たとえば全粥食ならペースト食へなど）で対応する．

2）経口摂取開始してしばらくたってからの人の場合

再度嚥下機能評価を行う必要がある．また同時に現在の食事形態が適切であるか，食事にかける時間や介助が適切であるか，食後の体位が適切であるかなどを再検討する．重度の摂食・嚥下障害患者では頭部を30度程度ギャッチアップですることや頸部前屈の姿勢も大切である．

3）経鼻経管栄養の人の場合

経鼻胃管を挿入した時点で，食道と胃の間のECジャンクションに物理的な交通が生じているため，経管栄養の投与される量および速度によって簡単に逆流を起こし，誤嚥を起こしている可能性がある．

4）胃瘻留置中の人の場合

胃瘻留置中であるからといって，ECジャンクションから逆流がないわけではない．もともと高齢に伴いECジャンクションのゆるみや食道裂孔ヘルニアを発症している可能性もある．

いずれにしても嚥下障害が著明なため常に不顕性誤嚥を起こしている可能性がある．このため，熱がなくても痰が増えたりCRPが上昇した際には，一度禁食にて経過をみる．このとき十分な補液を行い，喀痰のスムーズな排出を促す．

経鼻経管でも胃瘻でも，常に栄養投与中の体位はどうか，経管栄養注入時は45〜60度のギャッチアップを行っているか，経管栄養投与の時間は適切か，経管栄養の粘稠度はこの症例にきちんと合っているかなどを検討する．必要に応じ粘稠度を高めた半固形栄養剤を使用する．

また，GERDの強い人もいるため，この場合は投与速度を遅くする（200mL/時以下（1〜3mL/分）），または1回注入量を減らして回数を増やす，姿勢を座位にしたり，左側臥位を保持するなどの工夫を行う．経管栄養剤の粘稠度を上げる，腸管蠕動運動促進剤を投与するなどを行い胃から腸へのスムーズな栄養剤の排出を促す．

いずれも，臥位のままでいれば不顕性誤嚥を起こす危険は増加する．このため，食後に1〜2時間程度の座位を一定時間保つことは非常に大切である．通常健康高齢者であれば激しい咳により誤嚥物を排除しようと咳反射が誘発されるが，肺炎を繰り返す高齢者においては大脳基底核黒質線条体から産生されるドーパミンが減少しており，これによりサブスタンスP濃度も減少している．咽・喉頭から気管のサブスタンスP含有神経叢の機能が正常に作動することが，嚥下反射，咳反射の惹起に重要である．このため咳反射も低下している．

以上より日常の不顕性誤嚥に対する予防策が重要である.

高齢者は多臓器疾患を既往にもっているため，薬剤も多種にわたっている可能性があり，そのなかには摂食・嚥下機能低下を副作用にもつものや鎮静剤などが投与されていることがある．これによりかえって誤嚥のリスクが増す場合もあり，薬剤による影響が疑われる場合は可能なかぎり中止または減量する．これにより覚醒を促し，日中座位保持，昼夜バランスをつくり夜間良眠を維持できる.

3）抗菌薬投与以外に誤嚥性肺炎予防治療として推奨される薬剤としてはどういったものがよく使用されているのか

ACE 阻害薬，ドーパミン作動薬，シロスタゾール，テオフィリン，胃切除後や胃食道に逆流のある患者に投与する PPI やセロトニン受容体作動薬の投与などが誤嚥性肺炎予防治療として推奨されている.

それ以外にカプサイシン配合のトローチ，黒こしょうを噴霧したアロマパッチなどで嚥下機能の改善を誘導する[4].

4）口腔ケア

口腔ケアは，近年，誤嚥性肺炎の予防として注目されてきているが，口腔内を清潔にし誤嚥性肺炎を予防すること，低下した嚥下反射を改善し，摂食・嚥下機能の廃用予防，口腔周囲組織を刺激することによる意識状態の改善などがその目的としてあげられる.

口腔内や胃液に雑菌がなければ，つまり不顕性誤嚥を認めても口腔ケアや歯科治療により口腔内清浄化が保たれていれば，肺炎になることはない．日常的には病原性をもたない常在菌も肺炎を繰り返す高齢者や日和見感染によって感染症を引き起こしやすくなる.

また経管栄養や胃瘻造設されている高齢者は口腔内乾燥が必然的に起こり，口腔内の保湿剤を用いて口腔ケアを行うことにより機械的刺激による出血などを起こす可能性も少ない[5].

熱が出なくても痰が増えたり CRP が上がった場合は，誤嚥性肺炎を再度繰り返した可能性が高いが，その他の呼吸器感染症の併発についても検討する必要がある．また抗菌薬投与を行った経緯があり消化器症状を認めていれば抗菌薬関連性下痢症などの感染症の併発も考慮に入れるべきであり，この際，便培養にてクロストリジウムトキシンのチェックはきわめて重要と考える．そのほか尿路感染症や長期臥床による褥瘡などの合併の検索も重要である.

そのほかの疾患については，Ⅱ編27「また熱を出したらどうするか」を参照されたい.

（竹下実希，長谷川　浩）

文献

1) 堀口利之, 鈴木康司：嚥下機能評価における簡易検査. 日医雑誌, 138 (9): 1747-1750, 2009.
2) 村上啓雄：高齢者肺炎の宿主要因—顕性誤嚥と不顕性誤嚥. 治療学, 42 (11): 1205-1210, 2008.
3) 寺本信嗣：高齢者, 脳血管障害の肺炎—誤嚥性肺炎を中心に—. Medeical Practice, 23: 1963-1967, 2006.
4) 長谷川浩：誤嚥の予防　薬物療法. JIM, 20 (2): 121-123, 2010.
5) 植田耕一郎：口腔ケアによる嚥下性肺炎予防. ICU と CCU, 33 (3): 235-241, 2009.

30 スムーズな退院のために急性期からやっておくこと

1 はじめに

　高齢者が誤嚥性肺炎で入院すると，表1のような問題が生じうる．したがって，肺炎の抗菌薬治療，心機能，呼吸機能ばかりか，嚥下機能・認知機能・運動機能・ADLをできるだけ落とさないよう入院当初から配慮するとともに，ADLがある程度落ちても自宅に帰れるように，自宅での準備，家族の心構え，在宅サービスの導入などを早期から整えていく．要介護認定を申請するのは基本であるが，医師は，退院準備はソーシャルワーカーにと，丸投げしてしまってはいけない．病気の説明とともに，病後の生活についてのイメージを適切に持ってもらうということが，本人，家族との面接の重要な要素なのである．

　高齢化，核家族化が進んだわが国において，患者が自宅に帰れないのは，必ずしも今回入院で生活機能が落ちたためばかりではない．それまでは，緩やかに機能が低下していて気づかれなかった問題点（たとえば，認-認介護であること，あまり食事を摂取していなかったこと，閉じこもりの生活だったことなど）が，入院をきっかけに顕在化することもある．家を出て別に所帯を持っている子供達にとっては，親はいつまでも親で，元気でいるような錯覚に陥り，離れて暮らして，特にSOSも届かないと，ついついそのままで年月が過ぎてしまう．ところが，親が救急車で運ばれてみると，やはり独居は心配ということになる．しかし，独居が心配だからといって，別に暮らしてきた子供夫婦が老親を引き取るケースはそう多くない．多くのケースでは，どこか病院で療養できないか，よい老人施設はないか，と考え始める．高齢社会であるから，そのような場所がいろいろとあるはずだと，漠然と思っているのである．ところが，実際に病院や施設を探し始めると，療養環境がよく，自己負担金が高くなく，見舞いにも行きやすい場所，というのはなかなかみつからない．また，病院に入院しているのだから，もう少し入院していれば，もう少しよくなるのでは，とついついさまざまな決断や準備を先延ばしにしてしまう傾向もある．しかし，残念なことに多くの場合，入院生活は高齢者にとって，自宅と違い，自ら判断して行動することが少なく，生活範囲が限られ単調で，刺激が少なく，個別な会話がなく，身体機能精神機能とも低下しがちなのである．また，医療者側にしても，100％治せといわれても治すことができないのが現実である．

表1　高齢者が誤嚥性肺炎で入院した際のリスク

- 心不全・呼吸不全の慢性化
- 呼吸機能が回復せず，あるいは潜在的な呼吸器疾患が顕在化してHOT適応やNPPV適応になる可能性
- 排痰能力が改善せず，吸引が必要な状態となる可能性
- 経口摂取能力が回復しない可能性
- 運動機能が低下し，寝たきりや要介護になる可能性
- 精神機能が低下し，認知症が顕在化・進行する可能性
- 自宅に帰れなくなる可能性

　そのため，両者の歩み寄りが必要である．医療者はできるだけ，病気を治療し，入院による機能低下を防ぐよう努力する．そして家族にも，今までより，より多くの配慮（時間を割くこと，お金をかけることなど）が必要だと認識してもらう．今回は幸いたいしたことがなかったとしても，また何か起こる可能性もある．今までとは少し違う生活設計を始める時期にきたのだということを，理解してもらい，準備を始めてもらう．そのためには，医療者は肺炎の説明ばかりではなく，今後の見通しを丁寧に話し，準備をスタートする必要があること，病院側からもソーシャルワーカーなどが手伝えることを伝える．また社会的な環境（往診医師や訪問看護師の存在，在宅サービスの存在や，あるいは近隣の施設など）についても，話しておいたほうがよい．もちろん医師がすべてを説明できるわけではないので，ソーシャルワーカーやベテランの看護師に同席してもらい，医師の説明に続いて説明してもらう．

2　指導にあたってのポイント

　説明にあたっては，言葉を慎重に選ぶことが必要である．なぜならば，医療者はついつい，最悪の場合まで想定して説明しがちであるが，家族は病気が難しいことの説明を受けると，自宅退院をひるんでしまうからである．すると，本人が多少のリスクや困難さがあっても自宅に帰りたい場合，その希望の芽を摘んでしまうことになる．今まで自主性のある個人として暮らしてきた人が，一度入院したばかりに「介護の必要な人」となり，介護を提供する側の決断に依存しなくてはならなくなるのも不自然な話である．部分的に介助を受け，あるいは心配してもらいながらも，1人の人格として生き方を選択できる，というのが，あるべき姿といえるだろう．その意味でも，面接の席には本人にも原則参加してもらう．

　面接の場合，若い医療者が注意すべき点としては，「年だから」や，「予後の不良」という言葉を多発しない，ということがあげられる．事実を述べている

表2 高齢者の自宅退院が困難になるケース

・従来独居だった 　ケース	介護の必要性や安全性から，訪問サービスを入れても独居生活ができない場合 本人が独居生活に不安を感じている場合 本人が独居生活を希望しても，遠隔地の親族が心配して独居に反対する場合
・従来家族と同居 　していたケース	同居の家族が，高齢者・有病者・障害者などで，本人が退院してその家族成員での生活の維持・安全が訪問サービスを入れても困難な場合 　・二人暮しの高齢者夫婦が同時期に入院，などの場合もある
	同居の家族が，本人の介護・看護を自宅ではとてもできないと判断する場合 　・特に，従来，子供世代が働いていて，日中独居だった場合など 　・高齢者夫婦で，家事や吸引や移動の介助などに不安のある場合など

表3 本人・同居家族の身体条件以外にしばしば阻害因子となる点

・寝室まで階段を要する自宅の構造の場合
・偏見から，訪問サービスの利用を忌避する場合
・従来から家族関係が不良だった場合
・経済的理由
　―家族が家を出て働くことが必要な場合
　―訪問サービスの利用負担額も節約したい場合

つもりでも，本人や家族から「治そうとする努力もしていない」と受け取られ，それが信頼を失う原因となりかねない．それは，お互いにとって不幸なことである．医師との信頼関係が構築できている場合には，「年だから」「だんだん繰り返して不可逆的になってくる」「入院生活は必ずしもご本人のためにならない」というような言葉も，より素直に受け取ってもらえる．

　また，病気の医療と，生活のサポートについて分けて話すことも，ときに必要である．X線所見などを説明し，病気については，このように治療によって改善させることができた，入院して治療しなくてはならないのは，あと○○日程度だろう，その後の生活については，われわれもお手伝いするが主体はそちらである，というスタンスを明確にすることが必要な場合もある．

　面接の前に，本人の回復程度をちゃんと把握してもらうのも重要である．面会の際に，ベッドに寝ていて，点滴をして尿カテーテルの入っている姿だけみていては，いくらX線をみせられても治療効果の実感はわきにくい．面会のときには，「今日は××ができたんですよ」と明るく看護師が家族に報告し，歩けるところを家族にみてもらったり，ロビーの椅子で談笑してもらったり，といった演出も必要である．

3 独居者への対応

　残念なことに，家族のいない独居の患者もたくさんいる．自宅に帰れないケースとしては，表2にあげるようなパターンがある．帰れない理由は，住宅事情や訪問サービスやベッドや手すり，という具体的なことの前に，本人・家族の「自宅退院」という意志・意欲がまとまるかどうか，ということが大きい．せめて，本人が在宅生活を望んでいる場合には，できるだけそれが実現するように，急性期からの配慮が必要である．そしてその一方で，新たな生活パターンに対応していかなければならない家族の不安に対しても，ソフト面・ハード面でのサポートが必要になる．

〈藤谷順子〉

31 日常生活動作のリハビリテーション

1　筋力を維持して，転倒しないために

　ヒトの身体は，筋肉が常に重力に抗って体を支えている．立った状態では，骨格筋が緊張して姿勢を保っている．また，ヒトの動作はすべて，筋肉が発達することにより獲得してきたものである．

　臥床により筋肉を使わないでいると，1週間で約10～15％筋力が落ちてしまうため，病気が治った頃には立てなくなってしまうケースをよく目にする．

　日頃よく運動する人は，しない人に比べて体力（特に持久力）が優れている．しかし，60歳代になると，日頃よく運動している人でも，筋肉の量と質が若い頃と異なってくるため体力低下が速まり，70歳以降では，さらにその傾向がより顕著という報告がある．

　残念ながら，ウォーキングのみでは筋力低下を防止できず，筋力トレーニングも必要である．また上肢に比べて下肢は約15％筋力低下率が高いとされている．「老化は脚から」といわれるように，下肢の筋力強化や抗重力筋（前脛骨筋，下腿三頭筋など）を中心に体幹の筋肉も鍛えることが，転倒予防につながる．

2　病院で廃用症候群にならないために

　入院生活は臥床傾向を招いてしまうが，「できるだけ起きている」ことが重要である．ここでいう「起きている」とは，基本的に「座っている，そして，せめてトイレへは移動する」ことを目標としたい．「起きている」ことは，図1に示すとおり，身体にとってプラスの要素がたくさんあるからである．医師にライン類の整理や尿カテーテルの早期抜去をできるだけ行ってもらい，「起きている」ということを後押ししてもらうようにしたい．

　酸素飽和度が低下する症例では，日中のギャッチアップなどは短時間・高頻度で実施し，日常生活で呼吸が苦しくなることを少なくするのが重要である．それには動作の工夫や必要時の適切な酸素利用が大切である．最低限の日常生活動作は自分で行うことが基本であり，手伝うことは容易だが，患者のためではないことを家族にも指導すべきである．

図1　起きていることの利点

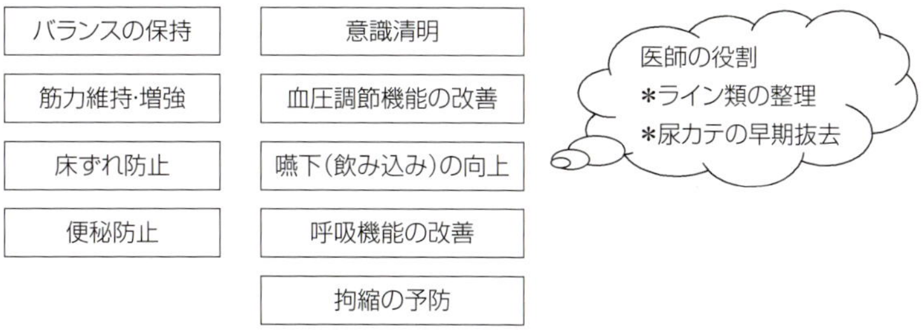

- バランスの保持
- 筋力維持・増強
- 床ずれ防止
- 便秘防止
- 意識清明
- 血圧調節機能の改善
- 嚥下（飲み込み）の向上
- 呼吸機能の改善
- 拘縮の予防

医師の役割
*ライン類の整理
*尿カテの早期抜去

【離床ポイント】
*ライン類はできるだけ整理し，患者が一人で離床しやすい環境を整える．
*尿カテーテルはできるだけ早期に抜去し，トイレ移動を行うことで離床機会を増やす．
*ベッドの高さと車椅子の高さを合わせることで，移乗動作が自立する，または介助量が減る．
*着替えや配膳もできるだけ患者自身が行い，できないことだけ手伝う．

3　自宅で廃用症候群にならないために

　高齢者は運動習慣が少なく，入院前から活動量が少ないことが多い．誤嚥性肺炎の症例では，さらに，高熱を出し，入院前から臥床傾向にあり，食事量が減少している患者も多いだろう．その場合，入院時には，立てなかったり歩けないケースも多い．また，退院後の患者は，入院生活に比べて自宅での生活は活動量が多くなるため易疲労性を示し，自宅で臥床傾向に陥るケースも少なくない．そこで，患者・家族に「体力低下の悪循環」（図2）を説明し，理解して頂く必要がある．

　「退院したらリハビリテーションは終了」，または「リハビリテーションが終了してから退院」という考えをもっている患者は少なくない．しかし，入院生活と自宅での生活では活動量に差があるため，本来は，入院中だけではなく退院後もリハビリテーション（rehabilitation）は続くのである．

　自宅での離床を困難にしている原因の一つに，「立ち上がることが大変だから」というケースは少なくない．図3に立ち上がりのポイントを示す．

　また，筋力低下により歩行が困難なケースには，杖や歩行器の使用を勧める（図4）．歩行器は介護保険でレンタルできることなど情報提供も不可欠である．

図2　体力低下の悪循環

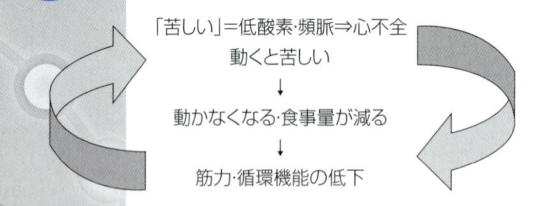

「苦しい」＝低酸素・頻脈⇒心不全
動くと苦しい
↓
動かなくなる・食事量が減る
↓
筋力・循環機能の低下

図3　立ち上がりのポイント（藤谷，榊原，2010.[1]）

高さを調節できるベッドなら，ベッドを高めにしておくと，よりラクに立ち上がれます．

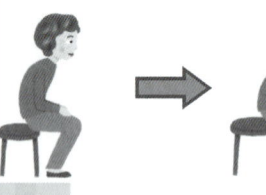

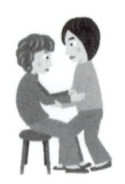

手伝う人が近くに立ちすぎると，立ち上がりにくくなります．
手伝う人は必ず少し離れて立ちましょう．

①お尻をできるだけ前に出し，浅く腰掛ける．足を肩幅くらいに開く
②膝よりも足元を自分の身体に引き寄せる．
③お辞儀をするように立ち上がり，お尻が離れたら前を向きながら立つ

図4　ステッキの長さの決め方（藤谷，榊原，2009.[2]）

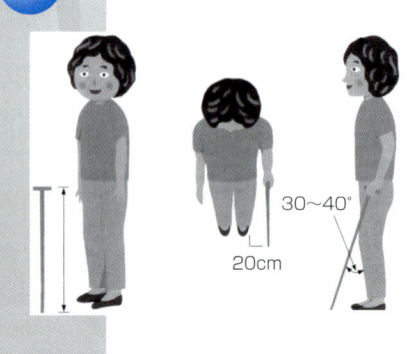

20cm
30〜40°

身長の2分の1＋3cm＝ステッキの長さ，が目安．
または，まっすぐ立って，両手を体側に下ろし，地面についたステッキが手首の付け根に届く長さ．

（榊原浩子）

文献
1）藤谷順子，榊原浩子：いますぐやってみよう！　ほほえみだより，95号，2010.
2）藤谷順子，榊原浩子：いますぐやってみよう！　ほほえみだより，87号，2009.

32. 適切な食事形態（亜急性期から退院前）と栄養マネジメント

1 食事形態は三つの軸で考える

　嚥下障害に配慮した形態の食事のことを嚥下調整食（嚥下食）という．嚥下調整食は軟らかければいい，刻んであればいい，というわけではない．嚥下調整食として適しているかどうかのポイントは，硬さ（軟らかさ），まとまりやすさ（凝集性），はり付きにくさ（付着性）の三つの要素にある（図 1）．これらは，障害のない人が，硬いものを咀嚼して，飲み込みやすくした際の食塊の要素でもある．口のなかで唾液と混ぜつつ咀嚼することで，食物は，軟らかく，まとまった（ばらけない），はり付きにくい（のど越しのよい）食塊に変化する．食塊が適切であれば，咽頭以下の嚥下機能が低下していても，嚥下の失敗（誤嚥）は少ない．いい方を変えれば，「のどの機能」に合わせて，人は咀嚼している．健常者がたいして咀嚼せずに飲み込んでも大丈夫なのは，「のどの機能」が十分あって予備能もあり，大きな塊でも飲み込め，すばやく落ちてきたものにもスピーディーに反応できるからである．一方で，慌てて食べると窒息することがあるのは，「のどの機能」を超えた状態で食物が入ってくるからである．高齢者でも，よくかんで食べれば飲み込めるものは多いと思いがちである．しかし，疾患を患っている患者では，嚥下だけでなく咀嚼も障害されていることが多く，また体力・呼吸予備能から，十分咀嚼できない症例もある．そのため，

図 1 嚥下調整食のポイント

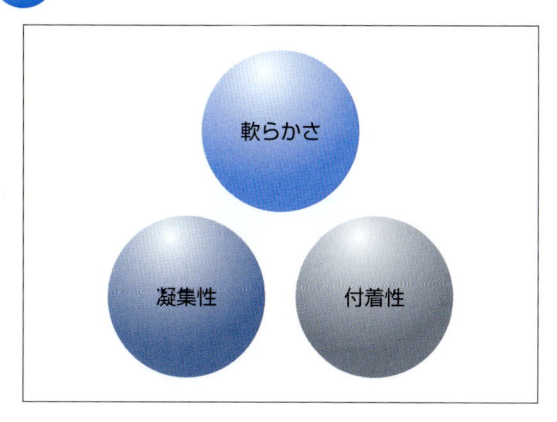

表1 嚥下調整食の統一試案（日本摂食・嚥下リハビリテーション学会嚥下調整食特別委員会, 2011）

コード	名称	内容・特徴	備考	互換性	嚥下障害重症度名称案	咀嚼障害重症度名称案
1	嚥下訓練ゼリー食	重度の症例に評価も含め訓練する段階 均一で、付着性・凝集性・硬さに配慮したゼリー 残留した場合にも吸引が容易 少量をすくってそのまま丸のみ可能		嚥下食ピラミッド L0 特別用途食品I	重度	重度
2	嚥下調整ゼリー食	付着性、凝集性、硬さに配慮したゼリー・プリン状のもの 咀嚼は不要、スプーンですくって食塊状にすることができる	肉・魚などのすり身のゼリーでも、軟らかさやなめらかさが適切ならここに入るものもある	嚥下食ピラミッド L1L2 特別用途食品II	中等度	重度
3	嚥下調整ピューレ食	咀嚼は不要 スプーンですくって落とせば少し広がるピューレ・ペースト・ムース・ミキサー食などのうちつかず、まとまりやすいもの 粒状のものの混在した不均一なものでも、その粒が柔分軟らかく、またかにさければ（飯粒半分程度）ここに含まれる	ミキサー食のうち、管を通すことのできるようなもの、飲むことが主体になるようなサラサラの液体状のものはここに合まれない。ある程度形が有り、スプーンで食べるものである	嚥下食ピラミッド L3 特別用途食品III UD定義の4（UD:ユニバーサルデザインフード）	軽度	重度
4	嚥下調整やわらか食	形があるが、歯がなくても押しつぶしが可能で、かつ食塊形成が容易、咽頭ではらずしず嚥下しやすいように配慮されたもの 例）つなぎを加えてある軟らかいハンバーグの煮込み、大根や南瓜の軟らかい煮込みで汁にもとろみのついたもの 酵素処理した肉・魚・根菜など	2との違いは、2ではペーストをゲル化剤などで再形成したようなものが主となるが、4では目然な外観のものでかつ物性に配慮されたものが主となる。 いったんすりつぶしてから再形成したような市販介護食は物性によって2～4のいずれかに入る	嚥下食ピラミッド L4 高齢者ソフト食 UD定義の3	軽度	中等度
5	嚥下調整移行食	誤嚥と窒息のリスクを配慮して素材と調理方法を選んだ食事 硬くない、バラけにくい、貼りつきにくいものを箸で食べられるものも含む 箸やスプーンで切れる・ナイフは不要	シチューなど、一般食でもここに入るものもある 標準的要介護高齢者対応食	嚥下食ピラミッド L4 高齢者ソフト食 UD定義の1・2	軽度	軽度

あまり咀嚼しないでも適切に十分咀嚼した形に近い状態になっているもの,「のどの機能」が低くても,飲み込みの安全性が高いものが,重症例のための嚥下調整食であり,順次,調整の程度を少なくした段階的な食事を用意する必要がある.

2 嚥下調整食の段階

嚥下調整食についてはその重要性はつとに知られていたにもかかわらず,診療報酬上に収載されてこなかった.そのため,全国的な統一基準がなく,施設によってさまざまな段階がつくられてきた.この混乱を収拾するため,日本摂食・嚥下リハビリテーション学会嚥下調整食特別委員会が2011年に統一試案を発表した(表1).これは,現在比較的知名度の高い既存の基準との整合性も考慮されており,また普及を考えてわざと少なめの段階にしており,対象症例の多い施設でより細分化した基準をつくることも可能にしてある.

3 嚥下調整食と嚥下は横軸と縦軸の関係

嚥下調整食は,形態の調整に主眼が置かれている.一方で,栄養素や量の問題は別に考えねばならない.多くの施設で,嚥下障害のある症例が経口摂食を開始する際には疲れやすいので,少量から開始し,嚥下機能が改善するにつれ,量も食べられるようになる.すなわち,形態の難易度と並行して量も増加していく嚥下調整食メニューを用意している.標準的にはそれで問題はないが,高齢者の場合には,形態のアップは難しいが,量的にはもっと食べられる,という場合がある.また,胃瘻などをすでに併用して楽しみレベルで摂食している場合,少量なら,難易度の高いものも食べられる,ということもありうる.したがって,標準的な段階的嚥下調整食の周囲に,難易度は低くて量は多い選択肢,また,難易度は高くて量は少ない選択肢,などを用意するほうがよい.

また,糖尿病食の嚥下調整や,腎臓食の嚥下調整など,栄養の軸と,形態の軸は,縦と横の関係にある.

4 高齢の誤嚥性肺炎症例では,形態よりも量をまず確保

常食が食べられなくても,嚥下調整食で一定の栄養が摂れれば点滴をやめて自宅退院することができることが多い.自宅でも嚥下調整食を作成あるいは購入することは可能だし,多くの高齢者施設では嚥下調整食の用意がある.したがって,急性期病院では,短時日で常食をめざして再誤嚥をきたすよりも,まずは難易度の低いもので量を確保する戦略が有利である.この場合,家族や本人は,「まだ普通のものが食べられないので治っているとは思えない」などの不安を訴える場合があるが,回復傾向にある症例であれば,自宅に帰ってから

も嚥下機能は改善するので，退院時の嚥下調整がそのまま継続するわけではないことを説明し，訪問医や外来主治医がその相談にのれるように配慮する．

5 認知症の症例では形態の冒険もときには必要

　残念ながら医学的に安全と選択した嚥下調整食も，みかけの悪さや，「普通ではない」というイメージから，食思をそそられないことがある．特に，嚥下障害であることを理解できない認知症症例では，段階的に低いレベルから，と考えても，低いレベルの外見に拒否反応を示して食べないということもある．リスクとの兼ね合いではあるが，一定程度の外観をもちあわせたもののほうが，患者に意欲をもたらすこともあるので，どうしても食思がすすまない場合は，段階をあげてみるという作戦もある．その場合，全量をあげてしまわずに，安全な食形態のものも交互嚥下(注)用に用意しておくと，より安全性が高まる．

〔藤谷順子〕

注：交互嚥下
咀嚼・嚥下後に口腔・咽頭に食物が残留した場合，空嚥下をするよりも，何か安全なものを口に追加して飲んでもらったほうが残留の除去には効果的である．これを交互嚥下という（健常者で口腔内に何か残留したときにお茶を飲むのと同じである．嚥下障害患者の場合は，ゼリーなどになる）．

33 退院直前準備・指導

1 退院が心配な理由は何か

　面会に来て，あるいは電話で，「ご入院中の○○さんですが，明日退院できます」といわれ，「ありがとうございます．何時に迎えに来ればいいですか？」と対応できる家族はきわめてまれである．たいていの場合，「そんなに急にいわれても困る」と反応する．単に，「心の準備ができていない」「明日は別の予定を入れている」ということであれば，退院日をずらせばよい．あるいは，「今度の月曜日の採血でCRPが陰性だったら火曜日か水曜日に退院ですよ」と予告を早くすればいい．しかし，多くの場合，家族にとって退院は不安である．その理由としては以下のようにいくつかの理由が考えられる．

- 面会に来ていても，患者が「治って元気になってきている」と実感できていない．本当はよくなっているのに実感できていない場合はともかく，実際に，病気や入院によって心身両面の機能低下をきたしている場合もある．
- 退院後の介護や医療管理に自信がもてない．
- もともと患者を介護することが大変であり，入院中は家族の負担は軽かった．退院はおっくうである．

などである．すなわち，スムーズな退院を実現するためには，次のポイントが重要になる．

① 病院での入院加療により「よくなった」ことを理解してもらい，退院自体を納得してもらう（「X線，CRPなど，医学的によくなった」「歩行能力，トイレ，食事ができるようになった」など）
② 退院できる医学的な見込みをあらかじめ知らせる
③ 退院に際しての不安を解消できるように準備する

　しばしばソーシャルワーカー（以下MSW）に紹介すれば退院準備は進む，と考えている医師がいるが，医師からの説明が不十分で，退院を納得していない家族がMSWと面接しても退院準備は進まない．

　A．最も理想的な形，すなわち，入院時点で，入院期間が予想でき，退院時には入院前とまったく同じような生活が送れるといえる場合には，入院時に，入院期間を伝え，数日ごとに，順調に進んでいる旨を報告すればよい．
　B．入院期間は予想でき，退院時にはどのくらいの生活になるかも予想でき

る場合には，入院期間と退院時の生活の予想を話し，退院の準備を始めてもらう．どのような生活になるか，看護師やMSWとも情報を共有し，準備の支援をしてもらう．数日ごとに，病院側での治療も順調であるかどうかを話し，退院準備も進行しているか確認し，見込みちがいがあれば調整する．

　C．Bのような状況ではあるが，自宅受け入れの準備が入院期間中に整う見込みが明らかにない場合もある．住宅改修をしたい場合であったり，この際独居をやめて息子と住むがすぐには移れない，などの場合である．その場合には，どこかで「いったん待機」する必要がある．せっかく治った状態を維持することができるところであり，本来は，介護老人保健施設が適しているはずだが，適切な施設が空いていないと，病院（療養型病院や自宅近くの病院）に転院して「退院までの調整」を待つことになる．そのような申し込みは，MSWが手伝ってくれる．療養型の施設では，どの程度の看護の必要性があるのか，ということが，受け入れ可能かどうかの条件となる．入院申し込みに際しては，どんな医療的な処置がいるのか（吸引の必要性・回数，酸素投与の必要性，インスリン注射の必要性など）についての情報を提供する．適当と思われるところがみつかっても，家族が見学して，費用がかかる，医学的な対応が現在の病院よりも「見劣りする」などの理由から移ることに消極的なこともある．医学的には自宅退院も可能なレベルであるから，急性期病院なみの医師や看護師や検査・救急体制を備えている必要がない状態であることはあらかじめ理解してもらうほうがよい．

　D．肺炎を起こす前の状況が実は不安定だった場合（独居で認知症であったり，家族内に要介護者がいたりする場合など）は，本人は発症前に近い状態に戻っても，いままで解決しないできた問題点が表面化して，大きく居住場所の変更を検討する場合もある．その場合も，Cに準じて対応することになる．

　ここまであげてくると，一見簡単ではあるが，実は二つの大きな前提条件がある．それは，「主治医が，肺炎に関してはそれを治せるし，治療期間の予測もある程度たつこと」および「ADLを低下させない，あるいは，どの程度のADLになるのかを把握している」ことである．前者については，実際には延長してもかまわないので，ある程度の予測日数を明示する．また，退院予定の日が近くなったら，「○○が○○になったら退院できる」「○○検査の結果が○○になったら退院できる」と，素人でも理解できる言葉で説明する．「ある程度ADLもよくなったら」というような漠然とした目標では，先延ばしになりやすい．

　後者については，本書の各所でADLを低下させない（回復させる）アプローチを述べているが，家族と病院の視点は若干異なる．家族からみたADLとは，

「どのくらい家族の介護を要するか」ということに尽きる．

2　介護環境の整備

　たとえば，「夜の排泄に家族が起きなくてもいい」ためには，一人で安全に歩いてトイレに行くことができるか，一人でしびんやポータブルトイレを安全に周囲を汚さず使うことができるか，あるいは，おむつを装着し，朝を迎えられることが望ましい．声をかけて起こして，付き添って，あるいは，一人でトイレに行くけれど転倒しやすいし汚しやすいし，というのでは介護負担は大きい．

　また，「食事を今までどおり」にするためには，つくる手間が特別にかからない（特別に何かをつくらなくてよい），自分で口に運ぶ，せき込んで心配させないというような段階から，家族が用事で日中出かけても，一人で用意されたものを食べることができるまでをさす場合がある．家族が何をイメージしているのか，そしてその期待どおりに患者ができるのか，あるいはできるようになるのか，ということである．家族が何を期待しているのかは，主治医または受けもち看護師などが聴取する．それを実現可能かどうかは，病棟で考え，またリハビリテーションの担当者にも相談する．想定している入院期間中にできるようになるのか，どこか別のリハビリテーション施設に行けばできるようになるのか，残念ながらできるようにならないと考えて準備したほうがよいのか，ということをはっきりさせる．

　病院という環境は，トイレも遠いし，転倒予防のために車椅子を使うことが多い．しかし慣れた狭い自宅では，腰が曲がっていてまっすぐ立てなくても，伝い歩きでトイレまで行けることは多い．現在の病院での「していること」ではなく，「家でできそうか」という観点からADLをチェックすることが重要である．

　近年は往診医師・訪問看護師なども充実し，帰ろうと思えば人工呼吸器をつけていても自宅退院可能である．「帰ろうと思えるか」どうかについては，従来の家族関係もものをいうが，「病院で最善を尽くしてこの結果」という納得・感謝の気持ちと，具体的な退院後の生活への不安の解消が必要である．「長く病院にいたほうがよくなるのでは」とは誰しも思うことであるが，高齢者の場合には，「病院にいても治せない状況もある」「長く病院にいたほうが認知機能面などでは悪くなることもある」ことを，理解してもらわなくてはならない．その際に，「病院追い出し」と受け取られないように，そこまでの医師の治療に対して感謝と信頼関係が構築されていることが必要である．つまり，しっかり治療をし，またその経過をよく説明し，ということが必要である．

　退院後の生活や介護・看護の負担の解消については表1を参照されたい．

表1 高齢誤嚥性肺炎患者が利用できるおもなサービス類

介護保険の申し込み（要介護認定の認定を受ける）によって使えるサービス	・ヘルパー ・デイケア（リハビリ） ・デイサービス ・訪問リハ ・居宅療養管理指導（医師・歯科医師・看護師，歯科衛生士，栄養士など） ・ベッド・車椅子などの貸出 ・住宅改修 ・入浴サービス（自宅の風呂に入るのを介助／デイサービスで入る／自宅に浴槽もお湯も運び込んで介助で入浴する，の3種類がある） ・ショートステイ
介護保険以外のサービス	・往診・訪問診療 ・訪問看護 ・訪問歯科診療・訪問歯科衛生指導（口腔ケアなど） ・在宅酸素 ・在宅人工呼吸器や点滴台などの医療機器レンタル ・吸引器のレンタルまたは購入の援助

　ただし，さまざまなサービスの利用は可能だが，サービスの利用はよいことばかりではない．他人が家に入ることに対して，慣れていないとストレスを感じる家族は多く，また，多人数とかかわるとそれだけ，ちょっとしたコミュニケーションギャップの頻度が高くなる可能性がある．それらの家族感情には配慮しつつ支援する．

　実際に多くの患者が自宅に退院することで，入院中の短期間では治しきれなかった体力を改善させ，あるいは自分で決定できる環境に戻ったことにより認知症の症状が軽減したりする．よくならない場合や，肺炎を再発して入院した場合でも，本人は，しばらくでも慣れ親しんだ自宅に帰れて嬉しいし，家族にも，「頑張って看てあげた」という満足感を感じてもらうことができる．疲労困憊に陥らないようにサービスや支援を組む必要はあるが，患者にとって最良のことをした，と家族に自信と達成感をもってもらうことは重要なことである．

3 かかりつけ医をつくる

　病院の医師がかかりつけ医（主治医）でもよいが，通院に時間がかかる場合，そのために通院ができずに病態の変化を見逃すのはよろしくない．病院には低頻度での受診，あるいは何かあったとき，にしておいて，かかりつけ医師は，地元の診療所や地域密着型の病院にお願いする「二本立て」スタイルがよい．往診専門の診療所もあり，また，往診も可能な診療所や病院もある．フットワークがよく，地域高齢者に慣れているそれらの先生に日ごろの診療をお願いし，上手に連携をとっていくのがよい．

図1 退院時共同指導料2の概念（平成23年現在）

・患者が入院する保険医療機関が算定

患者が入院する 保険医療機関	退院後の在宅療養を担う 保険医療機関	
① 保険医 or 看護師等 ＋	保険医 or 看護師等	→300点
（保険医＋保険医の場合は，②に該当）		
② 保険医 ＋	保険医	→300点 ＋300点
③ 保険医 ＋	・保険医 or 看護師等 ・保険医の歯科医師 or 歯科衛生士 ・保険薬剤師 ・訪問看護ステーションの 　看護師等（准看護師除く） ・在宅介護支援事業者の 　ケアマネジャー のうちの2者	→300点 ＋2000点

退院時共同指導料1は，退院後の治療を担う医療機関側が算定（在宅療養支援診療所1,000点，それ以外600点）．

　　介護保険のケアマネジャーに病院に来院してもらって打ち合わせをしたときや，往診医師や訪問看護師に来院してもらって相談した場合には，「退院時共同指導料」（図1）などの名称で診療報酬を算定することができる．入院中からこのような機会があると患者・家族の安心もぐっと高まるので，早めに調整を行い指導の場をもつと，医師同士の相互理解も深まり，患者のためにも双方のためにも益となる．

（藤谷順子）

34 退院後の食事と家族指導

1 食事指導は管理栄養士・看護師・医師で

「栄養指導は管理栄養士に任せれば大丈夫」、ではない．よほどでなければ、管理栄養士による1回の面接で家族の性格や理解の程度、実行能力まで把握することは難しい．退院後の食事について「難しい」と敬遠されれば、退院自体が敬遠されかねない．また、実際に適切な食事を用意できない家族であれば、患者の危険（退院後の誤嚥、低栄養）となる．本人の協力の程度も関連する．家族と本人の食事に対するマネージメント能力をわかっているのは、主治医や病棟の看護師である．看護師や医師が、適切な情報を管理栄養士に送ること、また管理栄養士の指導を補完して、その家庭に合わせた実現を支援することが必要である．

2 テクスチャー（食形態）についての基本を理解してもらう（図1）

液体には、「トロミのついた液体」と「サラサラの液体」がある．「サラサラの液体」は、咽頭流入が速く、嚥下反射が追いつかずに誤嚥する確率が高い．そのため、液体にはトロミをつける必要がある、ということを家族、本人に理解してもらう．固形物については硬さ、まとまりやすさ、のど越しのよさの3つが軸となる．

食形態を理解してもらうための方策としては、表1にあげるようなものがある．いかに具体的に理解してくれるかがカギであり、具体的に説明するための準備は投資と思って用意する．市販品の選択基準としては、消費者庁の許可した特別用途食品「えん下困難者用食品」や、介護食品協議会の指定した「ユニバーサルデザインフード」（咀嚼困難者用と銘打っているが、軽度の嚥下障害にも使用可能なものもある）がある．

パンフレットなどは介護食品協議会や各社が出しているので、栄養科・病棟でとりよせて各種用意しておくとよい．

3 食事を用意するのは妻だけではない

病院であっても十分には用意できない嚥下調整食の作成を個人に負わせるのは無理がある．表2に示すように、有償無償のさまざまな手立てを講じる．

図1　テクスチャー（食物形態）の要素

液体について
thin liquid ←→ thick liquid

固体について
- 硬さ：小さいだけでは不十分「ぱさぱさ」は不向き
- 凝固性：ばらけにくさ
- 付着性：なめらかさ

表1　食形態を理解してもらうために

- 病院の毎回の食事の利用
  - 食べるところをみてもらう
  - メニューを渡す
- 購入して or つくって，持ってきてもらう
  - 食べやすいかどうかスタッフとともに観察
- 市販品をみせる / 食べてみてもらう
- トロミのつけ方を実習する
  - もちろん自分で飲んでみてもらう
- パンフレットや書籍

表2　自宅での食事準備・栄養摂取の選択肢

- 家族・本人が調理
- ヘルパーが買い物や調理を分担←誰が説明？
- 市販品を利用
  - 単品 / セット（宅配弁当形式も含む）
  - 食事 / 補食（栄養剤など）/ 液体（ゼリーや増粘剤）
  - 嚥下障害専門商品 / 普通の市販商品
  - 毎日利用 / 外出時利用 / 忙しいとき / 念のため用意
- 非同居家族の援助
  - 料理を届けたり，購入を（実務・費用）援助
- 非経口摂取方法の併用
  - 在宅TPN / 胃瘻 / 腸瘻 / 経鼻胃管 / 末梢点滴（往診医）

表3　自宅での食事内容変化要因

- 3食パターンが崩れる→質・量の不足
  日中独居，朝寝坊で欠食，などの生活習慣
- 誤嚥・量の不足などに気づき対応する能力が低い
- 本人が在院中に比べ，わがままになる
- 無事が続くとだんだんルーズになる

4　入院中の市販品の購入も検討する

　退院後の食事について，「難しそう」と思われないようにすることが肝要である．

　一般家庭でも，レトルト・冷凍・缶詰食品などを買い置きするように，退院前に通信販売で障害の程度にあったおかずやおかゆを2週間分程度買い置きしておくと，すべて家庭でつくらねばという重圧感から逃れられる（ヘルシーネットワークでは，主食とおかずを組み合わせたセットも販売している）．

5　いつまでも食事「制限」は続かない

　退院後，食事の調整を継続して行える家庭ばかりではない．自宅での食事内容の変化要因を表3にあげた．大事なことは，食事内容の変化が，本人に実害になっているか，ということである．退院後に改善する場合も多いので，形態調整しない食品を食べなくてもよい場合もある．逆にそれは，改善の程度に従って制限を解除するべきだった医療者側の対応の遅れである．

　食物形態が不適切になっていくとして，その原因が冒険精神によるものであれば，その精神は尊重し，ただし，医学的に適切な方向に「冒険心」が向くように，再評価・話し合いを行う．面倒で実施不能なのであれば，実施可能な方法を，栄養士・看護師・ケアマネジャーなどと再考してもらう．本人が拒否する場合には，もう一度話し合う．実際には，入院中に説明したつもりでも，嚥下機能や嚥下障害について理解されていない場合もあるので，もう一度基本から説明し，本人の最新の検査結果を説明することで納得してもらえる場合もある．それでも守ってもらえない場合には，徹底したリスク管理である．通常例よりも咳などをまめにすることを指導し，また，自覚症状の出る前の肺炎の発見を心がける（体温の測定・採血によるCRPチェック）．

6　退院後の摂取量低下に注意

　誤嚥性肺炎を起こさなければ，「治療成功」ではない．肺炎でおちた体力が回復するところまでが目標である．そのために，摂取量にも気を配る（図2）．残念ながら認知症の進行などのために摂取量不足になることもあり，栄養剤の処方が必要になることもある．家族やケアマネ・訪問看護師と相談する．

7　入院前の生活に戻れたか？

　入院するようなことなく日常生活が維持できることだけが，「治療成功」ではない．今までに比べて，外出をしなくなったり，旅行に行かなくなったりしてはいないだろうか．日本の外出文化は食事と深く結びついているため，「普

図2 摂取量不足の進行と対応

自発性低下の進行・食欲の低下
↓ 医学的原因の排除

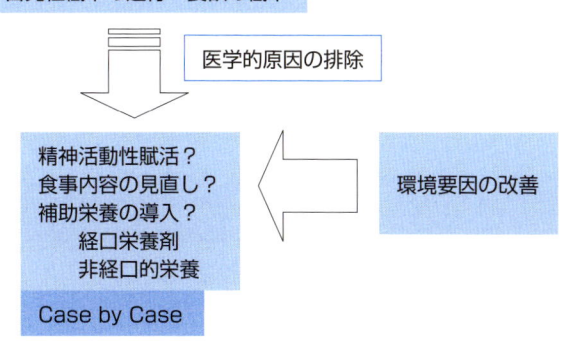

精神活動性賦活？
食事内容の見直し？
補助栄養の導入？
　経口栄養剤
　非経口的栄養
Case by Case
← 環境要因の改善

通のものが食べられない」ことは，QOLの低下に結びつきやすい．供されたもののうち，食べられるものを食べ，そのほかは持参の食べやすいもので補う，などすれば，旅行でも外食でも可能であり，あらかじめ病人であることを伝えておけば，持ち込みを断る店はない．このようなことはなかなか自分からは相談しにくいものであり，外来主治医のほうから話題を出すほうがよい（→ p.180 参照）．

8　退院後の食事の相談相手を確保する

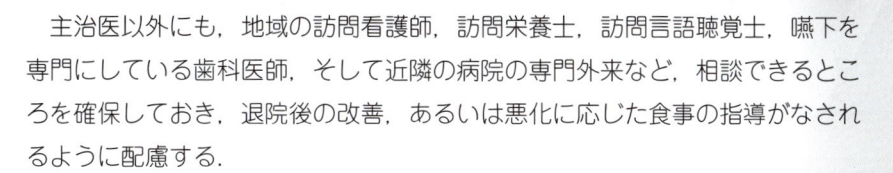

　主治医以外にも，地域の訪問看護師，訪問栄養士，訪問言語聴覚士，嚥下を専門にしている歯科医師，そして近隣の病院の専門外来など，相談できるところを確保しておき，退院後の改善，あるいは悪化に応じた食事の指導がなされるように配慮する．

〔藤谷順子〕

35 在宅で利用可能な嚥下困難者用食品

1 はじめに

　嚥下障害があるときには，誤嚥を防ぎ，容易に摂食するために，食物の形態・物性が重要となる．誤嚥性肺炎の患者（あるいは既往のある患者）が，今後の誤嚥性肺炎をできるだけ予防して在宅生活を送るには，食事が適切であるということが重要な条件となる．しかし，在宅で適切な食事を毎回用意することは，家族にとってはときに実現困難なことである．ほかの家事負担や介護負担も多く，ふつうの食事の手づくりすら難しいこともある．そのため，医療者側・栄養指導をする側としては，適切な形態の食事提供が実現可能なように，家庭に合わせて，市販食品の利用も指導し，紹介する．

2 市販品の選び方（表1〜3）

　市販品については，嚥下困難，あるいは咀嚼困難者用の食品として作成されているものから購入したり，通常食品のなかから適切な物性のものを選択して購入することになる．通常食品のなかから選んだほうが安価でどこでも購入しやすいが，その半面，選択眼が必要となる．特別食品はそれなりの範囲からまとめて（カタログ通信販売などで）購入することができるので，退院時などに念のため一括購入しておくと，退院後の生活に安心感がある．しかし価格は割高であり，全量をそれでまかなおうと思うと食費がかさむ．

　特別な食品はまた，食べる人（患者）から喜ばれないことがある．自分はこれしか食べてはいけない，と自由を制限されたように感じるからである．市販品の味が人工的であったり，外見が悪いことも拒否の理由となる．特別な食品も利用しつつ，選択眼を養い，普通の食品群から選択できるようになることが望ましい．

　患者自身に選択の余地がないということは，食欲低下や食品に対する患者の評価を下げることに結びつきやすい．そのため，カタログやインターネットを自分でもみてもらう，スーパーマーケットなどに一緒に行って食べられそうなものを探す，外食する（別項参照）などを交えて，自分で選べるようにすることは重要である．

　家族にとって市販の嚥下調整食が割高感を生んでいる理由に，ただ食形態を

表 1 サラサラの液体では誤嚥する場合の市販品利用方法

	商品の例	購入場所	長所	短所
嚥下障害者用増粘剤	とろみスマイルなど	嚥下障害用食品通信販売薬局など	冷たい液体にもトロミがつく	高価 おいしくないことがある
片栗粉		スーパー・食料品店	普通の食品である	温かいものに限られる 汁ものには合うがコーヒー紅茶には不適
くず粉		スーパー・食料品店	普通の食品である	葛湯や汁ものに限られる
嚥下障害者用ドリンク	アイソトニックゼリーなど	嚥下障害用食品通信販売薬局など	味がそれなりについている 携帯に便利	高価 おいしくないことがある
ゼリードリンク	ヴィダーインゼリーなど	コンビニ・スーパー・薬局など	普通の食品である	商品により離水したり硬すぎることがある

表 2 嚥下障害者に適した食品の入手経路

経路	
専門の通信販売	例：ヘルシーネットワークなど
専門の宅配給食	例：タイヘイなど
薬局	介護用のレトルト食品を置いていることがある
大きなスーパー・デパート	介護用品売り場にレトルト食品も置いていることがある
普通のスーパー・食料品店	介護用と銘打っていなくても，軟らかい市販食品を選ぶ

表 3 嚥下障害に対応したよい食品の条件とは

性質 （物性）	内容	特別用途食品基準値 区分Ⅰ	区分Ⅱ	区分Ⅲ	単位
軟らかさ	硬いものは不可	2500〜10000	1000〜15000	300〜20000	N/m^2
まとまりやすさ	ばらばらになりやすいものは不可 専門用語では「凝集性」	≦400	≦1000	≦1500	J/m^3
貼りつきにくさ	粘膜に貼りつきにくいものは不可 専門用語では「付着性」	0.2〜0.6	0.2〜0.9	—	
味・外観・香り	意欲を起こさせ脳を活性化させるもの カプサイシンなども有効				

調整しただけの食品に，お金を出したくない，という考えもある（軟らかく煮るだけなら自分でもできそう，など）．したがって，特にタンパク質を強化してある，カルシウムや鉄を強化してある，などの栄養素的な付加価値のあるもののほうが受け入れやすいことが多い．

また，特別な市販食品は量が少なく味が濃いことが多いので，普通の絹ごし

豆腐やおかゆと交互にあるいは混ぜつつ食べるなどの対応もできる．そのことによりコスト削減になる．

3 「えん下困難者用食品」とユニバーサルデザインフード

なお，現場での混乱を招きがちな，「えん下困難者用食品」（厚生労働省所管から現在は消費者庁所管）と，「ユニバーサルデザインフード」（介護食品協議会）についてここで解説しておく（表4）．

えん下困難者用食品の新基準は，特別用途食品の一つとして，平成21年4月に改定された．基準の詳細は消費者庁ホームページ[1]，国立栄養研究所ホームページ[2]を参照されたい．硬さ・凝集性・付着性の三つの物性について定めた基準で，Ⅰ～Ⅲの3段階が示されている．実際の食品としては，Ⅰが，基準を満たした均質なゼリー状などの食品，Ⅱがもう少し幅広くゼリーやムース状のものでやはり均質な食品，Ⅲであれば，まとまりのよいおかゆ，軟らかいペースト状またはゼリー寄せ等の食品まで，物性測定結果が基準内であれば認めることとなっている．この例からわかるように，Ⅰ，Ⅱ，ⅢのⅢとはいえ決して「軽症者用」という，普通食直前のものではなく，Ⅲでもなおかつ，明らかな嚥下障害のある場合の対応食品である．Ⅳ，Ⅴ，Ⅵくらいまで段階が設定されていないと，しっかりとした段階的食事基準にならない，という感想をもたれることが多い．そのとおり，「えん下困難者用食品基準」は，嚥下困難者のための食事基準を定めたものではなく，あくまでも，市販食品の特別用途の表示基準（この基準を満たせばその用途があるという表示をしてよい）なのである．したがって，物性値を測定可能な，均一または比較的均一な食品の範囲でしか，定めていない．シチューや，揚げ出し豆腐のあんかけしたものなど，測定部分によって物性値が異なるものは，基準をつくることが困難であるため，基準が策定されていない．（嚥下困難者の食事基準については，他項を参照）．

したがって，区分Ⅰは，慎重に開始したい場合でもおおむね望ましいレベル，Ⅱはそれよりやや広く，Ⅲは，もう少し広い範囲の物性の嚥下も可能な場合の選択肢として考える．用途としては，直接提供食品として用いたり，自作のメニューの物性確認の参考として食感を照合する，あるいは栄養指導の際に，物性理解のために試食してもらうなどの利用方法がある．もちろん，この表示は，当該食品がこの基準を満たしていることを示しているだけであり，個別の症例にそのレベルの食品を許可してよいかどうかは医師の判断である（Ⅰですら誤嚥する重度の嚥下障害者も存在する）．

なお，トロミ剤については，トロミ剤そのものの物性ではなく，さまざまな液体と混ぜた場合の物性が，嚥下では重要である．したがって，食品そのものを測るというテストではなくなるため，現行の食品の表示許可基準にはなじま

表4 市販食品の基準

名称	管轄・提唱者	内容	マーク	ホームページ
特別用途食品 えん下困難者用食品	厚生労働省（現在は消費者庁所管）	3区分：条件はかたさ・付着性・凝集性 嚥下困難者に適するとの表示が許可されている．許可を受けた食品種類はまだそれほど多くない．		消費者庁 http://www.caa.go.jp/foods/index4.html 国立栄養研究所「特別用途食品」「栄養療法エビデンス」情報 http://fosdu.nih.go.jp/
ユニバーサルデザインフード	介護食品協議会（業界自主団体）	4段階：硬さの上限値と，粘度の下限値より．おもに咀嚼の困難さに合わせて区分されている．すでに500種類以上の食品に表示されている．		介護食品協議会 http://www.udf.jp/

ず，見送りとなっている．特別用途食品自体に，消費者の知名度が低い，価格上のインセンティブがない（薬品のように保険適応ではない），などの問題点もあるが，嚥下障害に，食形態が重要であること，またその物性として，硬さだけでなく凝集性と付着性の3軸が公式に認められた意義は大きい．

ユニバーサルデザインフード[3]も，段階的な表示をしているが，これも市販食品のための基準である．介護用食品を製造発売しているメーカーによってつくられている業界自主団体である介護食品協議会が，利用者の選択の便宜のために設けた段階である．不均一なものも含むため物性値区分は参考レベルで，食感等も含めて分類されている．基本的には咀嚼困難者用食品の位置づけであり，誤嚥の危険のある嚥下障害の症例では，医師や専門家と相談のうえ，利用することと明示されている．もちろん，嚥下障害のある症例にも配慮をしている食品が多いが，「誤嚥を防ぐ」等の効能をうたうことは表示基準上許されていない．

（藤谷順子）

文献
1) http://www.caa.go.jp/foods/index4.html
2) http://fosdu.nih.go.jp/
3) http://www.udf.jp/

36 転院や施設入所
医師でも知っておきたい転院の基本

1 リハビリテーション病院への転院は可能か

　誤嚥性肺炎で入院したらADLが低下してしまったので，リハビリテーション病院に行けないだろうか？　そう思う家族や主治医は多い．急性期病院ではともかく肺炎は治療したので，経口摂取の訓練や，歩行訓練はゆっくりリハビリテーション病院でやってくれないか，というわけである．発想としては正しいが，実際には地域のリハビリテーション病院事情によって，なかなか適切なリハビリテーション病院がなかったり受け入れが難しい場合がある．地域の事情も把握せず，善意から「リハビリテーション専門の所に行きましょう」と本人，家族に説明してから，実はどこにも行けない，というようなこともないように気をつけたい．スムーズな連携のためには，相手を知ること，つまり，どんなリハビリテーション病院が地域にあるのかを知ること，および，それらの病院との連携関係をよくすることである．

2 回復期リハビリテーション病院の制約

　ほとんどのリハビリテーション病院が，「回復期リハビリテーション病院」である（表1）．残念ながら回復期リハビリテーション病棟入院には，以下に述べるようなさまざまな制約がある．

　回復期リハビリテーション病院の条件の第一は，内科的な安定である．回復期病棟では，検査や薬の医療費は包括され，リハビリテーションを行った時間数の診療報酬が出来高払いとなる．すなわち，脳卒中などで，内服薬も安定し，検査をする必要もほとんどなく，リハビリテーションを毎日9単位（3時間）くらいできる患者が入った場合に最も「経営効率」がよくなる．逆に，体力が低すぎてあまり訓練をすることができない患者や，しばしば熱を出して検査を要したり訓練を休んだりする，つまり内科的に安定していない患者は受け入れに消極的となる．抗ガン剤の内服・注射なども忌避される．病棟の設備としても，各病床に吸引や酸素のないこともあり，酸素投与や頻回な吸引の必要な症例の受け入れ可能なベッドは少ないし，夜間の看護師の数，急変対応の検査などにも制約がある場合がある．

　回復期病棟の条件の第二は，発症からの期間である．回復期リハ病棟の施設

表1 リハビリテーションに関連する病院・病棟の種類

- 回復期リハビリテーション病棟
- 一般病棟でリハビリテーション科のベッドがある場合
- 「亜急性期病棟」でリハビリテーション科を標榜している場合
- 療養型病棟でリハビリテーションに力を入れている場合

基準自体に，発症後2か月以内の症例が入院していること，という要件があるため，おおむね，発症後1か月以内に紹介状を持って入院申し込みをしないと間に合わない．つまり，その時点で，前述したような内科的な安定などが得られている，または見込まれることが必要である．

回復期病棟の条件の第三は，自宅退院である．施設基準に自宅退院率が60％以上であること，という目標があるため，入院の時点で自宅退院ができないと明言している症例を受け入れてくれる病院は少ない．リハビリテーション病院のあと，障害が残っても自宅退院するつもりである，と家族が面接でいうことができないと，入るのは難しくなりがちである．

また，回復期リハビリテーション病棟によっては，「気管切開は要相談」などの条件をつくっていることがある．一般的にあらゆる転院の阻害因子となる「夜間騒ぐ」「抑制帯をしている」「吸引が頻回」「MRSA」はむろん厳しい．「胃瘻」についてはおおむね良好である．

以上のような条件を外れると，回復期リハビリテーション病棟に行くことが難しくなる．したがって，将来リハビリテーション病院に行くためには，少なくとも，耐性菌をつけず，吸引回数が少なくなるまでに改善させ，全身状態を（点滴や酸素のいらない状態にまで）改善させる努力が必要となる．

なお，回復期リハビリテーション病院における入院主病名は，「肺炎による廃用症候群」となる．診療情報提供書作成の場合には記載を明確にする．

とはいえ，回復期リハビリテーション病院を運営しているのも医師らであるため，リハビリテーションでよくなるチャンスのある人に門前払いをくわせたいわけではない．

リハビリテーションをすればよくなる見込みがあること，すでにその途上にあること，内科的には安定しつつあること，転院後何かあったら再入院を受けることなどを誠実に記載した診療情報提供書をつくる．

たいていの場合，急性期病院と回復期リハビリテーション病院は，脳卒中連携パスでよい関係を築いていることが多いので，そのつながりを生かすとよい．

3 「回復期」以外のリハビリテーション病棟

回復期病棟に上記の制約があること，また，誤嚥性肺炎の症例は，脳卒中と

違って，3か月じっくりリハビリ，というよりは，急性期病院のあと自宅へ帰る前の「懸け橋」として1か月程度の訓練をするというケースが多いことから，亜急性期病棟・一般病棟でのリハビリテーション病床が転院先として選択肢にあがってくる．

亜急性期リハビリテーション病棟は，6週間程度で自宅退院する症例を対象としている．したがって，その程度の期間で自宅退院できそうな症例であれば，HOT該当症例であったりしても行けることがある．

一般病棟でリハビリテーション科の専有病床がある場合には，医学的な処置の制約はないが，入院期間はさらに短い想定の症例となる．

すべてのリハビリテーション病棟に共通することだが，病院の所在地から遠い患者は受け入れが渋いので，地域的な条件も考える必要がある．

4 療養型病院への転院

療養型病院でも，リハビリテーションや在宅に力を入れていて，在宅退院を目指してくれる病院もある．自宅退院に向けたリハビリテーション目的でそれらの病院を選ぶときには，同じ医療法人で在宅サービスも運営している，自宅から近い，ような施設を選ぶとよい．リハビリテーションの時間数などはそれほど多くないので，本人がメキメキよくなるというよりも，介護指導や，自宅準備をして，在宅に着地するようなイメージとなる．

5 自宅に帰らない場合の選択肢

療養型病院，老人ホーム，老人ホームを待つ間療養型病院に転院，老人ホームを待つ間，介護保険施設に入所，などがある．いずれも，耐性菌がついていないか，吸引の必要性はないか，徘徊や大声を出すなどの集団生活の妨げとなる認知症症状はないか，が基本となる．特に吸引回数については，医師が把握していないことは多いし，一般病院では点滴の保護や転倒予防のために比較的安易に抑制ベルトやミトンをつけるが，それは転院に際しては警戒される要因となるので気をつけたい．入院申し込みに際しては，医師の診療情報提供書のほかに，看護師による「ADL表」というものも提出が必要で，先方はそれもしっかりチェックする．

なお，地域によるが，療養型の病院は，おおむね待機期間が長い．

6 自宅か施設か迷ったら

自宅退院もしたいけれど，介護の負担が心配だし，病院のほうが本人も安心でよいのではないかと思う，と迷う家族は多い．医師が面接をして，「御家族で相談して決めてくる」というようなことになってからなかなか返事が来ない

ことになる．そのような場合には，考えて悩むだけでなく，施設見学と，在宅の場合のシミュレーションを両方してみるとよい．療養型病院だったら，どんな病院でいくらくらいかかって，入院患者はこんな生活になる，自宅だったら，この程度のサービスが入ってくれて，どのくらいかかる，ということを比べてみるのである．病院のソーシャルワーカーも助けてくれるが，地域包括支援センターというのが各地域にあり，自宅退院する場合にはどんなサービスが受けられるのか相談に乗ってくれる．

　また，便利がよくて費用の安いところはどこも待ち期間が長い．そのような療養型病院や老人ホームを申し込んでおいて，そこのベッドが空くまで数か月自宅で頑張ってみる，という選択肢も浮上する．そうすると，家族も，将来への不安と，できるだけのことはしたい，という気持ちの折り合いをつけられる．もちろん在宅の場合には，肺炎の再燃など医療的に具合が悪くなれば，またかかりつけの急性期病院に入院することができる．在宅生活をしているうちによくなって，続けられそうだと思えば，療養型病院をペンディングにすればいいのである．

　一度肺炎を起こしただけで，二度と家に帰れない，それは本人にとっては，あまり予想してこなかった人生である．しかもその家は本人が苦労してローンを組んだ家であったりする．家族の介護負担のみに目を向けるのではなく，いつか自分にも訪れる問題として，療養場所については考えたい．

〈藤谷順子〉

37 外出・旅行を実現させて QOL の高い生活を

1 外出や旅行を敬遠しがちな実態に目を向ける

　外出や旅行は，その先での食事が楽しみなものであり，ひとたび嚥下障害になって「普通のものが食べられない」状態になると，出かけるのがおっくうになる．食べることはできても，「むせが多くて会食者に不愉快な思いをさせるのでは」「よくこぼすのでみっともない」「よだれがたれるのでティッシュが手放せない」といった理由で逡巡している患者も多い．しかし，本人が出かけないと，本人の QOL が低いばかりではなく，同居の家族も，本人を置いていけずに親戚の集まりを欠席したり，あるいは本人を置いて出かけて心苦しかったりする．外出や旅行先での食事の問題に対処する各種の方法を明るく紹介することは，本人，家族の QOL の改善に貢献する．

2 まずは喫茶店から

　コーヒーゼリー，プリンなど，スプーンですくうタイプのスイーツが多いので，嚥下障害が比較的重くても楽しむことができる．
　喫茶店利用の練習に家族と出かけてもいいし，お見舞いしてくれる意志のある親戚や友人とホテルなどで会うのもよい．ホテルのほうが席の間隔がゆったりしており，スタッフのサービスの質も高いので，車椅子でも安心である．一緒に行く家族もお出かけ気分を味わうことができる．

3 食事の店の選び方

　蕎麦屋・とんかつ屋などはメニューが少なく，嚥下障害に適したものがあまりない．選択肢の多さからいうと，ファミリーレストランが初回にはお勧めである．シチューやドリア，スクランブルエッグ，カニクリームコロッケ，あるいは近頃は粥や中華粥をメニューに載せている店も多い．そしてデザート類は豊富である．できれば孫などを連れて多人数で行っていろいろ注文してみて，ちょっとずつ味見する（形態をみる）ことができると，次回以降に自信ができる．たまには子供や孫に囲まれるのもいいものである．
　中華料理も，中華風茶碗蒸し，麻婆豆腐，カニ玉，ふかひれスープなどのトロミのあるスープ，中華がゆなどがあるので都合がよい．洋食店ではシチュー

のあるようなところはよいが，スパゲッティハウスなどは不向きである．寿司屋は，寿司（シャリが難しい）を食べずに，茶碗蒸しやウニ，ホタテやトロのたたきなどを楽しむことであれば可能であるが，費用がかさむ．

4 結婚式・同窓会・法事などの会食

　嚥下障害があると晴れがましい席に出ることがおっくうになってしまう人は多い．しかし，そこは皆に会う場所と考えて，出たほうが QOL は向上する．

　特別料理の交渉が可能であれば，あらかじめ，どのようなものなら食べられるか先方に伝える．そこまでするのがはばかられる場合は，「持ち込み」が可能かどうか交渉するのも気軽である．病気が理由の場合には断られることはまずない．あらかじめ市販品などを届けると，温めてその会場の食器に入れて配膳してくれる場合もある．

　最も簡単なのは，その場では食べない，と割りきってしまう作戦である．2時間くらい，出されたものを食べないで，にこにこ歓談に参加していればよい．会食の前・後に嚥下調整食を食べたり，胃瘻を注入したりして，栄養面は自分たちでカバーする．出てきたもののうち食べられそうなものだけ少し手をつけたり，ときどきコップを口にもっていったりすると周囲も気兼ねが少なく歓談できる．トロミ剤を持参して飲み物だけトロミをつけて飲むのもよい．

　嚥下障害のある場合には，構音障害もあり，おしゃべりもままならないことが多いが，親戚知人の顔をみる，皆の話を聞く，皆にやさしく病気のことを尋ねてもらう，というようなことでも出かける価値があると考えていただきたい．また外出は家族の気分転換にもなる．

5 旅行の準備

　旅行は，嚥下に関しては，食料を持参することができるのでむしろ対処が容易である．車に積み込む，宅急便で宿泊先に送るなどできる．宿泊先は親戚の家よりもホテルのほうが気兼ねがない場合が多い．歩行障害のある場合，和式の温泉旅館よりも洋式のホテル，部屋にもバストイレのついたホテルのほうが便利である．事前にバリアフリーの程度については問い合わせることができる（バリアフリーツアーであればさらに容易である）．

　3食以外にもしばしばドリンクゼリーなどで水分補給して脱水予防をはかる．

　なお，介助者と2人よりも，もう1名，同行者がいたほうが，介助者が四六時中気を張らずに旅行を楽しむ余裕もできるし，アクシデントの際の対応も容易となる．子供や孫，あるいは兄弟姉妹などを伴うとよい．もちろん，同行者だけですべてしようと思わず，できるだけホテルマンやタクシーの運転手

に助けてもらう．
　内服薬などのリスト，主治医の連絡先も持参する．

6 医療者側からの働きかけが大事

　早いうちから，医療者側から，外出や旅行を勧めたり，外出や旅行がちょっとした工夫で可能であることを話したほうがよい．さまざまな選択肢や可能性を説明されることで，すぐには実現しなくても，前途に希望をもてるようになる効果がある．また，現実的には，嚥下能力だけでなく，併せて低下している移動能力や排泄の問題にも配慮する必要があるため，思いついてから実現するまでは解決すべき問題が多い．しかし，外出や旅行ができると，療養生活も楽しくなり，また問題解決能力も一段とアップする．さらに外出・旅行先では，意欲も高く，本人が思わぬ力を発揮するという嬉しい驚きがあることもある．

〔藤谷順子〕

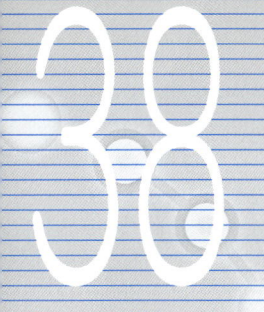

38 退院後の胃瘻管理

　胃瘻は造設することがゴールなのではなく，造設後からがPEGカテーテルや瘻孔・栄養管理のはじまりとなる．造設後瘻孔が形成されるまで（約2～3週間）と瘻孔完成後では管理方法が異なる．ここではおもに瘻孔完成後の慢性期の管理について述べていく．

1　カテーテルの管理

1）PEGカテーテルの特徴

　PEGカテーテルの構造は図1のように「内部バンパー」「外部バンパー」「カテーテル本体」からなり，この「内部バンパー」がバルーン（風船）のものを「バルーン型」，それ以外のものを「バンパー型」という．

　さらに，カテーテルの種類により長いカテーテルがついている「チューブ型」，カテーテルを取り外せる「ボタン型」があり，これらの組み合わせにより現在使われているPEGカテーテルは図2に示したような4種類に分かれる．それぞれのカテーテルの利点と欠点を表1に示した．患者の状態や管理する人の使いやすさなどを考慮して，適切なカテーテルを選択するとよい．

2）PEGカテーテルの交換

　PEGカテーテルは生涯造設時のものを使えるというわけではなく，劣化したり，劣化が原因で瘻孔感染の原因となったりするため定期的な交換が必要になる．バンパー型カテーテルは4か月に一度，バルーン型カテーテルは1～2か月ごとの交換が必要となる．

　バンパー型であれバルーン型であれ，交換時に最も注意しなければならないのが腹腔内への誤挿入である．瘻孔損傷は抜去時の抵抗が強いこと，かつ挿入時に誤った方向に力がかかることで起こる（図3）．販売されている経皮的交換用PEGカテーテルには誤挿入予防のためガイドワイヤー付きのものもあるが，それでも瘻孔損傷の確率はゼロにはならない．誤挿入のみであれば，カテーテルを抜去し，禁食・補液・必要に応じて抗菌薬を投与し，経鼻胃管を挿入して胃液の排出を行い瘻孔が閉じるのを待つことで大事に至ることは避けられる．しかし，誤挿入に気づかず栄養剤を投与してしまった場合は重篤な腹膜炎を発症し，死に至ることもある．したがって，栄養剤の誤注入は絶対に避けなければならない．これは"カテーテルが胃内に挿入されていることをいかに確

図1 胃瘻とPEGカテーテルの構造

カテーテル
外部バンパー
腹壁
胃壁
胃壁・腹壁固定
内部バンパー

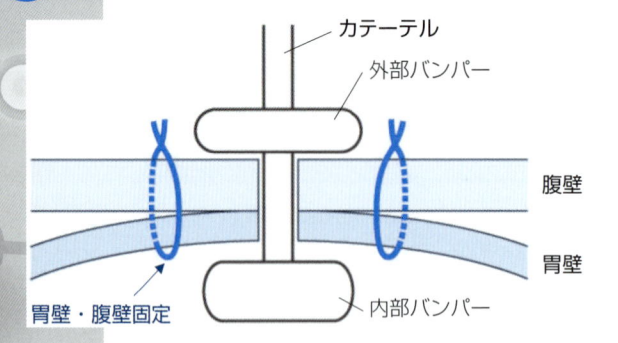

図2 PEGカテーテルの種類

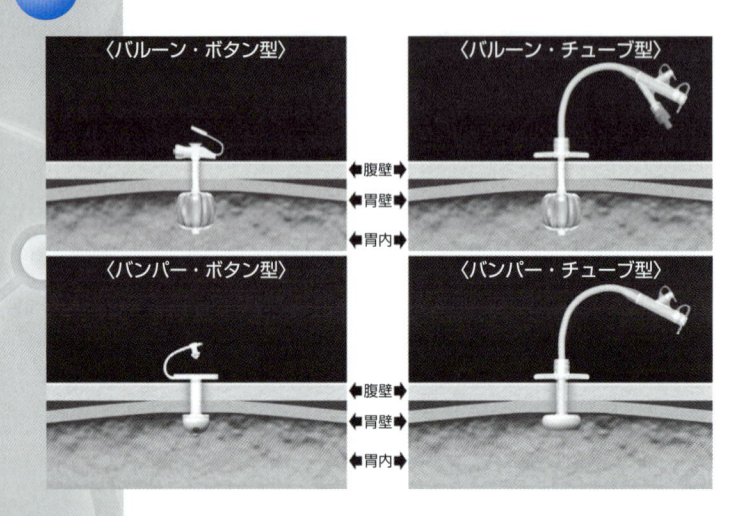

〈バルーン・ボタン型〉　〈バルーン・チューブ型〉
〈バンパー・ボタン型〉　〈バンパー・チューブ型〉

←腹壁→
←胃壁→
←胃内→

表1 PEGカテーテルの種類と特徴

種類	ボタン型 バンパー型	ボタン型 バルーン型	チューブ型 バンパー型	チューブ型 バルーン型
外観	よい	よい	やや悪い	やや悪い
抜去（破裂）の危険性	少ない	やや少ない	やや少ない	やや高い
耐久性	高い	低い	高い	低い
交換時の苦痛	ある	少ない	ある	少ない
交換手技	難しい	簡単	難しい	簡単
交換の頻度	4〜6か月	1〜2か月	4〜6か月	1〜2か月
接続のしやすさ	しにくい	しにくい	しやすい	しやすい
清潔保持	容易（外して洗える）	容易（外して洗える）	困難（フラッシュ，ブラシ，酢酸水）	困難（フラッシュ，ブラシ，酢酸水）
瘻孔にかかる圧	均等	均等	不均等	不均等
シャフト長の調節	調節できない	調節できない	調節可能	調節可能
入浴・移動・リハビリ	邪魔にならない	邪魔にならない	やや邪魔になる	やや邪魔になる

図3 瘻孔損傷の原因

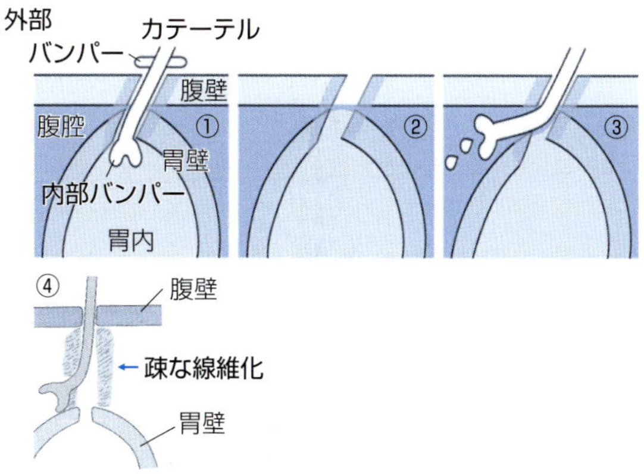

瘻孔は④のように比較的疎な線維化で形成されている．①は正常にカテーテルが挿入された状態，②はカテーテルが抜去された状態，③は腹腔内に誤挿入された状態を示しており，誤挿入された状態で栄養剤を投与すると腹膜炎を発症する．

実に確認するか"，ということにつながる．確認方法として内視鏡，X線透視，ブルースカイ法（注1），胃液の逆流，空気の注入音の確認などがあるが，確実なのは内視鏡やX線透視である．単純X線写真が撮れる施設であれば，ガストログラフィン10mLを生理的食塩水20mLで希釈してカテーテルから注入して造影し，腹部単純写真を撮って胃あるいは十二指腸が確認できれば胃内に挿入されたことが確認できる（図4）．しかしすべての患者にこれらの検査が行えるわけではない．少しでも誤挿入が疑われた場合には栄養剤を注入せず，内視鏡などが行える施設に搬送し，確認することが重要である．現在は，ポータブルな超細径内視鏡も普及しつつある．これを用いて交換後カテーテルから胃内に内視鏡を挿入し，胃内留置を確認するのも有効な方法である．

3）日常のPEGカテーテルの管理

PEGカテーテルの取り扱いは挿入されたカテーテルがバンパー型かバルーン型かにより異なってくる．

①バンパー型カテーテルの管理

造設後数日間は，内部バンパーと外部バンパーで胃壁と腹壁を締めつけて癒着させ瘻孔を形成する役割をするが，慢性期には内部バンパーはカテーテルが抜けないようにするためのストッパーの役割が中心となる．長期にわたるバンパーによる過度の締めつけは，バンパー埋没症候群（注2．次ページ参照）や瘻孔感染の原因となるため，外部バンパーを腹壁から1～2cmゆるめ，軽く押し込んで（胃粘膜から内部バンパーを浮いた状態にし），カテーテルが回転できる状態にあることを毎日確認する．

②バルーン型カテーテルの管理

バルーン型カテーテルは内部バンパーがバルーンとなっているものである．

注1 ブルースカイ法
インジゴカルミン1アンプルを蒸留水500mLに溶解し，胃内に約100mL注入して，チューブ（ボタン型では減圧チューブを使用）から胃内容物を吸引する．30mL以上で吸引できたか，あるいは自然排液があった場合は胃内に留置されたと判断する．それ以外の場合は胃内留置ができていないと判断し，栄養剤注入は行わず内視鏡などで確認する．

バンパー型のものよりバンパー埋没症候群のリスクは低いが，固定水（注3）が自然に減少したり，バルーンが破損して自然に逸脱してしまうことがある．このため定期的（週に1回程度）に固定水の交換を行うとよい．固定水が抜けなかったり空気が引けてくる場合はバルーンの破損が考えられるので，新しいカテーテルに入れ替える．単に固定水が抜けない場合は，固定水注入ルートを含むカテーテルの劣化が考えられる．無理にカテーテルを引き抜くと瘻孔を損傷する可能性があるため，内視鏡下で入れ替えを行うほうが安全である．

③チューブ型カテーテルの管理

チューブ型，とりわけチューブ型バンパーは容易に交換できないため，カテーテルの汚れやつまりが問題となる．栄養剤や薬剤の注入後，図5のようにカ

図4　PEGカテーテル交換後の確認方法

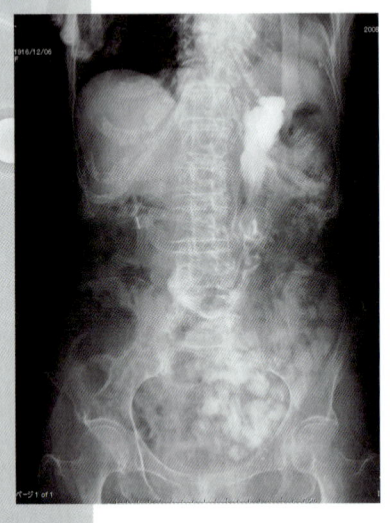

交換後，生理的食塩水で希釈したガストログラフィンを注入し撮った腹部単純X線写真．胃および小腸が造影されている．

図5　チューブ型バンパーの酢酸水による管理法

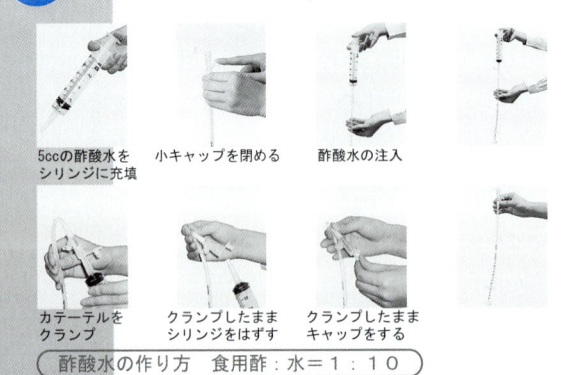

5ccの酢酸水をシリンジに充填　小キャップを閉める　酢酸水の注入

カテーテルをクランプ　クランプしたままシリンジをはずす　クランプしたままキャップをする

酢酸水の作り方　食用酢：水＝1：10

注2　バンパー埋没症候群
PEGカテーテルの内部バンパーが粘膜を圧迫し胃粘膜に潰瘍を形成する．その部分にバンパー部分がはまり込む．一方粘膜は潰瘍治癒機序により再生し，再生上皮がバンパーを覆ってしまいバンパーが壁内に埋没してしまう．

注3　固定水
バルーン型カテーテルの内部バルーンを膨らます水のこと．通常蒸留水を使用する．カテーテルのサイズにより固定水の量は指定されている．

テーテルに酢酸水を注入することで汚れやつまりを防止できる．また専用のクリーニングブラシを用いて汚れをとる方法もある．ボタン型に付属するチューブは1回ごとに外して洗浄するとよい．

④ボタン型カテーテルの管理

ボタン型は利点も多い（表1）が，栄養状態が改善し腹壁が厚くなってくると，シャフト長が短くなり内部バンパーが胃壁を圧迫し，バンパー埋没症候群を引き起こしたり，外部バンパーにあたるフィーディングチューブとの接続部が瘻孔に食い込み，瘻孔周囲炎の原因となったりする．このような場合は，早めにシャフト長の長いものに入れ替える必要がある．また，ボタン型の患者がデイサービスやショートステイを使用するときは，フィーディングチューブを忘れずに持参させないと，栄養剤が注入できないので要注意である．

⑤事故（自己）抜去への対応

瘻孔形成後の事故（自己）抜去であれば，大きな合併症には至らない．

瘻孔は放置してしまうと時間経過とともに縮小し，24時間程度で自然に閉鎖してしまう．手もとに新しいPEGカテーテルがあればすぐに入れ替えるのがベストであるが，在宅や施設などすぐに新しいカテーテルに入れ替えられない場合は，臨時に同じサイズの尿道カテーテルで瘻孔を確保するとよい．尿道カテーテルもない場合は，図6のように抜けたカテーテルをフィーディングアダプターから10cmくらいのところで切除し，先端を瘻孔に挿入して確保してカテーテルが動かないようテープで皮膚に固定する方法もある．いずれの場合も挿入時に抵抗があれば中止し，すぐに医療機関を受診する．またこの状態で栄養剤を入れることは禁忌である．なお，尿道カテーテルで代用した場合は胃の蠕動により先端が幽門輪に向かって進んでいく．先端のバルーンが幽門輪をふさぐと嘔吐やそれに伴う誤嚥性肺炎の原因となるため，先端部が移動しないよう体外のチューブを腹壁にテープなどで必ず固定する．

2 合併症の管理

1）瘻孔周囲のスキンケア

胃瘻周囲の皮膚に特に問題がなければ消毒の必要はなく，毎日微温湯や石けんで周囲の皮膚を洗ったり，フィーディングアダプターやボタン型では蓋をきちんと閉めて普通に入浴やシャワーを行ってよい．

①瘻孔周囲炎

合併症のなかでは比較的頻度が高く，早期に治療を行えば大きな問題とはならないが，対応が遅れると瘻孔周囲壊死に至りPEGを抜去しなくてはいけなくなる（図7）．

瘻孔周囲炎には発赤・湿疹・水疱・びらん・潰瘍・肉芽形成があり，それぞ

図6 事故（自己）抜去時の臨時対応法

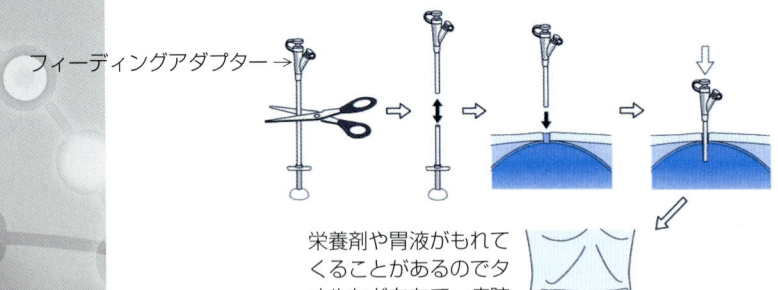

フィーディングアダプター→

栄養剤や胃液がもれてくることがあるのでタオルなどをあて，病院に来てもらう．

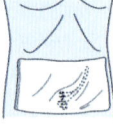

図7 さまざまな瘻孔周囲炎

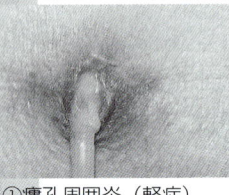

①瘻孔周囲炎（軽症） 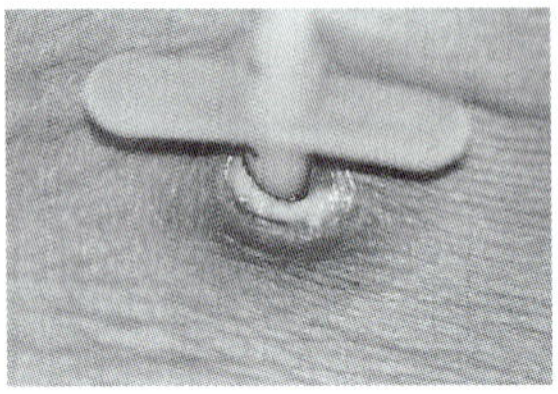　②瘻孔感染

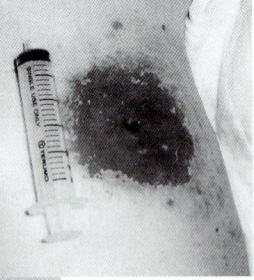

③瘻孔周囲炎（重症） 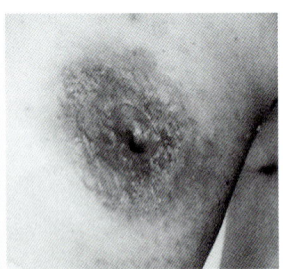　④瘻孔周囲壊死

れ軽度のものから重度のものまである．原因としては栄養剤や消化液の漏れ，発汗による皮膚の湿潤，細菌感染（口腔内細菌のカテーテル付着を含む），掻爬による機械的刺激，バンパーによる刺激や締めつけによる血流阻害などがあげられる．

対応の基本は原因を除去し，瘻孔周囲の清潔および乾燥を保つこと，必要に応じてブクラデシンナトリウムの塗布やガーゼ保護し，口腔ケアを十分行うことである．

バンパーは瘻孔長から1cm程度余裕をもたせて固定し，カテーテルによる刺激が潰瘍などの原因となっているようなら，カテーテルの固定をできるだけ垂直に保ち皮膚への刺激を少なくするよう工夫するとよい．

なお，栄養管理を十分行い栄養を立ち上げることで創部の安定化をはかることも重要である．

②栄養剤・消化液の漏れ，瘻孔周囲壊死

栄養剤や消化液の漏れに対しては拭き取りや弱酸性石けんで洗浄し，皮膚を十分自然乾燥させる．ガーゼで瘻孔を保護する場合は，湿ってきたら放置せずこまめに交換する．また，腸液はアルカリ性のためスキントラブルのリスクが高くなるので，ストーマ用の皮膚保護剤の使用も有用である．胃内や腸管内にガスが貯留し腹圧が上がることも漏れの原因となるため，カテーテルを開放してガス抜きをしたり，排便コントロールを行う．

漏れがひどく瘻孔周囲壊死となっている場合は胃瘻を抜去し，壊死組織のデブリードマンを行い，周囲皮膚の発赤びらんを生理的食塩水で洗浄する．消毒剤は使用しない．瘻孔周囲に皮膚保護剤を貼布し胃液があたらないようにする．さらに経鼻胃管や胃瘻カテーテルを用いて減圧・胃液の排液を行い中心静脈栄養とし抗菌薬を投与する（入院管理が必要）．胃瘻が閉鎖したら改めて近傍にPEGを造設することを検討する．

③不良肉芽

不良肉芽に対してはカテーテルを押し込み気味にして内部バンパーによる胃壁への圧迫を解除し，専門医に相談して肉芽の焼灼などを検討する．

3 栄養管理

1）嘔吐・下痢

嘔吐により吐物が気管に入ると肺炎を起こすことがある．嘔吐した場合は体位を側臥位などに変え，気管に入らないようにするほか，胃内に停滞している栄養剤やガスをカテーテル用シリンジで吸引したりカテーテルを開放して減圧するなどでまず対処する．嘔吐は食道裂孔ヘルニアの存在や栄養剤投与時の体位，胃壁固定に伴う胃の伸展不良，投与速度，腸管内のガス貯留や便秘による

腹圧の上昇などにより胃食道逆流が起こり生じると考えられる．栄養剤投与時30度くらいギャッチアップをすること，投与速度を遅くすること，消化管運動促進剤などを投与し腸管を動かす．また下剤などを用いて排便のコントロールをすること，あらかじめ胃内のガスを抜いてから栄養剤を投与するなどの工夫が嘔吐の予防につながる．また半固形栄養剤の使用も有用である．

下痢の多くは栄養剤が高濃度高浸透圧であったり，投与速度が速いことで生じる．栄養剤を低浸透圧のものに変えたり，投与速度を遅くする（50mL/hrで開始し，25mL/hrずつ増量していく）ことでまず対応する．特に低栄養状態が長続いていた患者への投与では栄養剤開始時はさらに投与速度を落とし，（20～30mL/hr）ゆっくり増量したほうがよい．栄養剤が冷たい場合も下痢を起こしやすいので，室温程度に暖めてから使用する．つくり置きした栄養剤の使用は，下痢の原因となる．乳糖不耐症や脂肪吸収障害がある場合は，栄養剤を変更する．

2）代謝性合併症

上記のほか，長期にわたる経管栄養はさまざまな代謝異常を引き起こすことがある．糖代謝異常が起きた場合はインスリンによる対処が必要となることがある．投与カロリーを増量していくなかで肝機能異常が認められるときはカロリーを下げて肝機能が正常化してからゆっくりカロリーを増加する．必須脂肪酸欠乏やビタミン欠乏，微量元素（銅・亜鉛・セレンなど）欠乏などにも注意が必要である．

以上，慢性期のカテーテル管理や合併症，栄養管理などへの対処について述べた．しかし高齢者では，重篤な合併症を起こしていても訴えがなく症状も非定型な患者も多い．カテーテル管理に不安を覚えたり，いつもと様子が異なるときなどは躊躇せず専門の医療機関を受診するとよい．

文献
1) PEGドクターズネットワーク：http://www.peg.or.jp/
2) 鈴木裕，上野文昭，蟹江治郎：経皮内視鏡的胃瘻造設術ガイドライン．消化器内視鏡ガイドライン，第3版，pp310-323, 2006.
3) 松原康美 監修：胃ろうケアガイド，第2版，株式会社メディコン，2004.

（須藤紀子）

III

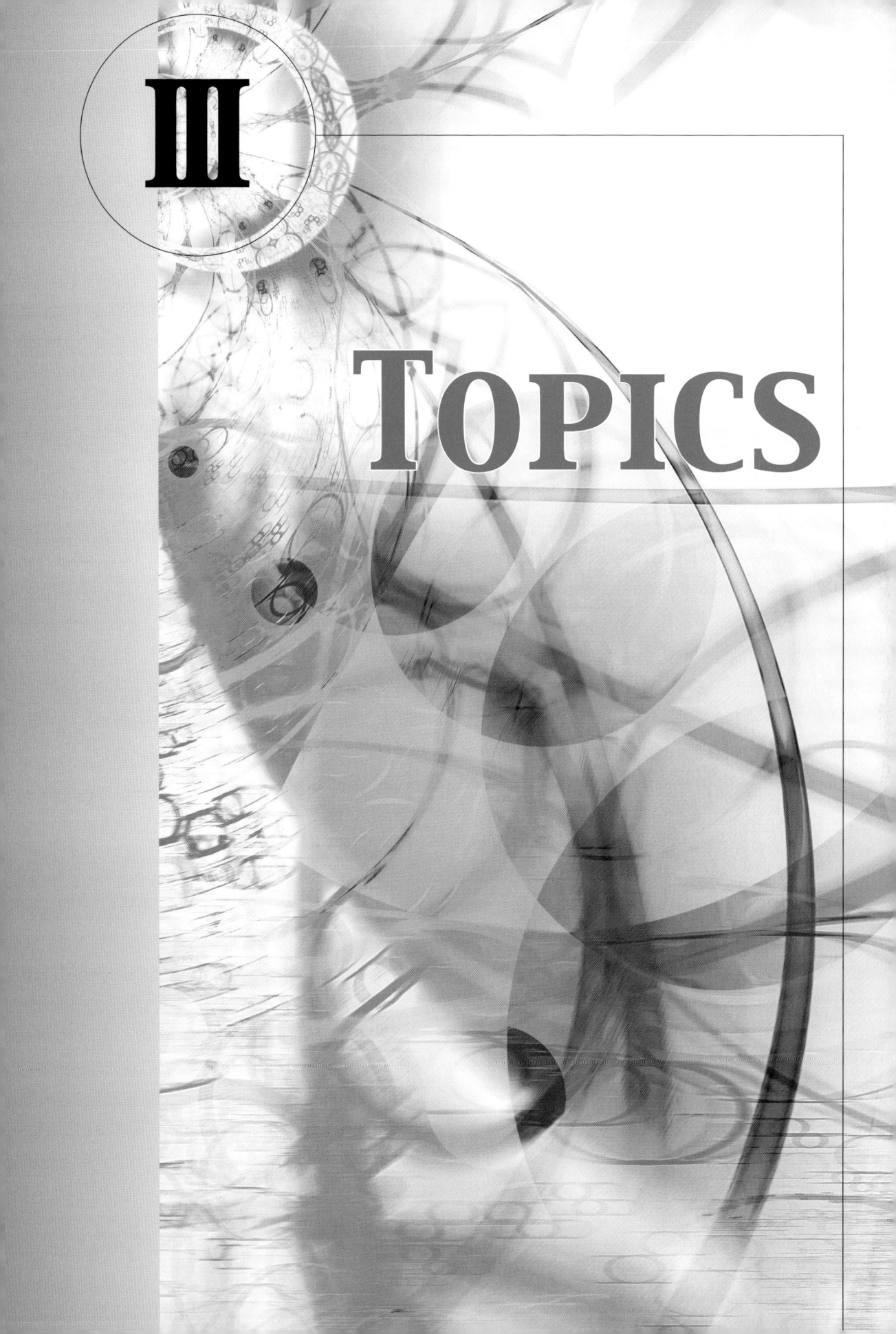

TOPICS

Ventilator associated pneumonia；VAP
人工呼吸器関連肺炎

1　人工呼吸器関連肺炎とはどんな病気か？

　人工呼吸器関連肺炎（ventilator associated pneumonia；VAP）は，人工呼吸器を装着したあと，48時間以降に新たに発生した肺炎と定義されている．人工呼吸器管理下の患者が肺炎を起こすリスクは，人工呼吸器のない患者の6〜21倍といわれ，きわめて予後不良である．特に危険度が高い患者として，高齢者，担癌患者，免疫抑制状態の患者，慢性肺疾患患者などがあげられる．

2　誤嚥性肺炎とVAPは関連があるか？

　VAPが中心となるICUと一般病棟の嚥下性肺疾患は大きく異なるが，実はメカニズムには多くの共通点がある．近年，VAPの成因として，誤嚥の重要性が浮かび上がっている．肺炎である以上，肺内に病原体が生着し，感染を成立させることが必要である．つまり，メンデルソン症候群（Mendelson's syndrome）のような化学性肺臓炎でなければ，病原体が肺内に侵入することが必要となる．VAPで信頼されている予防法は，リクライニングベッドを用いた上半身の挙上や声門下持続吸引であり，これらは口腔分泌物の誤嚥を減らし，嚥下を補助する対策にほかならない．つまり，誤嚥性肺炎もVAPも，口腔内や咽頭の常在菌を含む分泌物の誤嚥が原因となっている可能性が高いと考えられている．

〈寺本信嗣〉

術後性肺炎

1 はじめに

　外科手術後の誤嚥により肺炎を発症するものとして，第一にあげられるのが頭頸部領域の手術である．頭頸部癌をはじめとした頭頸部外科手術は，嚥下関連器官に形態もしくは機能的異常をもたらし，嚥下障害を生じる．その結果として高度の誤嚥から嚥下性肺炎が引き起こされる．しかし，実際には嚥下機能に直接関与しない臓器の手術後においても，嚥下障害や誤嚥による肺炎を起こしうることも念頭に置かなければならない．今回は，頭頸部手術および他臓器の手術により引き起こされる嚥下性肺炎に関して，症例を提示して解説する．

2 術後誤嚥による肺炎の発生機序

　術後誤嚥を生じる機序としては，① 嚥下器官の直接障害により嚥下機能が低下する，② 全身的な機能低下に伴い嚥下機能が低下する，③ 胃食道逆流などにより胃内容物が逆流する，ことなどが考えられる．

　① は前述したごとく頭頸部癌領域の手術が代表であり，嚥下に関与する臓器や神経を障害するため，術後に嚥下障害が生じることが予想されうる病態である．誤嚥の存在も比較的はっきりしているために診断しやすい．術中や術後にある程度の対策が可能ではあるが，形態変化や知覚・運動障害による嚥下機能の低下は手術術式を工夫したとしても限界はあるため，対応が困難な場合もある．

　② に関しては直接嚥下関連機関が障害されるわけではなく，全身の機能低下に伴って引き起こされる病態であり，嚥下機能低下が術前には想定しにくいために，診断が遅れることもある．特に高齢者においては，手術侵襲により全身機能の低下が生じやすく，一見経口摂取が可能であっても嚥下性肺炎を引き起こしている場合があり注意が必要である．

　③ は食道癌や胃癌の手術で生じうる術後合併症で，逆流した胃内容物の誤嚥による肺炎である．誤嚥物には胃酸や消化酵素も混じるため肺炎は重篤化する傾向にある．また手術による声帯麻痺による嚥下障害や，高齢者においては身体機能低下による嚥下障害も合併するため病態は複雑になる．

3 術後誤嚥性肺炎の診断

1）誤嚥の検出

　誤嚥の検出は難しいものも多く，嚥下性肺炎を証明することは意外に容易ではない．誤嚥の有無は，嚥下内視鏡検査や嚥下造影などにより診断されるが，これらの検査は特殊な条件下で行われるため，日常の経口摂取を反映したものではない．検査上で誤嚥が認められなかったからといって嚥下性肺炎を否定することはできない．実際われわれの経験では，嚥下性肺炎の疑われた症例において嚥下造影で誤嚥が検出できたのは3〜4割程度にすぎなかった．

2）下気道の状況

　誤嚥があるからといって肺炎が生じるわけはない．頭頸部術後の患者では明らかな誤嚥があるにもかかわらず肺炎を引き起こさない例も多い．比較的若く，気力，体力の充実している症例がそれであり，気道反射が保たれ，誤嚥物は容易に喀出される．一方，高齢者や体力の低下した患者では少量の誤嚥，場合によっては不顕性誤嚥によっても肺炎は引き起こされ，気道反射の低下や喀出力の低下が推測される．

3）全身状態の低下

　嚥下機能も全身機能の一部分である．すなわち全身状態が低下すれば，嚥下機能も低下していると考えてよいだろう．侵襲の大きい外科手術においては，特に高齢者では全身状態が悪化し，誤嚥を生じやすくなる．嚥下性肺炎が疑われた時点で，まず経口摂取から他の栄養法に切り替え全身状態の改善をめざすのが賢明である．

4）逆流性の誤嚥

　誤嚥は，嚥下運動に起因するものばかりではない．いわゆる嚥下機能は保たれてはいるが，胃食道逆流による胃内容物を誤嚥することも考えられる．胃癌や食道癌など上部消化管の術後によく生じるが，胃瘻や経鼻経管栄養などの患者でもみられる．誤嚥する食物には胃酸や消化酵素が加わるため，肺炎は重篤になりやすく，注意が必要である．逆流を防止するためには，一回の食事量を減らし，食中食後には一定時間座位を維持する，経管栄養ではゲル化剤なども用いられる．また胃酸の分泌を抑制し酸度を下げるためPPI（プロトンポンプ

インヒビター）などや，消化管運動改善薬なども用いられている．

4 術後性肺炎への対応（症例提示）

1）症例1：嚥下器官の障害例（下咽頭癌術後）

　77歳，男性．下咽頭癌に対して放射線治療後に，下咽頭部分切除術・遊離空腸による再建術・頸部廓清術を施行された．術後より嚥下障害が生じ，経口摂取は可能であるが，日常的に唾液が絡まり微熱が出現した．嚥下内視鏡検査では唾液の下咽頭貯留と喉頭流入が認められた（図1-a）．リハビリテーションでは改善不能であったため，嚥下機能改善を目的に喉頭挙上術と大輪状咽頭筋切断術を行った．下咽頭への唾液の貯留は減少し（図1-b），微熱も消失した．手術前後の嚥下造影を図2に示す．

2）症例2：胃食道逆流症（食道癌術後）

　61歳，男性．食道癌に対して食道抜去および遊離空腸による再建手術を受けたのち，嗄声と嚥下障害が生じた．上記手術による左声帯麻痺（左反回神経麻痺）が存在したため（図3-a），左披裂軟骨内転術を施行した（図3-b）．嗄声は改善したが，微熱が継続した．嚥下造影では嚥下機能検査には問題なく（図4），胃食道逆流によるものと判断し，胃酸の低下を目的にPPI（プロトンポンプインヒビター），消化管運動の改善を目的にガスモチンを投与，そのほか逆流防止の日常ケアにて経過を観察している．

5 おわりに

　術後性肺炎といってもその病態はさまざまである．わずかな誤嚥でも嚥下性肺炎が引き起こされることを念頭において，患者を観察すべきであろう．対応は病態によって異なり，コントロールが困難な例も多い．機能障害が高度な場合には嚥下機能改善手術や誤嚥防止術などの適応となる症例も存在する．また診断から対応までの過程においては患者を中心としてのチーム医療が不可欠である．

Topics

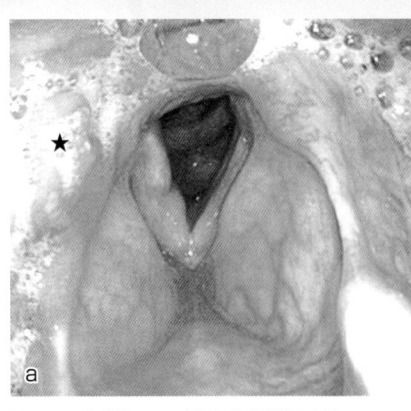

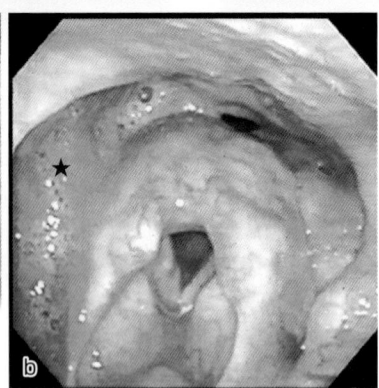

図1 症例1の喉頭内視鏡所見
a. 術前喉頭所見
右梨状陥凹は空腸で再建されており（★），両側下咽頭には唾液の貯留が認められる．
b. 術後喉頭所見
食道入口部左側が開大し，下咽頭の唾液の貯留はほぼ消失している．

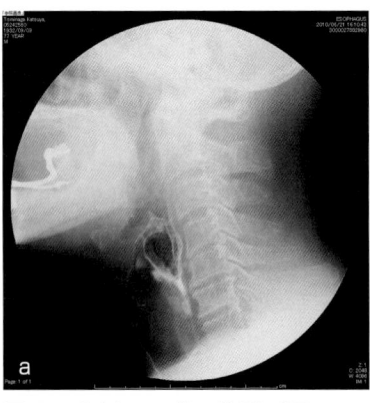

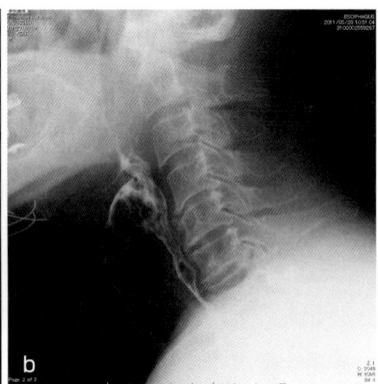

図2 症例1の嚥下造影所見
a. 術前所見（側面）
下咽頭への造影剤の貯留と気道内への流入（誤嚥）が認められる．
b. 術後所見（側面）
舌骨牽引により喉頭は挙上し，食道入口部は開大している．

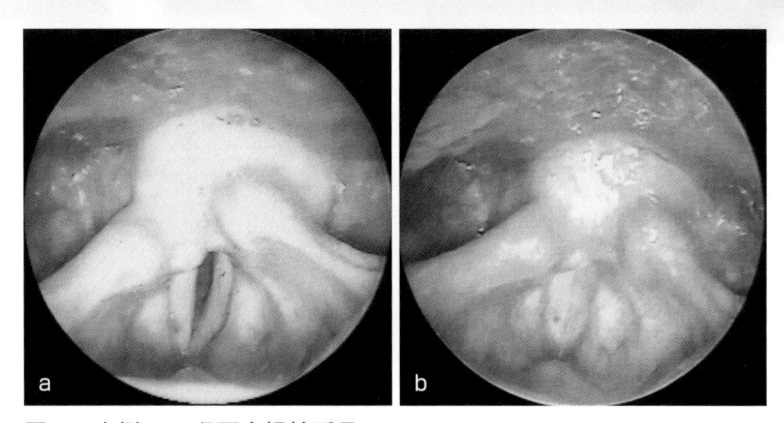

図3　症例2の喉頭内視鏡所見
a. 術前発声時
左声帯の中間位固定により著明な声門閉鎖不全が生じている.
b. 術後発声時
左声帯は正中に内転され声門閉鎖は良好となった.

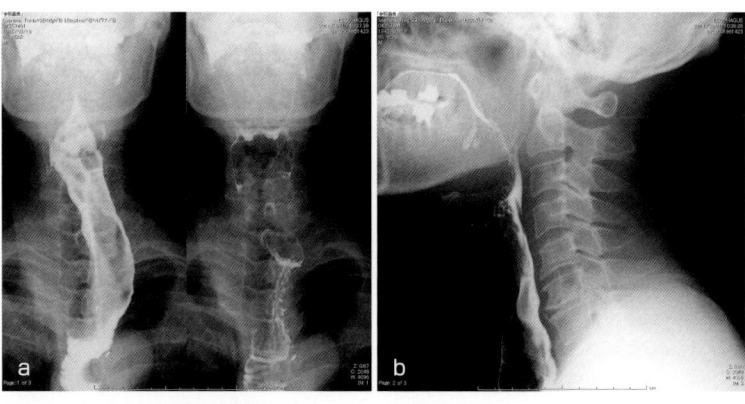

図4　症例2の嚥下造影所見
a. 正面像
食道は遊離空腸で再建されており,狭窄などは認められない.
b. 側面像
嚥下機能はほぼ正常で誤嚥は認められない.

(田山二朗)

誤嚥性肺炎と介護保険・身体障害者手帳

1 誤嚥性肺炎と介護保険

　脳梗塞などと異なり，誤嚥性肺炎患者は介護保険を利用していることが少ないようである．しかし，体力の低下，摂食量の低下や食事づくりの問題など，本人，家族だけでは対処が難しいので，介護保険の利用も選択肢に入れてもらう．

　65歳以上であれば，病名にかかわらず要介護認定の申請ができる．40歳から64歳でも，慢性閉塞性肺疾患の病名があれば申請できるので，かかりつけ医に相談する．同様に，脳血管障害，糖尿病性腎症・網膜症・神経障害，脊柱管狭窄症，変形性膝関節症・股関節症は，64歳以下でも申請できる適応疾患になっている．

　介護保険で頼むサービスとしては，ベッドや車椅子・シルバーカーなどの福祉用具，ヘルパーや看護師・理学療法士・栄養士などの訪問サービス，デイケアなどの外出系サービスがある．自宅内に他人を入れるのは苦手，という場合には，まずは家の外で利用するサービスから導入するように勧める．

　麻痺はなく，家の中は歩けるので，車椅子は考えない人もいる．しかし，屋内でも，背もたれ肘かけ用の椅子として，小型で座り心地のよい車椅子を用意すると，ベッドから離れる機会が増える．また，体力が低下していることが多いので，外出がおっくうになるが，家にこもっていてはなかなか体力がつかない．座ってひと休みできるシルバーカーや車椅子などを使って，戸外に出る機会を増やすことで体力がつく可能性がある．スーパーで自分で商品を選ぶ，景色のよい公園で散歩を楽しむなども，往復の負担を介護保険サービスで軽減することで可能になる．ヘルパーに買い物や散歩に付き添ってもらう，ということも可能である．

　風呂やトイレの手すりを，住宅改修としてつけることもできる．賃貸住宅の場合でも，壁に穴をあけないトイレの手すりのレンタルがある．どんなものがあるのか，いくらくらいでレンタルできるのか，福祉用具の総合パンフレットを一度はパラパラめくってみることを勧めてみる．

　リハビリテーションも，デイサービスやデイケア，短時間通所リハビリテーション，訪問リハビリテーションなどさまざまある．麻痺はなく，離床や付き

Topics

添い歩行が重要なので，医師の指示で，看護師とリハビリテーションをすることも効果的である．デイサービスなどは，酸素を使っていたり，食事形態が特殊だと「前例がない」といわれることもあるが，交渉の余地はある．どの程度の配慮が必要なのか，文書をつくって提供するとよい．男性はデイサービスを嫌うことも多く，訪問リハのほうが導入しやすいこともある．

　料理も，できなくないけれど，体力がないためにおっくう，という家族も多い．ヘルパーに，買い物・調理をしてもらい，電子レンジで温めればいい状態で冷蔵庫に入れていってもらうと，栄養補給も気軽にできるようになる．ヘルパーに調理を頼む場合には，食事療法（嚥下調整食）の書籍を買っておいてその頁で指示すると便利である．

2 身体障害者手帳

　誤嚥性肺炎で関連する身体障害者手帳は，呼吸機能障害・肢体不自由・咀嚼機能障害の3種類である．いずれも，それぞれの分野の手帳の診断書を書くことのできる「指定医」に診断書を書いてもらい，市区町村の福祉事務所（区役所などのなかにある）に申請を出す．どこの病院に指定医がいるかという名簿は，福祉事務所に備えてある．主治医が書くことのできない場合には，決済に必要な病名や症状をまとめた紹介状を作成し院内・外の指定医に依頼する．

　呼吸機能障害の診断には，動脈血酸素分圧の低下，1秒量の低下（あるいは肺活量の低下）の記載が必要である．動脈血ガス分析，呼吸機能検査の両者を行い，該当するレベルか確認したうえで，呼吸機能障害の身体障害者手帳（表1）を書くことのできる指定医に診断書を書いてもらう．常時人工呼吸器が必要などの呼吸機能検査のできない状況の場合には，医学的な所見で診断書を書き，都道府県の判断を受けることになる．

　嚥下障害という手帳はなく咀嚼機能障害の手帳となる．咀嚼障害には3級と4級があるが，4級は口蓋裂・口唇裂の場合である．3級は，中枢から末梢までの要因により，経口摂取ができず，経管栄養に頼らざるをえない症例しか該当しないので，「むせやすい」「嚥下調整食の調整が必要」程度では残念ながら該当しない（表2）．

　また，音声・言語障害というのもあるが，気管切開をしているために発声が

Topics

表1　呼吸機能障害の身体障害者障害程度等級表

級別	呼吸機能障害の内容
1級	呼吸器の機能の障害により自己の身辺の日常生活活動が極度に制限されるもの
3級	呼吸器の機能の障害により家庭内での日常生活が著しく制限されるもの
4級	呼吸器の機能の障害により社会での日常生活活動が著しく制限されるもの

表2　咀嚼機能障害の身体障害者障害程度等級表

級別	音声機能，言語機能または咀嚼機能の障害の内容
3級	音声機能，言語機能または咀嚼機能の喪失
4級	音声機能，言語機能または咀嚼機能の著しい障害

できない場合には該当しない．発声筋そのものの麻痺である必要がある．

　肢体不自由については，「加齢または精神機能の衰退に起因する日常生活動作不能」の状態では身障手帳には該当しない．臥床による関節硬直や，リハビリテーションを行っても残存する不可逆的な筋力低下などの存在を記載する必要がある．

（藤谷順子）

在宅酸素療法の導入と指導のポイント

在宅（長期）酸素療法（home oxygen therapy；HOT，long term oxygen therapy；LTOT）対象疾患は，① 高度慢性呼吸不全例，② 肺高血圧症，③ 慢性心不全，④ チアノーゼ型先天性心疾患である．特に，① 高度慢性呼吸不全例の対象患者は，動脈血酸素分圧（PaO_2）が 55 Torr 以下の者，および PaO_2 60 Torr 以下で睡眠時または運動負荷時に著しい低酸素血症をきたす者であって，医師が在宅酸素療法を必要であると認めた者である．ここで，適応患者の判定に酸素飽和度から推測した PaO_2 を用いてもよい．

在宅酸素療法に対する患者の受け入れは，急性期治療中の酸素療法とは異なり，あまりよくない．多くの患者は，退院の段階では酸素療法を終了したいと思っている．よって，在宅酸素療法を導入する場合，その可能性を患者本人および家族にしっかりと説明する必要がある．退院直前に導入決定をして済む話ではない．具体的な説明内容としては，在宅酸素療法が必要な理由（低酸素状態を改善させる），メリット（呼吸苦軽減・心不全予防・生命予後改善），費用負担（医療保険が適用され自己負担分だけ病院に支払う．3 割負担の場合は平成 23 年現在で約 23,000 円程度），家庭環境や生活状況を踏まえた酸素流量設定（安静時，労作時，睡眠時）などがあり，できれば病棟看護師やリハビリテーション科スタッフと協力して，呼吸リハビリテーションの一環として入院時から同じ器具で指導し，退院後のコンプライアンス向上に努めるべきである．

また，酸素供給装置（設置型酸素濃縮装置，携帯用酸素ボンベと呼吸同調装置，液化酸素）や周辺グッズ（カート，酸素メガネなど），社会保障制度，停電時対応，旅行時対応などに精通しておくと患者の質問に具体的に応じられる．

（藤本雅史）

文献
1) 日本呼吸器学会肺生理専門委員会，日本呼吸管理学会酸素療法ガイドライン作成委員会：酸素療法ガイドライン，メディカルレビュー社，東京，2006．
2) 木田厚瑞：在宅酸素療法マニュアル 新しいチーム医療をめざして，第 2 版，医学書院，東京，2006．
3) 日本呼吸ケア・リハビリテーション学会呼吸リハビリテーション委員会，日本呼吸器学会ガイドライン施行管理委員会，日本リハビリテーション医学会診療ガイドライン委員会・呼吸リハビリテーションガイドライン策定委員会，日本理学療法士協会呼吸リハビリテーションガイドライン作成委員会：呼吸リハビリテーションマニュアル－患者教育の考え方と実践－，照林社，東京，2007．

COPDの
呼吸リハビリテーション

　COPD（慢性閉塞性肺疾患）に対する呼吸リハビリテーションは，高いエビデンスレベルが示されており[1]，薬物療法とは異なるアプローチとして，「COPD診断と治療のためのガイドライン」[2]でも推奨されている．また，「運動療法」[1]や「患者教育の考え方と実践」[3]に関する呼吸リハビリテーションマニュアルが発行されている．

　多職種による包括的呼吸リハビリテーションプログラムの形で実施され，薬物療法や呼吸理学療法だけではなく，全身持久力トレーニングを中心とした運動療法，栄養指導，酸素療法，患者教育（禁煙，日常生活指導），社会活動などが含まれる．

　特に，安定期の患者には，自転車エルゴメータによる全身持久力トレーニングによって，運動耐用能を向上させ，呼吸困難を改善させる効果が期待できる．

　また，急性増悪による急性期治療中であっても，ベッド上安静による管理は廃用を進行させるだけで正しい管理とはいえない．酸素流量を調整して十分な酸素化をはかり，モニター管理のもと，ベッド上での低強度訓練や早期離床からリハビリテーションを開始し，段階的に訓練内容・強度をアップさせて，廃用進行予防，ADL向上，早期退院を目指す必要がある．

　COPDの呼吸リハビリテーションは，本来，自覚症状の乏しい軽症例から急性増悪による重症例まで全症例に適応があり，患者の重症度に応じて訓練内容と強度を設定し指導することよって，患者のADL，QOLを維持・向上させることができる．このことを改めて自覚し，目の前のCOPD患者に適切な呼吸リハビリテーションが提供されているかを確認する必要がある．

（藤本雅史）

文献
1) 日本呼吸管理学会呼吸リハビリテーションガイドライン作成委員会，日本呼吸器学会ガイドライン施行管理委員会，日本理学療法士協会呼吸リハビリテーションガイドライン作成委員会：呼吸リハビリテーションマニュアル－運動療法－，照林社，東京，2003.
2) 日本呼吸器学会COPDガイドライン第3版作成委員会：COPD（慢性閉塞性肺疾患）診断と治療のためのガイドライン，第3版，メディカルレビュー社，東京，

2009.
3) 日本呼吸ケア・リハビリテーション学会呼吸リハビリテーション委員会，日本呼吸器学会ガイドライン施行管理委員会，日本リハビリテーション医学会診療ガイドライン委員会・呼吸リハビリテーションガイドライン策定委員会，日本理学療法士協会呼吸リハビリテーションガイドライン作成委員会：呼吸リハビリテーションマニュアル−患者教育の考え方と実践−，照林社，東京，2007.

誤嚥性肺炎の合併病態

誤嚥性肺炎に罹患する患者は，背景に複数の基礎疾患を有することが多く，その管理を怠るとさまざまな疾患を合併して病態が複雑化し，結果として治療経過が長期化してしまう．したがって，感染症としての適切な治療を行うとともに，合併病態の出現を極力抑えることが重要となる．以下に注意すべき病態をあげる．

1 菌血症・敗血症

肺炎において血液培養の陽性率は低い（検出される菌は肺炎球菌が多い）が，重症の肺炎で菌血症・敗血症合併の疑われる場合は抗菌薬投与前，あるいは抗菌薬変更前に痰培養のほかに血液培養も採取しておくことが，起因菌同定に役立つ．敗血症性ショックを合併する例では多臓器障害となり，感染のコントロールとともに循環動態の管理に非常に苦慮する．また，発熱で来院した高齢者で，背景に嚥下障害があって誤嚥の可能性が最も疑われるものの，原因として特定しづらいケースの場合は，感染部位および経路特定のために血液培養を採取しておくことが必須である．

2 基礎疾患の増悪

誤嚥性肺炎の場合，内服薬の減量や一時中止をせざるをえないことが多々あり，基礎疾患が悪化しやすい．内服薬については，継続が必要な薬剤のみを選定し，注射薬に置換可能なものは置換し，置換不可な薬剤については嚥下用ゼリーで内服する．内服も困難な症例においてのみ経鼻胃管を挿入して注入する．逆に，誤嚥性肺炎の病態に悪影響を及ぼす薬剤は必要性を吟味して，減量・休薬・中止とする．以下に，日常の診療でよく経験するケースをあげる．

1）循環器疾患

特に背景に心機能低下を有する症例において，低酸素血症などを引き金として脈拍数上昇，発作性心房細動や発作性上室性頻拍などの頻脈性不整脈を合併することがある．これが誘引となり，心不全の発症や急性増悪，虚血性心疾患を合併することがある．心筋虚血・頻脈による血圧低下・ショックや，心房細動に伴う心原性脳塞栓症の合併も起こりうる．

ワルファリンカリウムによる抗凝固療法導入症例では，脱水や臓器障害，あるいは抗菌薬の相互作用による薬物代謝への影響から，抗凝固作用が増強して効果調節困難となる．その場合，半減期が短く，効果調節しやすいヘパリン持続点滴に一時的に移行することが望ましい．

2) 腎機能障害・電解質異常

　腎機能は加齢とともに低下をきたす．血清クレアチニン濃度のみではその評価はできず，クレアチニンクリアランスを用いて評価する．急性腎不全を合併する症例では抗菌薬をはじめとした薬物治療を困難にする．また肺炎に合併する特徴的な電解質異常として，SIADHによる低ナトリウム血症がある．肺炎軽快とともに改善するが，重度の低ナトリウム血症の場合は痙攣や意識障害を合併して病態を複雑化させる．

3) 代謝・内分泌疾患

　糖尿病患者の場合，炎症に伴って高血糖となりやすく，適宜血糖測定を行っておくことが望ましい．高血糖が持続する場合はインスリンの投与も考慮する．糖加輸液の施行時は特に要注意である．

4) 精神・神経疾患

　パーキンソン病患者においては，抗パーキンソン病薬の休薬により神経症状が悪化し，嚥下障害の増悪やADLの低下が治療経過に影響するため，処方は極力継続する．抗てんかん薬は点滴または内服で継続とするが，精神活動性の低下による摂食・嚥下障害の原因ともなるため，原疾患の経過を確認し，脳波検査なども行ってその継続の必要性を吟味すべきである．

　抗精神病薬は，嚥下反射を低下させる作用があり，誤嚥性肺炎発症の誘因となる．特に認知症患者の周辺症状緩和目的に使用されている場合は，極力減量または中止とする．結果として再開が不要な場合も少なくない．ほかに，もともと認知機能障害を合併している場合は，発熱・低酸素血症や入院という環境変化によりせん妄を発症することが多く治療を難渋させる原因となる．

3　栄養障害・廃用症候群

　入院時より経口摂取禁止となることが多く，禁食期間が長期化すると栄養状態が悪化し，肺炎そのものが難治性となったり，安静臥床と相まって筋力低下と廃用によるADL低下をきたす．経鼻胃管による栄養管理は挿入による違和感からコンプライアンスが悪く，また嚥下障害が重度な例ではそれ自体が誤嚥の原因となるため，中心静脈栄養による管理を検討したい．栄養障害と廃用の予防目的には早期のPT/ST介入が重要である．

（井上慎一郎，長谷川　浩）

PPIおよびH₂受容体拮抗薬と誤嚥性肺炎

1　高齢者では予想しない薬剤が感染症の原因になるかもしれない

　薬剤と感染症との関連で思いつくのは，副腎皮質ホルモン，免疫抑制剤，抗癌剤による免疫抑制と日和見感染症だろう．日和見感染症は体外の強い病原体によるものよりも，体内にもともと存在する弱い病原性の微生物によることが多い．誤嚥性肺炎など高齢者に多く発症する感染症も，高齢者が免疫力の低下，低栄養などを背景にもつため，体外からの病原体以上に体内の微生物による内因性感染症が多い．体内の微生物の増殖には体内環境に作用する薬剤が影響することが考えられる．プロトンポンプインヒビター（PPI）やH₂受容体拮抗薬（H₂RA）は強く胃酸を抑制するため，胃内をはじめとした消化管の微生物増殖に影響を与え[1]，これが誤嚥性肺炎をはじめとした高齢者の感染症に関与している可能性がある．ここでは，酸抑制薬と肺炎など感染症の関連を中心にみていく．

2　高齢者が感染症を発症する危険因子は何か？

　筆者は高齢者を診療することの多い当科（東京慈恵会医科大学第三病院総合診療部）で，入院時感染症のなかった65歳以上の高齢患者が入院後に感染症を発症する（院内感染症発症）危険因子を検討した[2]．

　① 年齢：入院後感染症を発症した患者の平均年齢は80.1歳で，発症しなかった患者の平均年齢76.8歳に比べ高い傾向にあり，肺炎では発症者83.0歳，非発症者77.1歳と有意に肺炎発症者は高齢であった（p = 0.032）．5歳区切りでみていくと，75歳以上は感染症発症のリスクが2倍になり，80歳以上で有意にリスクが高くなった（表1）．やはり，高齢は院内肺炎発症の危険因子の一つとなることが確認された．

　② 栄養状態：入院後感染症を発症した患者の入院時アルブミン値の平均は3.35 g/dLで発症しなかった患者の3.64 g/dLに比べ有意に低かった（p = 0.017）．肺炎では発症者3.43 g/dL，非発症者3.60 g/dLとアルブミンの平均値では差はなかったが，3 g/dL以上と以下とを比べると以下で肺炎発症が多かった（図1）．やはり，低栄養は肺炎をはじめとした感染症の危険因子の一つであり，入院前後の栄養管理の重要性が確認された．

表1 年齢区分別 感染症発症率（χ^2乗検定）

	発症率	有意確率	標準偏差	オッズ比
85歳以上	36.4％（8/22）	0.057	0.514	2.603
未満	18.0％（18/100）			
80歳以上	31.1％（14/45）	0.043	0.514	2.446
未満	15.6％（12/77）			
75歳以上	25.7％（19/74）	0.144	0.488	2.023
未満	14.6％（7/48）			
70歳以上	21.4％（22/103）	0.976	0.612	1.019
未満	21.1％（4/19）			

75歳以上で感染症発症のリスクが増し，特に80歳以上は有意にリスクが高かった．

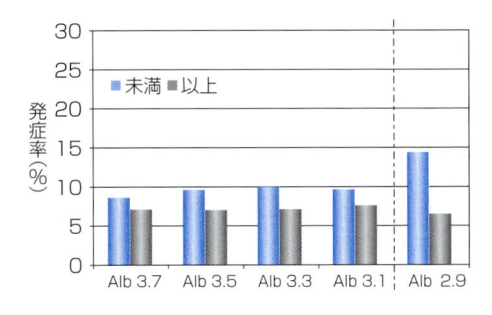

図1 Alb区分別 肺炎発症率（χ^2乗検定）
アルブミン2.9未満では肺炎発症のリスクが高かった

③ 消化性潰瘍治療薬：PPI，H₂RAなど酸抑制薬が単独で投与されていた患者では38.8％が感染症を発症し，投与を受けていなかった患者の感染症発症率9.6％に比べて有意に高率だった（p＜0.001）．この傾向はPPIで著明であり，H₂RA単独では有意差は認めなかった．防御因子増強薬が単独で投与されていた患者からの感染症発症はなく，防御因子増強薬が投与されていた患者全体では9.4％の感染症が発症し，投与されていなかった患者の感染症発症率25.6％に比べると有意に低率だった．酸抑制薬を投与されていても防御因子増強薬を併用されていた患者では18.8％と感染症発症が酸抑制剤単独投与の

ときより抑制されていた（図2）．また，感染症の代表である肺炎に関しても，同様のことがいえた（図3）．一見，肺炎などの感染症発症と無縁に思える酸抑制薬の感染症発症との関連が示唆されるとともに，防御因子増強薬の新しい可能性が示唆された．

　④ 抗炎症薬：副腎皮質ホルモン投与者の感染症発症率は24.1％，非投与者の感染症発症率は20.0％で有意差は認めなかった．非ステロイド性抗炎症薬投与者の感染症発症率は15.0％，非投与者の感染症発症率は23.1％でこちらも有意差は認めなかった．

3　海外で増えるPPIおよびH₂RAと肺炎の関連の報告

　酸抑制薬と肺炎の関連の報告は海外からが主体であるが年々増加している．2004年オランダの報告で，酸抑制薬の使用は市中肺炎発症のリスクを4.47倍にするとの報告があった[3]．2007年デンマークの報告では，PPIの使用は市中肺炎による入院のリスクを1.5倍にするが，H₂RAでは有意差は認められなかった．また，PPIの使用も肺炎と関連があるのは現在使用中の場合だけで，過去の使用とは関連がないとの報告であった[4]．2009年の米国の報告では18歳以上，3日以上入院の入院患者のうち，院内肺炎を発症した者を対象として調査し，酸抑制薬の使用は院内肺炎発症のリスクを30％増加させると報告した[5]．2010年のカナダの報告では，65歳以上で肺炎による入院の既往がある肺炎ハイリスク患者を対象とし，酸抑制薬の使用は肺炎再発のリスクを1.5倍増加させると報告した．ここでも酸抑制薬の使用は現在が問題で，過去の使用は関連がないと報告している[6]．肺炎発症に関しては，薬物以外にも喫

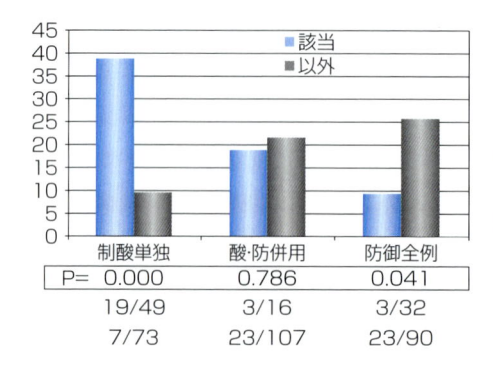

図2　処方薬剤別　感染症発症率（χ^2乗検定）
酸抑制薬群は感染症発症のリスクが高く，防御因子増強剤群では逆に感染症発症のリスクが抑制された．酸抑制薬に防御因子増強薬を併用すると感染症発症のリスクは減少した．

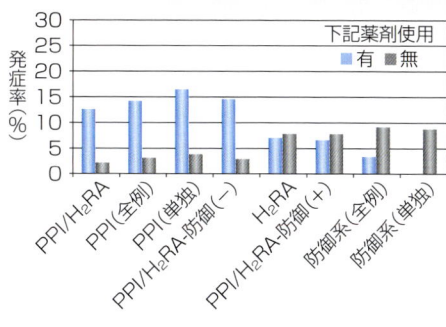

図3　処方薬剤別　肺炎発症率（χ^2乗検定）
肺炎の発症に関しても，酸抑制薬群で有意に高く，防御因子増強薬群で有意に低かった

煙，糖尿病，COPDなど多くの因子が関与すると思われるが，最近の報告はこれらの影響が徐々に除外されており，信頼度の高いものとなっている．また，対象患者も高齢に限定すると誤嚥の要素が大きくなると考えられ[7]，誤嚥性肺炎と酸抑制薬との関連の今後の報告が注目される．

4 酸抑制薬による胃内細菌増殖が誤嚥性肺炎を増加させる可能性がある

① 高齢者の誤嚥：誤嚥性肺炎は中枢神経障害，手術後，胃管の挿入などによる口腔内容物の誤嚥によるものが原因の主体と考えられているが，実は胃内容物の逆流を誤嚥している例も多い．これは，内視鏡的胃瘻造設術（PEG）を行っても思いのほか誤嚥性肺炎が減らないことからも実感される．高齢者では，噴門部括約筋の弛緩，食道裂孔ヘルニアなどにより若年者に比べ胃内容が逆流しやすくなっており，この下からの誤嚥も多数あると思われる．

② 胃酸は敵か味方か：胃酸は胃潰瘍や胃炎の原因であるが，胃酸によるpH低下のために胃内での細菌増殖は抑制されている．高齢者になると胃酸分泌は低下する．特に日本人の高齢者はヘリコバクターピロリ感染者が多く，欧米人に比べ高齢になるにつれて胃酸分泌は減少する傾向が強い．酸抑制薬が胃内のpHを上昇させ，これにより胃内の細菌数が増加することはすでに証明されている[1]．もともと高齢者は免疫力が低下しているケースも多く，これら複数の要素が重なり，高齢者に対する酸抑制薬投与が胃内細菌の増殖を促進している可能性が強い．

以上2点から，高齢者に対する酸抑制薬投与が誤嚥性肺炎の増加につなが

Topics

る可能性がある．特に院内肺炎では，院内の環境により，病原体が耐性菌のことも多く，発症した誤嚥性肺炎が難治になりやすい（図4）．

5 防御因子増強剤は誤嚥性肺炎を減少させる可能性がある

高齢者では胃酸分泌の低下とともに，ムチンの減少，胃粘膜血流の減少などが認められる[8,9]．防御因子増強剤はムチンなどを含む胃粘液の増加，胃粘膜のプロスタグランジンの増加，創傷治癒の促進，抗炎症作用などを有し，損傷した粘膜の修復や保護に作用している[10,11]．ムチンには細菌の付着を防止し，細菌の排除を容易にする作用がある[12〜14]．防御因子増強剤投与により，高齢者の胃内環境を正常に近づけることで胃内での細菌増殖を抑制し，胃内容の誤嚥による肺炎を減少させうる可能性がある．

6 高齢者に対する消化性潰瘍治療薬の選択

酸抑制薬が消化性潰瘍治療薬として最も有効であることは間違いない．また，逆流性食道炎（GERD）や機能性胃腸症（FD）の症状を緩和するのに有効なことも事実である．高齢者でも必要な症例には適切に使用するべきだろう．しかし，全例に酸抑制薬が必要なわけではなく，特に内因性感染症を発症しやすい高齢者に対する投与には注意を払うべきと考えられる．消化性潰瘍ならPPIは6〜8週の投与にすべきだし，GERDやFDに対する投与ならオンデマンド投与を試みるのも一つの手だろう．ステロイド単独投与時の潰瘍予防として

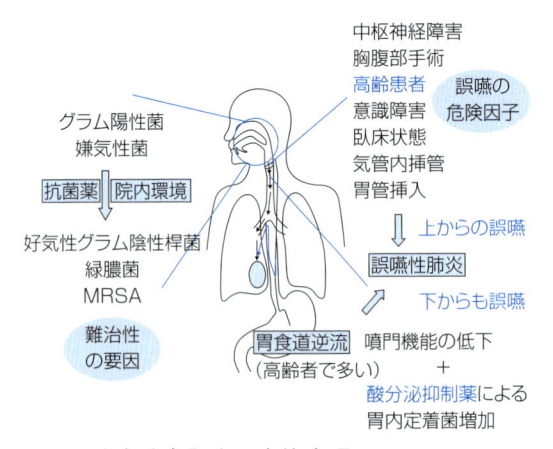

図4 院内肺炎発症の病態生理

酸抑制薬を積極的に使うべきではなく，NSAIDs 投与時や少量アスピリン投与時も PPI 投与はハイリスク症例に限定すべきだろう（表2）．誤嚥性肺炎予防の見地からは，高齢者の胃内環境に配慮し，防御因子増強剤の使用も考慮すべきである（表3）．

表2　酸分泌抑制剤の有用性と留意点
【有用性】
　○酸関連疾患：消化性潰瘍，GERD，FD
　○出血，穿孔の治療，予防
　○痛みなどの症状改善
【留意点】
　○胃酸 pH 上昇⇒殺菌能低下
　　⇒細菌増殖⇒肺炎など感染症リスク増加
　　低酸，低栄養，免疫能低下の高齢者では特に留意が必要
　　GERD，FD での漫然とした長期投与は危険
　少量アスピリン内服者もハイリスク群のみに

表3　防御因子増強薬の可能性
【有用性】
　○粘液（ムチン）分泌増加
　○粘膜血流の増加
　○抗炎症作用
【可能性】
　高齢者は粘液分泌低下，ムチン（免疫能）低下，粘膜血流低下，創傷治癒力低下が著明
　　→防御因子増強薬でこれらを補うことで感染（肺炎）のリスク低減の可能性

（平本　淳）

文献
1) C. Mowat: Omeprazole, Helicobacter pylori status and alterations in the intragastric milieu Facilitating bacterial N-nitrosation. Gastroenterology, 119: 339, 2000.
2) 平本淳：高齢患者の感染症発症の要因と対策について．Frontiers in

Gastroenterology, 14: 263-270, 2009.
3) Robert J, et al.: Risk of Community-Acquired Pneumonia and Use of Gastric Acid-Suppressive Drugs. JAMA, 292 (16) : 1995, 2004.
4) Sinem Ezgi Gulmez, et al.: Use of proton pump inhibitors and the risk of community-acquired pneumonia. Arch Intern Med, 167: 950-955, 2007.
5) Shoshana J. herzig, et al.: Acid-suppresive medication use and the risk for hospital-acquired pneumonia. JAMA, 301: 2120-2128, 2009.
6) Dean T Eurich, et al.: Recurrent community-acquired pneumonia in patients starting acid suppressive drugs. Am J Med, 12347-1253, 2010.
7) Shinji Teramoto: High incidence of aspiration pneumonia in community- and hospital-acquired Pneumonia in hospitalized patients: A multicenter, prospective study in Japan. J Am Geriatr Soc, 56: 577-579, 2008.
8) Cyber B., et al.: Factors influencing gastroduodenal mucosal prostaglandin concentrations: Roles of smoking and aging. Annals Internal Medicine, 116 (8) : 636, 1992.
9) Guslandi M, et al.: Geriatric mucosal defences in the elderly. Gerontology, 45: 206, 1999.
10) K Iijima, et al.: Rebamipide, acytoprotective drug, increases gastric mucus secretion in human: Evaluations with endoscopic gastrin test. Dig Dis Sci, 2008.
11) 川野淳 : Rebamipide（OPC-12759）のラットおよびヒト胃粘膜防御作用についての検討. 日本薬理雑誌, 97: 371, 1991.
12) 笠原敬, 三笠桂一 : 気道における感染防御機構. Nippon Risho, 65 (2), 97, 2007.
13) 三宅洋一郎, 鹿山鎮男 : 口腔内における感染防御機構. Nippon Risho, 65 (2), 93, 2007.
14) 入村達郎 : ムチンと感染防御. 血液・免疫・腫瘍, 7 (4) : 32, 2002.
15) Repair in a rabbit cell culture model: Aliment PharmacolTher 10: 927, 1996.

Index

■ 数字・欧文

2段階簡易嚥下誘発試験　146
acapella　24
ACE阻害薬　69,148
ADL　29,54
A-DROP　15
ALb　110
ARDS　12
ASPEN　103
bacterial translocation　109
bolus投与　95
BPSD　8
BUN　29
COPD　200
CRP　148
EN　86
ESBL　16
FD　207
FLUTTER　24
G-CSF　17
Geckler分類　136
GERD　109,207
GFO療法　109
H_2受容体拮抗薬　204
HCAP　15
HDS-R　58
HFCWC　24
His角　95
HOT　199
huffing　24
IPV　24
IROAD　15
ITF　91
IVC　19
K-point刺激法　123
LES　95
lip plate　46
LTOT　199
Mendelson's syndrome　4
Miller & Jones分類　136
MPT　58
MRSA　16
MSW　161
MUFA　97
MWST　56
NGチューブ　40
NHCAP　15
NPPV　17
NSAIDs　139
NST　86
PaO_2　199
PAP　43
PEG-J　96,99
PEGカテーテル　181
PEP　24
percussion　23,37
PMX-F　17
PN　86
Post Stroke Apathy　83
Post Stroke Depression　84
PPI　203
RSST　56,145
RTP　110
RTX　24
SIADH　203
Silvester法　36,37
SpO_2　81
squeezing　23,36
SSPT　145
TP　110
VAP　4,17,190
VE　61,104,145
ventilator-associated pneumonia　4
VF　61,104,145
vibration　23,37

■ ア

アマンタジン　84
アリセプト　84
アンギオテンシン変換酵素阻害薬　69,143
安静　26
安静度　32
アンダーソンの基準　32
意識レベル　52,109
胃食道逆流　74,94,95,96,120
胃食道逆流症　109
一価不飽和脂肪酸　97
医療ケア関連肺炎　15
胃瘻　95,100
齲蝕　137
栄養障害　203
えんげ困難者用食品　166,172
嚥下障害　146
嚥下性肺炎　4,191
嚥下性肺疾患　4
嚥下性肺疾患診断フローチャート　4
嚥下造影　61,104,145
嚥下調整食　79,157,166
嚥下調整食の統一試案　158
嚥下内視鏡検査　61,104,145
嚥下反射　6,69
嚥下誘発テスト　104
嘔吐　94,95
オプソニン作用　17

■ カ

咳嗽　23
改訂長谷川式知能テスト　58
改訂水飲みテスト　56,104
咳反射　6
開腹胃瘻造設術　103
回復期リハビリテーション病院　175
かかりつけ医　164
喀痰検査　136
喀痰の分類　134
ガスモチン　73
仮性球麻痺　84
カテコラミン　18
カプサイシン　69,143
下部食道括約筋　95
カフマシーン　24
空嚥下　86
カリウム異常　30
簡易嚥下誘発試験　145
簡易懸濁法　98,112
間歇的経管栄養法　91
間接訓練　33,78
含嗽　40
肝膿瘍　137
機械的咳嗽介助法　24

気管カニューレ　49
義歯　40,48,77,142
偽痛風　138
機能性胃腸症　207
ギャッチアップ　36
急性呼吸促迫症候群　12
急速代謝回転タンパク質　110
胸腔ドレーン　32
胸水　18
去痰薬　22
菌血症　201
空腸栄養　96
クエン酸モサプリド　143
口すぼめ呼吸　23
グラム陰性嫌気性菌　137
クリンダマイシン　12
車椅子　26,122
車椅子座位での体操　83
クレアチニンクリアランス　202
経胃瘻的空腸瘻　96
経管栄養　7,21,94
経口摂取　77
経静脈栄養　86
軽打法　23,37
経腸栄養　94
経腸栄養剤　89
経鼻経管栄養　86,103
経皮内視鏡的胃瘻造設術　99
頸部回旋　88,120
頸部後屈　120
頸部前屈　120
頸部聴診法　57
血液浄化法　17
血液尿素窒素　29
血清タンパク　110
下痢　94
原始反射　44
顕性誤嚥　2
高CRP血症　135
抗うつ薬　110
抗菌薬　12,16
口腔乾燥　22
口腔ケア　39,45,48,69,96,110,148
高血糖　96
高血糖高浸透圧昏睡　96
交互嚥下　160
抗精神病薬　110,203
向精神薬　8

好中球　17
好中球エラステーゼ阻害薬　17
喉頭下垂　53
喉頭挙上検査　54
喉頭侵入　40,64
高度慢性呼吸不全　199
高ナトリウム血症　30
咬反射　44
高頻度胸壁振動　24
高頻度振動法　24
抗不安薬　110
誤嚥　2,4,135
誤嚥性肺炎　2,4
呼吸法　80
呼吸状態　52
呼吸理学療法　37
呼吸リハビリテーション　35,200
呼気陽圧法　24
黒色集落形成性嫌気性菌　137
骨棘　92
固定水　184
コリンクリーゼ　110

サ

座位　91,122
在宅酸素療法　199
サイトカイン　84
サブスタンスP　6,69,71
サルコペニア　78
酸化マグネシウム　94
酸素投与量　28
酸素負債　81
酸素飽和度　29,32
姿勢　36
姿勢調整　118
自然食品流動食　90
市中肺炎　2,13
自転車エルゴメータ　200
主治医　164
術後性肺炎　191
消化器合併症　94
消化性潰瘍治療薬　205
褥瘡　36
食物形態　115,166
シルベスター法　36,37
シロスタゾール　143,148
人工呼吸　17
人工呼吸器　52

人工呼吸器関連肺炎　4,17,35,190
人工濃厚流動食　90
深呼吸　23
振動法　23,37
心拍出　18
心不全　18,30
シンメトレル　71
水分補給　50,129
スクイーズ法　23,37
ステロイド　16
スピーチカニューレ　49
精神行動異常症状　8
成人市中肺炎診療ガイドライン　15
摂食・嚥下能力グレード　58
摂食・嚥下リハビリテーション　77,103
舌接触補助床　43
全身持久力トレーニング　200
増粘剤　96
ソーシャルワーカー　151,161

タ

体位ドレナージ　35,36
体位排痰法　23,25
体位変換　23
退院時共同指導料　165
体外式陽圧陰圧人工呼吸器　24
体幹　118
唾液　40
多剤耐性緑膿菌　16
脱水　16,21,29,129,136
タナトリル　69
チアノーゼ型先天性心疾患　199
中心静脈栄養　31
チューブ型　100
直接訓練　78
ツェンカー憩室　92
低栄養　16,22
低血糖　96
挺舌反射　44
低ナトリウム血症　30,83
テオフィリン　148
テクスチャー　166
電解質異常　97
糖尿病用経腸栄養剤　96
動脈血酸素分圧　199

ドーパミン　6,69,71
ドーパミン作動薬　143,148
トライツ靱帯　95
トランキライザー　110
トランスフェリン　110
トロミ水　112

■ ナ

内服用ゼリー　112
日常生活活動度　29
尿試験紙法　136
尿路感染症　136
認知症　83
認知症短期集中リハビリテーション　85
ネブライザー　22
脳血管障害　29,30,71
脳梗塞　71
濃厚流動食品　94

■ ハ

パーキンソン病　84,202
敗血症　12,201
肺高血圧症　199
排痰訓練　35
排痰法　22
肺内振動換気　24
廃用症候群　26,83,154,155,203
肺理学療法　22
発声　58
発声持続時間　58
ハフィング　24
バリアフリー製剤　113
バルーン型　100,181
パルスオキシメータ　81

半消化態栄養剤　90
バンパー型　181
バンパー埋没症候群　183,184
反復唾液嚥下テスト　56,104,145
非吸収性塩類下剤　94
鼻呼吸　42,77
ビソルボン　22
必要水分量　129
びまん性嚥下性細気管支炎　4
微量元素　31,97
微量元素欠乏症　97
フードテスト　56,104
腹式呼吸　23
不顕性誤嚥　2,40,146
腹腔鏡的胃瘻造設術　103
不動　26
ブルースカイ法　183
プレアルブミン　110
プロスタグランディン　83
プロトンポンプインヒビター　203
ペースト食　115
ペクチン　96
ベッド柵　81
ベッド上座位　26
ヘパリン　201
ポータブルトイレ　82
ボタン型　100,181
ポリミキシンB固定ファイバー　17
ホワイトアウト　64

■ マ

慢性心不全　199
慢性閉塞性肺疾患　200

ミキサー食　115
水飲みテスト　56,104,145
ミトン　21,31
ムコソルバン　22
ムチン　207
免疫グロブリン　17
免疫低下　16
メンデルソン症候群　4,109,190

■ ヤ

幽門後ルート　95
幽門前ルート　95
輸液　29
ユニバーサルデザインフード　166,172
抑制　31

■ ラ

理学療法士　79
リクライニング位　91,120,122
リハビリテーション病院　174
流動食　115
療養型病院　176
レチノール結合性タンパク　110
レビー小体型認知症　84
漏出性胸水　18
老年症候群　10,83

■ ワ

ワルファリンカリウム　201

【編者略歴】

藤谷　順子（ふじたにじゅんこ）

- 1987年　筑波大学医学専門学群卒業
- 東京大学医学部附属病院リハビリテーション科，
- 国立療養所東京病院，埼玉医科大学，東京都リハビリテーション病院，
- 東京大学医学部附属病院，東京都リハビリテーション病院を経て，
- 2002年　国立国際医療センターリハビリテーション科医長
- 2010年　独立行政法人に改組・改名．現在に至る

鳥羽　研二（とばけんじ）

- 1978年　東京大学医学部医学科卒業
- 1978年　東京大学医学部附属病院，東京警察病院で内科研修
- 1984年　東京大学医学部助手
- 1989年　テネシー大学生理学教室客員研究員
- 1993年　東京大学医学部講師
- 1996年　フリンダース大学老年医学・社会福祉学　厚生省派遣研究員
- 1996年　東京大学医学部　助教授
- 2000年　杏林大学医学部高齢医学　主任教授
- 2006年　杏林大学病院もの忘れセンター長（兼任）
- 2010年　国立長寿医療研究センター病院長，もの忘れセンター長（併任）
- 2014年　国立長寿医療研究センター総長．現在に至る

誤嚥性肺炎
抗菌薬だけに頼らない肺炎治療　　ISBN978-4-263-44350-7

2011年10月5日　第1版第1刷発行
2017年6月10日　第1版第5刷発行

編　者　藤谷　順子
　　　　鳥羽　研二
発行者　白石　泰夫
発行所　医歯薬出版株式会社

〒113-8612　東京都文京区本駒込1-7-10
TEL. (03) 5395—7638（編集）・7630（販売）
FAX. (03) 5395—7639（編集）・7633（販売）
http://www.ishiyaku.co.jp/
郵便振替番号　00190-5-13816

乱丁，落丁の際はお取り替えいたします　　印刷・三報社印刷／製本・明光社
©Ishiyaku Publishers, Inc., 2011. Printed in Japan

本書の複製権・翻訳権・翻案権・上映権・譲渡権・貸与権・公衆送信権（送信可能化権を含む）・口述権は，医歯薬出版（株）が保有します．
本書を無断で複製する行為（コピー，スキャン，デジタルデータ化など）は，「私的使用のための複製」などの著作権法上の限られた例外を除き禁じられています．また私的使用に該当する場合であっても，請負業者等の第三者に依頼し上記の行為を行うことは違法となります．

JCOPY ＜(社)出版者著作権管理機構　委託出版物＞
本書をコピーやスキャン等により複製される場合は，そのつど事前に(社)出版者著作権管理機構(電話03-3513-6969, FAX 03-3513-6979, e-mail:info@jcopy.or.jp)の許諾を得てください．